全国中医药行业高等教育"十四五"规划教材

全国高等中医药院校规划教材（第十一版）

康复医学导论

（新世纪第二版）

（供康复治疗学、中医康复学、运动康复、听力与言语康复学等专业用）

主 编 唐 强 严兴科

U0364473

中国中医药出版社
·北 京·

图书在版编目（CIP）数据

康复医学导论 / 唐强，严兴科主编 . —2 版 . —北京：中国中医药出版社，2023.8（2024.8 重印）

全国中医药行业高等教育"十四五"规划教材

ISBN 978-7-5132-5374-1

Ⅰ . ①康… Ⅱ . ①唐… ②严… Ⅲ . ①康复医学—中医学院—教材 Ⅳ . ① R49

中国国家版本馆 CIP 数据核字（2023）第 103705 号

融合出版数字化资源服务说明

全国中医药行业高等教育"十四五"规划教材为融合教材，各教材相关数字化资源（电子教材、PPT 课件、视频、复习思考题等）在全国中医药行业教育云平台"医开讲"发布。

资源访问说明

扫描右方二维码下载"医开讲 APP"或到"医开讲网站"（网址：www.e-lesson.cn）注册登录，输入封底"序列号"进行账号绑定后即可访问相关数字化资源（注意：序列号只可绑定一个账号，为避免不必要的损失，请您刮开序列号立即进行账号绑定激活）。

资源下载说明

本书有配套 PPT 课件，供教师下载使用，请到"医开讲网站"（网址：www.e-lesson.cn）认证教师身份后，搜索书名进入具体图书页面实现下载。

中国中医药出版社出版

北京经济技术开发区科创十三街 31 号院二区 8 号楼

邮政编码　100176

传真　010-64405721

河北品睿印刷有限公司印刷

各地新华书店经销

开本 889×1194　1/16　印张 13.5　字数 358 千字

2023 年 8 月第 2 版　2024 年 8 月第 2 次印刷

书号　ISBN 978-7-5132-5374-1

定价　52.00 元

网址　www.cptcm.com

服 务 热 线　010-64405510　　微信服务号　zgzyycbs

购 书 热 线　010-89535836　　微商城网址　https://kdt.im/LIdUGr

维 权 打 假　010-64405753　　天猫旗舰店网址　https://zgzyycbs.tmall.com

全国中医药行业高等教育"十四五"规划教材
全国高等中医药院校规划教材（第十一版）

《康复医学导论》
编委会

主　编

唐　强（黑龙江中医药大学）　　　　严兴科（甘肃中医药大学）

副主编

齐　瑞（上海中医药大学）　　　　郑　洁（陕西中医药大学）

胡　斌（河南中医药大学）　　　　李　翔（福建中医药大学）

赵　焰（湖北中医药大学）

编委（以姓氏笔画为序）

于少泓（山东中医药大学）　　　　兰　崴（安徽中医药大学）

刘　磊（长春中医药大学）　　　　李　霞（浙江中医药大学）

李文迅（北京中医药大学）　　　　李保龙（黑龙江中医药大学）

何立东（江西中医药大学）　　　　邱继文（天津中医药大学）

张　亮（湖南中医药大学）　　　　张福蓉（成都中医药大学）

金亚菊（云南中医药大学）　　　　曹震宇（南京中医药大学）

舒　乐（甘肃中医药大学）　　　　翟春涛（山西中医药大学）

学术秘书（兼）

李保龙（黑龙江中医药大学）

全国中医药行业高等教育"十四五"规划教材
全国高等中医药院校规划教材（第十一版）

专家指导委员会

名誉主任委员

余艳红（国家卫生健康委员会党组成员，国家中医药管理局党组书记、局长）

王永炎（中国中医科学院名誉院长、中国工程院院士）

陈可冀（中国中医科学院研究员、中国科学院院士、国医大师）

主任委员

张伯礼（天津中医药大学教授、中国工程院院士、国医大师）

秦怀金（国家中医药管理局副局长、党组成员）

副主任委员

王　琦（北京中医药大学教授、中国工程院院士、国医大师）

黄璐琦（中国中医科学院院长、中国工程院院士）

严世芸（上海中医药大学教授、国医大师）

高　斌（教育部高等教育司副司长）

陆建伟（国家中医药管理局人事教育司司长）

委　员（以姓氏笔画为序）

丁中涛（云南中医药大学校长）

王　伟（广州中医药大学校长）

王东生（中南大学中西医结合研究所所长）

王维民（北京大学医学部副主任、教育部临床医学专业认证工作委员会主任委员）

王耀献（河南中医药大学校长）

牛　阳（宁夏医科大学党委副书记）

方祝元（江苏省中医院党委书记）

石学敏（天津中医药大学教授、中国工程院院士）

田金洲（北京中医药大学教授、中国工程院院士）

仝小林（中国中医科学院研究员、中国科学院院士）

宁　光（上海交通大学医学院附属瑞金医院院长、中国工程院院士）

匡海学（黑龙江中医药大学教授、教育部高等学校中药学类专业教学指导委员会主任委员）

吕志平（南方医科大学教授、全国名中医）

吕晓东（辽宁中医药大学党委书记）

朱卫丰（江西中医药大学校长）

朱兆云（云南中医药大学教授、中国工程院院士）

刘　良（广州中医药大学教授、中国工程院院士）

刘松林（湖北中医药大学校长）

刘叔文（南方医科大学副校长）

刘清泉（首都医科大学附属北京中医医院院长）

李可建（山东中医药大学校长）

李灿东（福建中医药大学校长）

杨　柱（贵州中医药大学党委书记）

杨晓航（陕西中医药大学校长）

肖　伟（南京中医药大学教授、中国工程院院士）

吴以岭（河北中医药大学名誉校长、中国工程院院士）

余曙光（成都中医药大学校长）

谷晓红（北京中医药大学教授、教育部高等学校中医学类专业教学指导委员会主任委员）

冷向阳（长春中医药大学校长）

张忠德（广东省中医院院长）

陆付耳（华中科技大学同济医学院教授）

阿吉艾克拜尔·艾萨（新疆医科大学校长）

陈　忠（浙江中医药大学校长）

陈凯先（中国科学院上海药物研究所研究员、中国科学院院士）

陈香美（解放军总医院教授、中国工程院院士）

易刚强（湖南中医药大学校长）

季　光（上海中医药大学校长）

周建军（重庆中医药学院院长）

赵继荣（甘肃中医药大学校长）

郝慧琴（山西中医药大学党委书记）

胡　刚（江苏省政协副主席、南京中医药大学教授）

侯卫伟（中国中医药出版社有限公司董事长）

姚　春（广西中医药大学校长）

徐安龙（北京中医药大学校长、教育部高等学校中西医结合类专业教学指导委员会主任委员）

高秀梅（天津中医药大学校长）

高维娟（河北中医药大学校长）

郭宏伟（黑龙江中医药大学校长）

唐志书（中国中医科学院副院长、研究生院院长）

彭代银（安徽中医药大学校长）

董竞成（复旦大学中西医结合研究院院长）

韩晶岩（北京大学医学部基础医学院中西医结合教研室主任）

程海波（南京中医药大学校长）

鲁海文（内蒙古医科大学副校长）

翟理祥（广东药科大学校长）

秘书长（兼）

陆建伟（国家中医药管理局人事教育司司长）

侯卫伟（中国中医药出版社有限公司董事长）

办公室主任

周景玉（国家中医药管理局人事教育司副司长）

李秀明（中国中医药出版社有限公司总编辑）

办公室成员

陈令轩（国家中医药管理局人事教育司综合协调处处长）

李占永（中国中医药出版社有限公司副总编辑）

张岖宇（中国中医药出版社有限公司副总经理）

芮立新（中国中医药出版社有限公司副总编辑）

沈承玲（中国中医药出版社有限公司教材中心主任）

编审专家组

全国中医药行业高等教育"十四五"规划教材
全国高等中医药院校规划教材（第十一版）

组　长

余艳红（国家卫生健康委员会党组成员，国家中医药管理局党组书记、局长）

副组长

张伯礼（天津中医药大学教授、中国工程院院士、国医大师）

秦怀金（国家中医药管理局副局长、党组成员）

组　员

陆建伟（国家中医药管理局人事教育司司长）

严世芸（上海中医药大学教授、国医大师）

吴勉华（南京中医药大学教授）

匡海学（黑龙江中医药大学教授）

刘红宁（江西中医药大学教授）

翟双庆（北京中医药大学教授）

胡鸿毅（上海中医药大学教授）

余曙光（成都中医药大学教授）

周桂桐（天津中医药大学教授）

石　岩（辽宁中医药大学教授）

黄必胜（湖北中医药大学教授）

前　言

为全面贯彻《中共中央 国务院关于促进中医药传承创新发展的意见》和全国中医药大会精神，落实《国务院办公厅关于加快医学教育创新发展的指导意见》《教育部 国家卫生健康委 国家中医药管理局关于深化医教协同进一步推动中医药教育改革与高质量发展的实施意见》，紧密对接新医科建设对中医药教育改革的新要求和中医药传承创新发展对人才培养的新需求，国家中医药管理局教材办公室（以下简称"教材办"）、中国中医药出版社在国家中医药管理局领导下，在教育部高等学校中医学类、中药学类、中西医结合类专业教学指导委员会及全国中医药行业高等教育规划教材专家指导委员会指导下，对全国中医药行业高等教育"十三五"规划教材进行综合评价，研究制定《全国中医药行业高等教育"十四五"规划教材建设方案》，并全面组织实施。鉴于全国中医药行业主管部门主持编写的全国高等中医药院校规划教材目前已出版十版，为体现其系统性和传承性，本套教材称为第十一版。

本套教材建设，坚持问题导向、目标导向、需求导向，结合"十三五"规划教材综合评价中发现的问题和收集的意见建议，对教材建设知识体系、结构安排等进行系统整体优化，进一步加强顶层设计和组织管理，坚持立德树人根本任务，力求构建适应中医药教育教学改革需求的教材体系，更好地服务院校人才培养和学科专业建设，促进中医药教育创新发展。

本套教材建设过程中，教材办聘请中医学、中药学、针灸推拿学三个专业的权威专家组成编审专家组，参与主编确定，提出指导意见，审查编写质量。特别是对核心示范教材建设加强了组织管理，成立了专门评价专家组，全程指导教材建设，确保教材质量。

本套教材具有以下特点：

1.坚持立德树人，融入课程思政内容

将党的二十大精神进教材，把立德树人贯穿教材建设全过程、各方面，体现课程思政建设新要求，发挥中医药文化育人优势，促进中医药人文教育与专业教育有机融合，指导学生树立正确世界观、人生观、价值观，帮助学生立大志、明大德、成大才、担大任，坚定信念信心，努力成为堪当民族复兴重任的时代新人。

2.优化知识结构，强化中医思维培养

在"十三五"规划教材知识架构基础上，进一步整合优化学科知识结构体系，减少不同学科教材间相同知识内容交叉重复，增强教材知识结构的系统性、完整性。强化中医思维培养，突出中医思维在教材编写中的主导作用，注重中医经典内容编写，在《内经》《伤寒论》等经典课程中更加突出重点，同时更加强化经典与临床的融合，增强中医经典的临床运用，帮助学生筑牢中医经典基础，逐步形成中医思维。

3.突出"三基五性"，注重内容严谨准确

坚持"以本为本"，更加突出教材的"三基五性"，即基本知识、基本理论、基本技能，思想性、科学性、先进性、启发性、适用性。注重名词术语统一，概念准确，表述科学严谨，知识点结合完备，内容精炼完整。教材编写综合考虑学科的分化、交叉，既充分体现不同学科自身特点，又注意各学科之间的有机衔接；注重理论与临床实践结合，与医师规范化培训、医师资格考试接轨。

4.强化精品意识，建设行业示范教材

遴选行业权威专家，吸纳一线优秀教师，组建经验丰富、专业精湛、治学严谨、作风扎实的高水平编写团队，将精品意识和质量意识贯穿教材建设始终，严格编审把关，确保教材编写质量。特别是对32门核心示范教材建设，更加强调知识体系架构建设，紧密结合国家精品课程、一流学科、一流专业建设，提高编写标准和要求，着力推出一批高质量的核心示范教材。

5.加强数字化建设，丰富拓展教材内容

为适应新型出版业态，充分借助现代信息技术，在纸质教材基础上，强化数字化教材开发建设，对全国中医药行业教育云平台"医开讲"进行了升级改造，融入了更多更实用的数字化教学素材，如精品视频、复习思考题、AR/VR等，对纸质教材内容进行拓展和延伸，更好地服务教师线上教学和学生线下自主学习，满足中医药教育教学需要。

本套教材的建设，凝聚了全国中医药行业高等教育工作者的集体智慧，体现了中医药行业齐心协力、求真务实、精益求精的工作作风，谨此向有关单位和个人致以衷心的感谢！

尽管所有组织者与编写者竭尽心智，精益求精，本套教材仍有进一步提升空间，敬请广大师生提出宝贵意见和建议，以便不断修订完善。

国家中医药管理局教材办公室

中国中医药出版社有限公司

2023 年 6 月

编写说明

　　康复医学作为20世纪中叶兴起的一门新兴医学学科，是医学发展和社会进步的必然产物，其学科水平迅猛发展，并已与预防医学、保健医学、临床医学并称为"四大医学"，成为现代医学体系的重要组成部分。随着时代的发展，人们对健康的需求不仅仅是没有疾病，而是在身体、精神及社会等方面处于良好的状态。康复医学的主要任务是对伤、病、残者综合、协调地运用各种措施，使其最大限度地恢复身体、心理和社会等方面的功能，重新获得生活自理和工作能力，回归家庭和社会。2016年，中共中央、国务院印发《"健康中国2030"规划纲要》，将"共建共享、全民健康"作为建设健康中国的战略主题。《"健康中国2030"规划纲要》明确要求，使全体人民享有所需要的、有质量的、可负担的预防、治疗、康复、健康促进等健康服务。党的二十大报告指出："推进健康中国建设……把保障人民健康放在优先发展的战略位置，完善人民健康促进政策。"康复医学具有相对独立的理论体系，是对其他临床学科必要的完善和延续，其学科地位日益重要，临床适宜病症和应用范围日益扩大。康复治疗的早期介入，以及全面、整体康复的特点，是把患者躯体、心理和社会层面各种功能障碍降至最低的有效保障。当前，国内大部分中医药院校已获批开办康复治疗学专业（或专业方向），培养具有中医药康复特色的康复治疗学人才，以适应和符合我国康复医学事业发展和人才培养的迫切需求。

　　作为全国中医药行业高等教育"十四五"规划教材——康复治疗学专业课程系列教材之一，《康复医学导论》是系统介绍康复医学理论的入门教材。教材内容择要论述和阐明现代康复医学理论的主要内容和学科架构，是对专业课程学习的导读，具有总纲和引领的作用。本教材主要供康复治疗学、中医康复学、运动康复、听力与言语康复学等相关本科专业（或专业方向）使用，也可作为康复医学专业人员或康复治疗从业人员的参考用书。

　　本教材分为七章，分别介绍康复、残疾学、康复医学、康复医学主要内容、康复医学管理、康复医学科诊疗工作常规、康复医学发展历程与前沿进展。在教材的编写过程中，我们增加了康复概念的进展，并特别强调残疾概念、功能障碍及康复医学与其他医学的关系，还介绍了与康复医学相关的重要内容。同时为了体现中医药学科的康复理论和特色，还丰富了中医康复学的相关内容。

　　本教材的主要任务是通过对康复概述、康复医学基本理论、康复医学治疗体系及学科内容的介绍，使学生了解康复医学的主要学科内容和学科特点，为今后学好康复治疗学等专业课打下良好基础；同时融入课程思政内容，指导和帮助学生树立正确的专业思想，端正学习态度，建立良好的学习方法，充分体现立德树人的教材建设宗旨。

　　本教材由 21 位来自高等中医药院校的专家参与编写。编写分工如下：第一章由唐强、李保龙编写；第二章由严兴科、舒乐、何立东编写；第三章由齐瑞、李文迅编写；第四章由郑洁、张亮、于少泓、金亚菊、曹震宇、张福蓉、李霞、李保龙、翟春涛编写；第五章由邱继文、李翔、刘磊编写；第六章由赵焰、兰崴编写；第七章由胡斌、金亚菊编写。全书最后由主编唐强负责统稿。学术秘书李保龙协助主编完成统稿、统筹和协调等工作，还有部分年轻教师也参与了书稿校对工作。在此对参与本书编写的专家和单位致以诚挚的感谢。

　　本教材的数字化工作由唐强、严兴科负责，编委会成员共同参与完成。

　　本教材在编写过程中，虽然各位编者尽心尽力，但不足之处在所难免，敬请各位同道及广大师生提出宝贵意见，以便再版时修订提高。

《康复医学导论》编委会

2023 年 5 月

第一章
康 复

扫一扫，查阅本章数字资源，含 PPT、音视频、图片等

第一节　康复概述

一、康复定义

康复，英文为 rehabilitation，由前缀 re 和词根 habilitation 构成。rehabilitation 可以理解为重新获得某种能力、资格或重新适应正常社会生活的状态。rehabilitation 最早并不是应用于医学中，而是应用于宗教。中世纪时期，宗教赦免因违反教规而被逐出宗教的教徒，并使其重回宗教、恢复教籍，被称作 rehabilitation。在近代，rehabilitation 一词也被应用于法律上，指罪犯服刑期满或者得到赦免而恢复自由身份。在现代，美、英等国家将残疾人的医疗福利事业综合称之为 rehabilitation，指使残疾人重新适应正常的社会生活，重新恢复作为人应有的权利、资格和尊严。

我国古代文献亦有关于"康复"的记载。成书于战国或两汉之间的、我国目前最早的辞书《尔雅》就有关于"康"和"复"的解释。《尔雅·释诂》篇释曰："康，安也。""安"属会意字，从"女"在"宀"下，表示无危险。本义为安定、安全、安稳。《尔雅·释言》篇释曰："复，返也。""返"属形声字，从"辵"，反声。本义为回归、返回。"康复"一词可见于南朝裴松之注《三国志·蜀书·杜周杜许孟来尹李谯郤传》，其载曰："康复社稷，岂曰天助，抑亦人谋也。"康复有重新恢复国家建设之意。《南史·陈书·袁宪传》载："群情喁喁，冀圣躬康复……"康复有身体恢复之意。《旧唐书》中记载武则天"上以所疾康复"，康复有病后恢复健康之意。

在现代医学领域，康复概念的界定不是一蹴而就的，康复的概念和内涵随着社会的进步和发展在不断地完善和充实。1942 年，全美康复讨论会上对康复概念进行了首次界定："康复是使残疾者最大限度地复原其肉体、精神、社会、职业和经济能力。"这个定义强调的是恢复能力。1969 年，世界卫生组织（World Health Organization，WHO）对康复给出的定义："康复指综合地和协调地应用医学的、社会的、教育的和职业的措施，对患者进行训练和再训练，使其活动能力达到尽可能高的水平。"这个阶段完善了康复的措施，康复方法不仅仅是医学手段，还包括社会、教育和职业等方面的措施。无论何种康复措施，最终目标都是使患者的功能尽可能达到最高水平。1981 年，WHO 对康复定义重新进行了界定："康复指应用各种有用的措施以减轻残疾的影响和使残疾人重返社会。康复不仅指训练残疾人使其适应周围的环境，而且也指调整残疾人周围的环境和社会条件以利于他们重返社会。"可以看出，康复除了各种措施外，还要调整环境，使其有利于残疾人重返社会。同时，康复的社会性被着重强调，即残疾人的社会参与问题。发展到 20 世纪 90 年代，康复定义得以再次补充和完善："康复是一个帮助病员或残疾人在其生理或解剖缺陷的限度内和环境条件许可的范围内，根据其愿望和生活计划，促进其在身体上、心理上、

社会生活上、职业上、业余消遣上和教育上的潜能得到最充分发展的过程。"综上而言，康复指综合协调地应用各种措施，以减少病、伤、残者躯体、心理和社会的功能障碍，发挥病、伤、残者的最高潜能，使其重返社会，提高生存质量。

康复的定义体现了康复的方法、对象、作用和目的。康复方法是综合协调地应用各种措施，比如运动疗法、作业疗法、心理认知疗法、物理因子疗法、康复工程等康复医学方法，也包括了中国传统康复方法，如针灸、推拿、导引、中药外治等。除了医学领域技术外，康复方法还包括了教育、职业、社会等领域的措施。康复对象主要是因病、伤、残所致的功能障碍者。功能障碍包含了躯体功能障碍、心理功能障碍及社会功能障碍。不同人员对功能的需求是不一样的，不同人员的功能障碍也是相对的。比如，运动员为了提高成绩，需要提高自身与运动相关功能的能力。从医疗角度看，运动员不存在功能障碍，但就个体而言，其可能存在因功能不足而无法达到某一目标的情况。康复作用是发挥病、伤、残者的最高潜能，提高能力。康复最终目的是让病、伤、残者能够重返社会，提高生存质量。康复不仅是帮助病、伤、残者提高其功能以适应环境，还需要环境和社会条件有利于他们重返社会。所以，在制定有关康复服务的实施计划时，应有病、伤、残者本人、亲友和社会（社区）的参与。

康复并不是痊愈或恢复的简单同义词。疾病后能完全恢复的患者一般不存在康复的问题。病后达不到完全的恢复，遗留有不同程度残疾者，会有康复的问题。残疾是人类必然需要面对的现象，所有残疾不是与生俱来的，就是后天获得的。残疾问题不能回避，需要对残疾后的功能障碍进行康复。解决功能障碍的问题绝非单单依靠休息和营养就能达到。临床上，康复不是轻而易举的，需要更为专业的技术、手段和方法。

二、康复对象

康复对象包括先天或后天因素导致的各种功能障碍者。首先，康复的对象是一个整体的人，而不仅仅是人的某个或某些功能。尽管局部或系统功能无法恢复，但仍可以带着某些功能障碍过上有意义的生活。其次，功能的缺失和障碍可导致病、伤、残者的日常生活、学习、工作和社会生活受到影响。功能水平是衡量健康和生存质量的重要因素之一。健康是人民群众最关心、最直接、最现实的利益问题。传统的健康观认为，健康就是身体没有疾病。而现代的科学健康观则认为，健康不是指一个人身体没有出现疾病或虚弱的现象，而是指一个人生理上、心理上和社会上的完好状态。同时，健康也包含了适应环境的能力，包括自然环境、生活环境、社会环境等。因此，功能障碍或不足可以导致生理上、心理上、社会上及环境适应能力的下降。功能障碍是不可忽略的健康问题。

伴随工业化、城镇化、疾病谱变化及快速老龄化等要素深度交织的复杂图景，在个体与环境的交互过程中，疾病、损伤、老龄人口逐渐演变为残疾以外的功能障碍因素。因此，康复并非只针对残疾人。WHO于2017年2月6日至7日在日内瓦召开"康复2030"国际大会，大会发布的文件对当前康复发展现况做出了分析，如"考虑到全球健康和人口发展趋势，包括人口老龄化及疾病和损伤人群的增长，康复服务的需求将继续增加""康复与预防、健康促进、治疗和姑息治疗都是保健服务连续体的基本组成部分。康复作为持续照护的重要组成部分，应该将其作为基本组成部分整合到综合健康服务体系中""更多地获得康复服务要求'确保健康的生活方式，促进各年龄段人群的福祉'""康复关系到有各种疾病和经历终身残疾的人在各卫生保健层面的需求""康复是促进健康、经济和社会发展的人力资本投资"等。同时，会议文件提出促进康复发展的相关建议，如"在地方、国家和全球层次建立强有力的领导和政策支持康复""加强康复规划并在国家和地方级别实施""改善康复整合到卫生健康部门的状况，并有效加强涉及康复的各部门间的联系，并能够有效地满足人口需求""将康复纳入全民健康覆盖""建立综合康复服务提供模式，逐步实现公平地获得优质服务，包括向所有人提供辅助产品""开发适合国情的强有力的多学科康复人员，促进向所有卫生工作者提供康复理念的教育""开展康复研究能力建设，并扩大获得康复的有力证据"等。2016年，中共中央、国务院印发《"健康中国2030"规划纲要》，将"共建共享、全民健康"作为建设健康中国的战略主题。《"健康中国2030"规划纲要》明确要求，使全体人民享有所需要的、有质量的、可负担的预防、治疗、康复、健康促进等健康服务。党的十九大报告将健康中国作为国家战略实施，进一步确立了人民健康在党和政府工作中的重要地位。党的二十大报告指出"推进健康中国建设……把保障人民健康放在优先发展的战略位置，完善人民健康促进政策""实施积极应对人口老龄化国家战略""坚持预防为主，加强重大慢性病健康管理，提高基层防病治病和健康管理能力"等。因此，康复的价值不仅在于改善个体功能，更在于保障人口健康权利。康复不但是卫生健康的基本任务，而且也正逐渐上升为全人口健康均衡、以人为本赋权等维度的命题。

（一）残疾人群

据《世界残疾人报告》，估计全球超过10亿人带有不同程度的残疾。根据2006年第二次全国残疾人抽样调查的数据推算，全国各类残疾人的总数为8296万人，占全国总人口比例的6.34%。根据中国残疾人联合会数据报道，截至2018年12月31日，我国已办理残疾人证者共35661962人；截至2020年12月31日，该数据为37806899人；截至2021年12月31日，该数据为38049193人。据预测，2000年至2050年间我国残疾人数将始终保持上升趋势，2050年我国残疾人口将达1.68亿，占全国总人口的11%。

2016年全国卫生与健康大会强调："要增强全社会残疾预防意识，重视残疾人健康，努力实现残疾人'人人享有康复服务'的目标。"党的十九大报告指出："发展残疾人事业，加强残疾康复服务。"根据2006年第二次全国残疾人抽样调查的数据推算，全国8296万残疾人中，有康复训练与服务需求的占27.69%，有辅助器具需求的占38.56%；而实际接受过康复训练与服务的仅占8.45%，接受过辅助器具配备与服务的仅占7.31%。

（二）疾病人群

疾病是全人类不得不面对的健康问题，也是导致人口死亡和残疾的重要危险因素之一。20世纪以来，人类疾病谱逐渐向以慢性病为主的结构性转变。慢性病，即慢性非传染性疾病，不是特指某种疾病，而是对一类起病隐匿、病程长且病情迁延不愈，缺乏确切的传染性生物病因证据，病因复杂，且有些尚未完全被确认的疾病的概括性总称。慢性病的危害主要是引起脑、心、肾等重要脏器的损害，易造成伤残，影响劳动能力和生活质量。慢性病患者器官损伤持续存在，易导致功能衰退，使个体活动受限，有长期性康复服务需求。

根据2013年第五次全国卫生服务调查结果推算，我国慢性病患者数已达3.7亿，可解释我国全人口伤残调整生命年的70%。慢性病的致残威胁在老年人中尤为显著，痴呆、脑卒中、癌症、糖尿病、心脏病、关节炎、高血压等老年人高发疾病有显著致残作用。据测算，2017年我国约1.3亿慢性病患者有医疗康复需求；到2030年，我国慢性病患病率将高达65.7%，其中80%的患者需要康复。加之慢性病康复是一个长期、持续的过程，更易制造大规模康复服务实际需要。

（三）损伤人群

损伤是一个重要的全球性公共卫生问题，与传染病、慢性病并称三大健康问题。当前，损伤已成为世界范围内主要的全龄、全性别人口死亡风险因素，也是后天获得性残疾的重要原因。2006 年第二次全国残疾人抽样调查的数据推算，损伤致残患病率为 9.78‰，占总致残原因的 15.59%。以 2050 年我国残疾人口达 1.68 亿预测，2050 年我国损伤致残残疾人将达 2619 万。此外，每年新增因伤致残的残疾人有 100 余万。据推算，我国因伤致残的残疾人中有需要康复服务者占比达 88.7%，而康复需求实现率仅为 49.24%。总体来看，我国损伤致残群体康复需求庞大。

（四）老年人群

"康复 2030"国际大会发布文件指出："康复的作用是有助于有效实施 WHO 老龄化与健康全球战略和行动计划（2016—2020 年）、心理健康行动计划（2013—2020 年）和以人为本整合的健康服务架构，以及为实施全球辅助技术合作倡议作出贡献。"当前，我国仍将面临人口的快速老龄化。据估计，2033 年我国或将进入重度老龄化阶段。同时，我国老龄化还处于老龄残疾化和残疾老龄化的交叠膨胀态势中。第七次全国人口普查数据显示，调查登记的 25523101 名老年人中，不健康、生活不能自理的老年人达 598118 人。结合 2020 年我国 2.64 亿老年人口测算，我国失能老人规模或达 618 万人。老龄化将进一步加剧我国康复服务需求的压力。康复服务供需缺口严重影响老年残疾人身心功能改善，阻碍老年人在教育、劳动、社会参与等维度全面康复的实现。

三、康复目的

康复要减少病、伤、残者躯体、心理和社会的功能障碍，发挥病、伤、残者的最高潜能，要以提高局部与整体功能水平为主线，以人为本。尽管局部或系统功能无法完全恢复，但仍可使病、伤、残者过上有意义、有成效的生活。因此，康复最终目的是要提高病、伤、残者的生存质量，使其能够重返社会，并融入社会中。

四、康复方法

随着社会与人类认知的进步，"人口健康"内涵持续深化，从个体或群体的生物学状态向生活方式、人本权利等视域发展，康复服务的范畴也随之不断拓展。康复逐渐发展为以机构、社区为主要支点，融合医学、工程、教育、经济、社会等综合学科和途径，推进个体障碍结构与功能的改善，乃至于劳动能力、精神健康、社会联结全面回归的重要手段。康复措施包括了医学的、教育的、职业的、社会的各种可利用的手段和方法。康复不仅使用医学学科的技术，还使用社会学、心理学、工程学、教育学等学科的技术和方法。

第二节　康复领域和方式

一、康复领域

全面康复不能仅仅依靠医学领域，还应包含教育、职业和社会等领域。

（一）医学康复

医学康复指通过医学的方法和手段帮助病、伤、残者实现康复目标的康复措施。医学康复应用各种医学手段尽可能保存、改善、恢复和发展病、伤、残者残存的功能，充分发挥其潜在的能力，以减轻因病、伤、残所致的功能障碍，使其功能和能力最大限度地得到恢复，为重归家庭和社会、就学、就业，实现自立打下基础。医学康复亦是综合协调地应用多种医学手段，如物理治疗、作业治疗、言语治疗等康复技术，以及结合医学治疗的药物治疗和手术治疗等。针灸、推拿、导引等也是我国特色康复医疗的重要手段。同时，康复工程也是现代康复医学的重要手段。康复工程是应用现代工程学的原理和方法，研究残疾人全面康复中的工程技术问题，研究残疾人的能力障碍和社会的不利条件，通过假肢、矫形器、辅助器具、康复机器人及环境改造等途径，以最大限度地恢复、代偿或重建患者功能的治疗措施。

（二）教育康复

教育康复目的是按照教育对象的实际需要，制定教育方案，通过教育和训练的手段，提高病、伤、残者的素质和能力。教育康复主要内容分为两个方面：一是对视力残疾、听力残疾、言语残疾、智力残疾、精神残疾等人群的特殊教育；二是对肢体功能障碍者进行的普通教育。教育康复是按照教育对象的实际需要，制定教育方案，组织教育教学，实施个别训练，给予强化辅导。参与者大多为教育工作者，并了解康复知识。在这样的教育中，教育康复工作者注重的是融特殊教育、幼儿或成人教育及早期干预内容方法为一体，形成特别的教育过程；对病、伤、残者功能障碍的改善，达到重返社会的最终目的，起到良好的促进和推动作用。

（三）职业康复

职业康复是个体化的、着重以重返工作岗位为目的的，设计用来减低受伤风险和提升工作能力的一种系统康复服务。通过康复的手段，帮助病、伤、残者及功能障碍者就业或再就业，促进他们参与或重新参与社会。职业康复主要内容：职业能力评估、工作分析（医疗机构内或现场）、功能性能力评估、工作模拟评估、工作强化训练（医疗机构内或现场）、工作重整和体能强化、工作行为训练、工作模拟训练及工作安置等。职业康复可使残疾人从单纯的社会消费者向对社会能有所贡献者转变，使他们能融入社会人群中，而不是与社会疏离。

（四）社会康复

社会康复指在从社会的角度推进医学康复、教育康复、职业康复等工作，动员社会各界的力量，为残疾人的生活、学习、工作和社会活动创造良好的社会环境，使他们能够平等参与社会生活并充分发挥个体的潜能，自强自立，享有与健全人同样的权利和尊严，并为社会履行职责作出贡献。

1.促进残疾人的职业自立，改善残疾人的经济环境和生活质量。政府和社会应做出必要的规定，为具有一定劳动能力和工作意向的残疾人提供就业机会，使他们靠自己的能力改善经济环境和生活质量。对于因残疾而完全丧失参加社会经济活动能力的残疾人，社会应给予帮助。

2.建立无障碍环境消除影响残疾人日常生活活动的物理性障碍，为其提供行动方便和安全的空间，创造平等参与的环境，使其能够回归社会。无障碍环境包括交通、建筑物、信息、交流环境等方面的无障碍。

3.制定相关的法律和法规，保障残疾人的合法权益。社会康复的核心问题是维护残疾人的尊严，保障他们的合法权益、人身和人格尊严不受侵犯，确立残疾人在社会中的平等地位和待遇。

4.营造良好的社会道德氛围，消除歧视残疾人的旧观念，建立理解、尊重、关心和帮助残疾人的社会环境。经常性地进行医学知识的普及宣传、道德和法律知识的教育，创造和扩大残疾人与健全人在日常生活中的接触机会，加深相互理解。

社会康复是残疾人全面康复的组成部分，涉及面很广，其内容因各地区经济文化发展水平而有所差异。目前中国部分地区设立有社会康复相关医院、科室等社会康复服务机构。例如，中国康复研究中心为解决残疾患者康复治疗期间存在的家庭与社会问题而设置的社会职业康复科。该科室采用医务社会工作方法，以个案工作为主，结合社区康复，为残疾患者的全面康复和回归社会、重新参与社会生活创造条件。

二、康复方式

（一）机构康复

机构康复（institution-based rehabilitation，IBR）指患者在具有专门的康复场地、专业的康复人才、规范的康复技术、先进的康复医疗设备的医疗机构内进行的康复治疗。机构康复以进行整体康复为基本原则，具有较高的专业技术水平，解决病、伤、残等康复问题。整体康复是从躯体上、心理上、职业教育上和社会交往能力等方面，对病、伤、残者进行全面而综合性的康复。康复的着力点不仅是遭受损害的功能障碍的器官或肢体，还要将残疾患者作为和健全人平等看待的整体"人"，最终使其能进行正常的家庭和社会生活，从事适宜的工作和劳动。

机构康复的形式　目前，根据康复对象的康复需求和客观环境条件，康复可以在不同水平和不同形式的机构中进行。机构康复大致可分为以下种类。

（1）康复医院　是独立的康复机构，有较完善的康复设施和康复科室，可为患者提供专业的、综合的康复治疗，并具备相关疾病的一般诊疗、处置能力和急诊急救能力。

（2）康复医学科　为综合性或专科性临床医院的一个独立临床科室。综合医院康复医学科的任务，是与相关临床科室密切协作，重点为急性期、恢复早期各种功能障碍的患者提供早期康复医学服务，同时也为恢复期需要康复的患者提供康复医学服务，并为所在社区的残疾人康复工作提供康复培训和技术指导，发挥区域辐射带动作用。

（3）康复门诊　是单独设立的康复诊疗机构，可为门诊患者提供康复诊疗服务。

（4）疗养院　根据康复原则把疗养因素和康复手段结合起来，促进慢性病患者、老年病患者、手术后患者及其他伤残者的康复。

（5）不完全康复型（准康复型）机构　某些助残养老机构虽然可以向居住在该机构的人群提供不同程度的护理和康复服务，但有时需要根据病情请院外医师会诊，处理一些医疗情况，如长期留治中心、病残护理院、儿童福利院（特殊学校）、老人养护院等。

机构康复，尤其是医疗机构康复可以进行早期康复和整体康复。这种康复服务方式的优点：①康复服务的早期介入，并能结合临床医学使病、伤、残者早期、全面、系统地得到康复治疗，康复服务水平较高，有利于康复者早期回归家庭和社会。②机构康复往往康复人才、技术比较集中，可以解决较为复杂的问题。③机构康复可为康复研究工作和康复专业人才培养工作提供条件保障。但机构康复一般费用较高，且患者须到机构内进行康复服务。

（二）社区康复

社区康复（community-based rehabilitation，CBR）最先由 WHO 在 1976 年提出，是一种新的、有效的、经济的康复服务途径。1981 年，WHO 康复专家委员会对社区康复所下的定义是，"在社区层次上采取的康复措施，这些措施是利用和依靠社区人力资源而进行的，包括依靠有残损、残疾、残障的人员本身，以及他们的家庭和社会"。1994 年，世界卫生组织、联合国教科文组织、国际劳工组织联合发表的《社区康复联合意见书》对社区康复所做的定义为，"社区康复是社区发展计划中的一项康复策略，其目的是使所有残疾人享有康复服务，实现机会均等、充分参与的目标。社区康复的实施要依靠残疾人、残疾人亲友、残疾人所在的社区，以及卫生、教育、劳动就业、社会保障等相关部门的共同努力"。目前我国对社区康复所下的定义为，"社区康复是社区建设的重要组成部分，指在政府领导下，相关部门密切配合，社会力量广泛支持，残疾人及其亲友积极参与，采用社会化方式，使广大残疾人得到全面康复服务，以实现机会均等，充分参与社会生活的目标"。

社区康复是"为受伤病人及残疾人实现康复、机会均等，减少贫困和融入社会的一种社区发展战略"，需要"通过病人及残疾人自己、他们的家庭、组织及社区、相关的政府和非政府卫生、教育、职业、社会和其他服务的共同努力"，以促进社区康复项目的完成。社区康复的实施单位是社区，服务对象是社区内患者和残疾人。此外，慢性病患者和老年人也是社区康复的主体。目前，我国社区康复主要采用以下几种模式。

1. 世界卫生组织模式 主要由卫生部门负责，是以社区和家庭为基础，依靠初级卫生保健系统及上级医疗系统，建立社区康复网，通过残疾人、患者家属或社区康复员，采取简单、实用、有效、经济的康复措施。

2. 社区服务模式 主要由民政部门负责，是将社区康复纳入社区服务系列，为残疾人、老年人及生活能力有限的人提供职业康复和社会康复，如开办福利工厂、敬老院、残疾儿童寄托所、工疗站、康复站等社区康复机构。

3. 家庭病床模式 主要由社区卫生部门和医疗康复机构负责。对社区康复对象在家庭（如家庭病床）进行医疗、预防、保健、护理和康复服务。

4. 特殊类型 残疾人的社区康复模式主要由民政部门与社区卫生部门、社区康复组织负责。专门为特殊类型的残疾人提供社区康复服务，如残疾儿童社区康复中心、脑血管病后遗症社区康复站、精神病人社区康复院等。

社区卫生服务中心开展的社区服务的方式和方法并不是固定的、唯一的模式。社区康复应遵循实事求是的原则，结合当地的实际情况，在既符合国情又符合当地条件的模式下进行工作，最终达到有效的、可持续发展的目的。

社区康复与社会康复的概念是不同的。社会康复是全面康复的组成部分。它是从社会角度推进医学康复、教育康复、职业康复等工作，动员社会各界、各种力量，为残疾人的生活、学习、工作和社会活动创造良好的社会环境，使其能够享受与健全人同样的权利和尊严，平等参与社会生活并充分发挥自己的潜能，自强自立，为社会履行职责作出贡献。社区康复是与机构康复相并行的一种康复途径，每一途径的工作涵盖了医疗、教育、职业、社会四个方面。

尽管各个国家的国情不同，不同地区的经济发展状况不同，但社区康复的发展具有以下特点：①以社区为基础。②投入少，覆盖广。③全员参与。④技术实用，方便易学。⑤重视全面康复等。

机构康复与社区康复是相辅相成的。没有机构康复，则缺乏社区康复人员培训基地，复杂疑难的康复问题不易解决；没有社区康复，则广大残疾人不能受益，失去全面康复的意义。因此，当前我国既要进一步落实二、三级综合医院要建立康复医学科的要求，又要大力发展社区康复，最终实现残疾人"人人享有康复服务"的目标。

（三）家庭康复

家庭康复（home-based rehabilitation，HBR）是以家庭为单位进行康复的一种措施。家庭康复是康复医疗整体服务中的一个组成部分，可以帮助患者具有适应家庭生活环境的能力，参加家庭生活和家务劳动，以家庭成员的身份与家庭其他成员相处。家庭康复主要是在专业人员的指导下由家庭训练员（患者家属）负责，主要开展家庭康复训练，内容有疾病知识介绍和防治处理方法、简易康复器材的使用、康复性医疗体育训练、家务活动训练、环境改造等。随着互联网技术的发展，远程康复也成为家庭康复的一个重要组成部分。

家庭康复是机构康复、社区康复的补充和完善，同时由于其本身的特点也决定了家庭康复具有不可取代的位置。其一，很多慢性病患者很难在短期内治愈，患者本身的经济状况和康复机构床位周转要求，都决定了患者不便于长期在医院治疗和康复。因此，对许多患者来说，家庭康复是势在必行的。其二，家庭中的康复生活一般与患者病前生活习惯较为接近，熟悉而适宜的居家环境、家庭温情，家属与患者之间的感情较为融洽，方便照料，利于患者安心康复，可减少其对医院、对疾病的恐惧感，减轻思想负担，对患者的康复疗效往往会产生较好的影响。其三，在家庭中进行的一些康复项目更具有针对性，更贴近患者的实际生活需要。其四，患者居家康复，可以降低交叉感染风险。其五，饮食调理是康复医疗的重要部分，家庭饮食更容易满足患者的个人口味。

家庭康复包含的内容应该全面、详尽、可行，一般要包括以下方面：①制定一份作息表。②适当改造家庭环境。③家人的心理支持。④居家康复功能训练。⑤控制危险因素，预防复发等。

三、康复程度

当前，我国残疾人康复服务需求庞大，有很大一部分残疾人具有康复的潜力并需要康复医疗的帮助以改善功能，还有一部分残疾人需要康复医疗以外的其他措施以帮助其适应环境而重新参与社会生活，另有一小部分残疾人已经或基本康复并重返社会。因此，康复目标的拟定应根据残疾人自身的需求和客观的可能。"需求"与"可能"协调一致方能达到预期的康复效果。康复程度尽可能要求患者充分利用其残存的功能，通过行为和生活方式的必要改变和调整以适应环境和满足其自身基本的或较高的要求。康复程度一般可分为低、中、高3个水平。

1.低水平程度　虽然在身体功能和/或心理功能上有某些改善，但尚未能走出家门，重返社会。

2.中水平程度　虽然身心功能有显著改善，生活可自理或基本自理，但尚有某种或某些功能障碍而影响其重返社会。

3.高水平程度　不但身心功能显著改善，生活可以自理或基本自理，而且可以重返社会，参加社会生活；或虽然生活未能完全自理，但可借助辅助器、机器人、康复工程等措施而重返社会，参加社会生活。

康复程度的高低决定了残疾人能否重返社会，并融入社会。身体功能状态是基础，但不是唯一的因素，一名依靠轮椅进行移动的残疾人也可能达到高水平程度的康复。而一名能行走的残疾人，如果在其他方面缺乏应有的功能条件，也很可能只达到低水平程度的康复。

四、康复目标

康复目标是以病、伤、残者为中心，致力于病、伤、残者功能、能力和生存质量的提高，使病、伤、残者最终能回归家庭和社会并实现自立，成为社会独立的一员。从康复的对象来分析，康复的目标应是多样的。因为功能障碍的情况和程度不同，康复目标也有差异。确切的康复目标是要在进行全面康复评定的基础上制定出的能够发掘患者全部潜力，通过康复训练达到的客观目标。制定准确的康复目标是康复治疗中的重要一步，应当遵循实事求是的原则，尽最大努力去争取最好的康复效果。

思考题

1. 如何界定康复？
2. 试述康复对象范围。
3. 试述康复领域的内容。
4. 简述康复方式的内容。
5. 试述机构康复的优点。
6. 试述机构康复和社区康复的关系。
7. 试述社区康复与社会康复的关系。

第二章
残疾学

扫一扫，查阅本章数字资源，含PPT、音视频、图片等

残疾是全球性普遍存在并受到广泛关注的社会问题，也是人类社会的固有问题。国际社会在残疾人权益保障方面付出了诸多努力，联合国大会通过了一系列保护残疾人权益的决议。新中国成立后，党和政府关注残疾人的生活，建立残疾人组织，开展生产自救，残疾人工作逐步提到议事日程上来。新中国成立初期至20世纪60年代中期，是残疾人事业的初创阶段；党的十一届三中全会以后，特别是中国残疾人联合会成立以来，中国残疾人事业随着国家经济腾飞而走上了稳健发展的道路，残疾人保障工作进入了历史上最好的时期。当前，我国残疾人社会工作已进入一个新的发展时期，党的十八大以来，党中央格外关心残疾人、高度重视残疾人事业，多次作出重要指示。党的二十大报告强调"增进民生福祉，提高人民生活品质"，明确要求"完善残疾人社会保障制度和关爱服务体系，促进残疾人事业全面发展"，体现了党鲜明的人民立场和人民至上的执政理念，为全国8500万残疾人及其家庭带来了温暖和希望，对残疾人工作提出了新的更高的要求。

残疾是康复医学发展的基础，康复医学与残疾学密切联系。康复医学以残疾人为主要研究对象，其目的是使残疾人受损或丧失的功能得到最大限度的恢复、代偿或重建。现代康复医学的发展，必须建立在对残疾学充分认识和研究的基础上，只有掌握残疾学的深刻内涵，才能学好康复医学，推动康复事业发展。

第一节　残疾相关概念

一、残疾

（一）基本概念

残疾（disability）指由于外伤、疾病、发育缺陷或精神因素等原因，导致各种躯体、身心、精神疾病及先天性异常所致的人体解剖结构、生理功能的异常和/或丧失，造成机体出现长期、持续或永久性的身心功能障碍的状态，并且这种功能障碍将不同程度地影响身体活动、日常生活、工作、学习和社会交往、活动能力。简言之，残疾指影响正常生活、工作和学习的身体上和/或精神上的功能缺陷（障碍），是身心功能障碍的明显状态，属于功能障碍的一部分。在英文中，disability一词指能力的减弱或消失，之后传入我国多被译为"残疾"。残疾是反映各种损伤给器官功能和个人活动所造成的后果。

2006年12月13日，第61届联合国大会通过了《残疾人权利公约》（以下简称《公约》），有146个签字国和90个缔约国批准颁布。《公约》是国际社会在21世纪通过的第一个综合性人

权公约，也是首个开放供应区域一体化组织签字的人权公约。《公约》指出："确认残疾是一个演变中的概念，残疾是伤残者和阻碍他们在与其他人平等的基础上充分和切实地参与社会的各种态度和环境障碍相互作用所产生的结果。"也就是说，功能障碍造成的残疾只是相对的，残疾的存在还取决于功能障碍者所处社会和环境的状况。所以，致力于缩小残疾比率，一方面需要从医学角度恢复其功能缺陷，另一方面应从社会角度缩小其参与社会的障碍。因此，残疾不仅是医学问题，更是社会问题。WHO认为，在社会生活的一切领域，需要为残疾人充分参与社会而对环境做出必要的调整，要求社会改变对残疾人的态度或观念。

广义的残疾包括残损、残疾和残障，是人体身心功能障碍的总称。今天，国际上普遍将残疾分为功能障碍、活动受限和参与限制。按照身心功能障碍种类的不同，残疾可有肢体残缺、感知觉障碍、运动障碍、内脏功能不全、言语障碍、精神情绪和行为异常、智能缺陷等；根据身心功能障碍状态持续时间长短和是否可逆转，残疾分为暂时性残疾和永久性残疾；按致残原因，残疾分为原发性残疾和继发性残疾。残疾分类方法详见本章第三节。

（二）残疾与疾病的关系

疾病（disease）指在一定病因作用下，自稳调节功能紊乱而发生的异常生命活动过程，并引发一系列代谢、功能、结构的变化，表现为症状、体征和行为的异常。换言之，疾病是机体在一定的条件下，受病因损害作用后，因自稳调节紊乱而发生的异常生命活动过程。疾病状态的结局可以是康复（恢复正常）、长期残疾、逐渐好转，也可导致死亡。疾病是相对于健康而言，不健康的就是疾病，但现在看来，不健康还包括亚健康，既不是健康状态，也不是疾病状态。一般认为，疾病是对人体正常形态与功能的偏离。相对而言，健康或亚健康则应是正常状态。但是，生理功能超群的人（如屏息可达十几分钟的高肺活量人群、心动过缓的运动员等）、智商超群的人群和正常状态的人不同，难道就是疾病状态？所以，疾病至今尚无令人满意的定义。

疾病与残疾是两种层次的概念，各属于不同的分类方式。与疾病相对的是健康、正常，与残疾相对的是无障碍、正常。

1. 残疾属于疾病 如果说疾病是对人体正常形态与功能的偏离，是非正常；那么残疾则是身心功能障碍的严重状态，是严重的非正常。因此，残疾属于疾病的范畴。

2. 残疾不属于疾病 疾病指病理状态，即非健康的状态；而残疾则指功能障碍，即参与社会障碍的状态。二者表达的含义不同。

3. 残疾可继发于疾病而出现 有的疾病可以造成功能障碍，有的疾病没有造成功能障碍，造成严重功能障碍的疾病可以伴随或演变为残疾。

4. 残疾可独立于疾病而存在 有的残疾是先天性的，或者由于外伤导致，其本身是健康的，没有什么症状、体征和病理状态，自始至终没有出现异常生命活动，而是单纯的参与社会功能障碍，故残疾可独立于疾病而单独出现并存在。

总之，疾病可导致残疾或伴有残疾，也可不导致残疾或伴有残疾；残疾可来源于疾病或伴有疾病，也可不来源于疾病或伴有疾病。

二、暂时性残疾和永久性残疾

残疾是身心功能障碍的状态，但身心功能障碍的状态可以是暂时的、可逆的，也可以是持续的、不可逆转的。根据功能障碍状态持续时间长短和是否可逆转，残疾分为暂时性残疾和永久性残疾。该分类方法仅是残疾的一种简单分类方法。

（一）基本概念

1.暂时性残疾（temporary disability） 指各种疾病、损伤造成一定的身心功能障碍而出现残疾，但随着疾病、损伤的恢复而能使功能障碍消除的残疾。例如，踝关节扭伤、腰椎扭伤、焦虑抑郁症、关节损伤、骨折、肌腱断裂等损伤均可使患者暂时丧失了活动能力，但随着损伤的恢复和疾病的痊愈，患者可逐渐恢复正常的活动能力。这种呈短暂性、可逆转性特点的残疾即为暂时性残疾，残疾存在时间一般不超过 12 个月。据统计，约有 70% 的人在一生中会有一次或多次的暂时性残疾状态。

2.永久性残疾（permanent disability） 指各种疾病、损伤造成一定的身心功能障碍而出现残疾，但无论疾病、损伤是否恢复，这种功能障碍会一直存在的残疾。例如，外伤后截肢、完全性脊髓损伤导致截瘫、中风后遗症导致偏瘫等，随着损伤和疾病的恢复，患者的正常活动能力等却不能在一定时间内完全恢复，这种呈长久性、不可逆转性特点的残疾即为永久性残疾。这种残疾存在时间一般在 12 个月以上，甚至伴随终生。永久性残疾以老年人口为多，据统计，我国老年病残者估计占老年人口总数的 40% 以上。

（二）暂时性残疾和永久性残疾之间的关系

暂时性残疾与永久性残疾是相对的。第一，某些疾病导致的功能障碍在当前医学中可能无法解决而出现永久性残疾，但随着医学的发展，未来可以解决，故可使其功能障碍恢复而成为暂时性残疾。第二，某些功能障碍在当前社会中属永久性残疾，但随着社会的变迁，社会福利事业、无障碍设施的推进，其参与社会的障碍随之消除，不影响其正常生活，那么其残疾也就不存在了，成为暂时性残疾。第三，永久性残疾者在时间的推移中疾病也会逐渐好转，适应社会的能力也会在实践中逐渐加强，当其疾病、损伤状态减轻，或者其适应社会的能力基本无障碍，也算是由永久性残疾转变为暂时性残疾。

三、残疾人

（一）基本概念

据 2014 年世界人口统计结果显示，全世界人口约为 72 亿，而残疾人总数达 10 亿之多，约占世界总人口的 15%。但是，在不同时期、不同国家、不同地区、不同背景、不同角度和不同社会福利制度下，残疾人比例有所不同，赋予残疾人的定义也是不同的。

1.WHO 对残疾人的定义 WHO 于 1975 年定义的残疾人指无论先天的或后天的，由于身体或精神上的不健全，自己完全或部分地不能保证通常的个人或社会需要的人。

2.国际劳工组织（International Labour Organization，ILO）对残疾人的定义 残疾人是经正式承认的身体或精神损失在适当职业的获得、保持和提升方面的前景大受影响的个人。1919 年，ILO 根据《凡尔赛和约》，作为国际联盟的附属机构成立，是一个以国际劳工标准处理有关劳工问题的联合国专门机构，总部设在瑞士日内瓦，训练中心位于意大利都灵。该组织曾在 1969 年获得诺贝尔和平奖，中国是 ILO 的创始成员国之一，也是该组织的常任理事国。

3.《残疾人权力公约》对残疾人的定义 残疾人是生理、心理、感官先天不足或后天受损的人。

4.《中华人民共和国残疾人保障法》对残疾人的定义 2008 年，我国法律将残疾人定义为在心理、生理、人体结构上，某种组织、功能丧失或者不正常，全部或者部分丧失以正常方式从事某种活动能力的人。该法还规定了残疾人的分类，包括视力残疾、听力残疾、言语残疾、肢体残疾、智力残疾、精神残疾、多重残疾和其他残疾的人。

结合以上概念，可以将残疾人综合定义如下：残疾人指具有不同程度的躯体、身心、精神疾病和损伤或先天性异常，使得部分或全部失去以正常方式从事正常范围活动能力，不利于在社会生活的某些领域中发挥正常作用的人，也可以是对这一人群的总称。

（二）残疾人社会保障

1992年，第47届联合国大会举行了自联合国成立以来首次关于残疾人问题的特别会议。大会决定将每年的12月3日定为"国际残疾人日"，旨在促进人们对残疾问题的理解和动员人们支持维护残疾人的尊严、权利和幸福，为残疾人逐步创造良好的环境，是残疾人全面参与社会生活的重要条件，也是社会文明进步的表现。国家和社会应当逐步创造良好的环境，不断改善残疾人参与社会生活的条件，使残疾人这一特殊的群体或个体在社会保障上享有与其他人平等的社会保障。

1. 立法平等 在制定法律法规各项政策时，避免对残疾人行使公民各项权利和自由产生不利影响，消除歧视，确保其获得与其他公民平等的机会。

2. 就业机会平等 残疾人一般都具有不同程度的工作潜力，经过康复训练或提供康复服务，这些潜力可以得到发挥而从事相应工作，保证其平等参与就业，增强自主能力，实现经济独立。

3. 平等享有环境 对一个人日常生活影响的最主要因素是社会环境，残疾人应与其他公民一样享有社会生活环境。

4. 教育机会平等 残疾人有权与其他公民一样接受教育和培训，并建立专门的教育机构，保证残疾人接受教育和培训的机会。

5. 平等履行义务 残疾人享有同等的权利，也承担同等的义务，国家社会为其创造条件，使其能够承担作为社会成员应有的社会责任。

四、残疾学基本概念

残疾学是以残疾人及残疾状态为主要研究对象，专门研究残疾的病因、流行规律、表现特点、发展规律、结局及评定、康复与预防，以医学为基础，涉及社会学、教育学、管理学和政策法令等诸多学科的交叉性学科，是自然科学与社会科学相结合的产物。残疾学的主要内容包括残疾的流行规律、残疾的分类及分级、残疾的评定和残疾的预防、康复等。

在康复医学领域中，残疾学是康复医学的重要组成部分，是康复医学的基础学科之一。康复医学的研究对象是各类身心功能障碍的病、伤、残者，包括残疾人，其目的是使病、伤、残者丧失或受损的功能得到最大限度的恢复、重建或代偿。康复成功的关键在于康复对象本人有争取生活自理、融入社会的坚强意志和努力。即使在康复机构进行康复工作，也需要康复对象的主动参与、积极投入，才能取得良好的康复效果。

第二节　致残原因

在当今人类社会中，很多疾病、损伤和其他因素，构成了对全人类健康和生活的威胁。造成残疾的原因很多，由于不同的文化背景、社会条件、自然环境和医疗条件的影响，各个不同的历史时期及不同国家和地区的残疾原因会有明显的差异。发展中国家与发达国家的主要致残原因也不相同。

在多数发展中国家，由于经济落后，较为贫困，社会保障体系不够完善，致残原因主要包括营养不良、传染病、产期护理差、外伤事故等，占发展中国家所有致残原因的70%。在发达国家，由于经济发达，人民生活富裕，社会保障体系较为完善，其营养不良、传染病等致残原因相对较少，但因交通事故等意外事件导致的残疾数量不断增加，而环境污染、心理压力大、嗜好烟酒、医疗致死亡率降低，多数的慢性躯体性疾病，如风湿病、心血管病、糖尿病、肺病（吸入性疾病），还有精神疾病、遗传病及慢性疼痛和劳损的出现率明显增高，功能性神经失调和精神疾病、长期嗜酒和吸毒致残也在增加。此外，还有诸多因素虽然没有直接造成残疾，但是可以继发残疾或者加重残疾的严重程度，也成为致残的重要原因。

常见的致残原因可以分为两大类，即先天性致残原因和后天性致残原因。

一、先天性致残原因

先天性致残原因主要为遗传因素、孕产期因素和产伤等造成身体上的残疾，约占所有致残原因的18%。

（一）遗传因素

遗传因素指由于父母的遗传作用，使得遗传物质发生改变，导致子代在出生时或发育过程中表现出形态和功能方面的异常。

1. 近亲结婚生育　据WHO估计，人群中每个人携带5~6种隐性遗传病的致病基因。在随机婚配（非近亲婚配）时，由于夫妇两人无血缘关系，相同的基因很少，他们所携带的隐性致病基因不同，因而不易形成隐性致病基因的纯合体（患者）；而在近亲结婚时，夫妇两人携带相同隐性致病基因的可能性很大，容易在子代相遇，而使后代出现遗传病的发病。据WHO调查，近亲结婚生育的子女智力低下、先天性畸形和遗传性疾病的发生率，要比非近亲结婚子女高150倍。

2. 遗传和与遗传有关的疾病　人体细胞有46条（23对）染色体，每条都有特定的结构，而且携带着不同的基因。如果染色体形态或数目发生改变，或单个基因缺陷，都能使机体的许多部分发生病变，即由此形成遗传性疾病。遗传性疾病可导致多种残疾，如先天性大脑发育不全、智力发育迟缓、先天性畸形、先天性聋哑、先天性白内障、先天性耳聋、垂体性侏儒、苯丙酮尿症、呆小症和先天愚型（唐氏综合征）等。

（二）孕期、产期因素

1. 孕期营养不良与疾病（孕期内在因素）　孕妇严重的营养不足可以造成胚胎缺陷，如孕妇叶酸缺乏可导致胎儿的神经管畸形，孕妇碘缺乏会导致胎儿患克汀病，氟、硒等微量元素缺乏也会造成胎儿多种先天缺陷。

孕期患有某种疾病也是致残的重要因素，特别是孕期的病毒感染，尤其是在怀孕早期（3个月内）任何病毒感染，如流感病毒、肝炎病毒、风疹病毒，以及宫内感染、妊娠毒血症等都可造成胚胎的损害，形成胎儿唇裂、腭裂、智力低下等；流感病毒可使胎儿形成兔唇或中枢神经系统方面的异常，肝炎病毒可引起先天性畸形；风疹病毒可引起先天性白内障、先天性心脏畸形和先天性耳聋。

2. 孕期或哺乳期接触有害物质（孕期外在因素）　怀孕6周左右是胚胎器官形成的时期，此时如果接触致残性物质，如反复接受 X 线辐射、电磁辐射，易导致胎儿发育障碍，出现变异、畸形等。

服用某些致畸形的药物对胎儿也有很大的影响，因为药物能够通过胎盘进入胎体，而胎儿的肝脏、肾脏都发育不成熟，药物不能很快从胎儿体内排出，可能对胎儿发生影响。如降压药可影响子宫胎盘的血流量，致胎儿宫内发育迟缓；氨基糖苷类抗生素具有肾毒性和耳毒性；抗甲状腺药物可造成胎儿甲状腺肿大。此外，烟、酒对胎儿的发育及胎盘功能也有不良影响，且随着摄入量和摄入时间的不同，其严重程度也不同。

3. 产科疾病与产伤可能致残的产科疾病　异常妊娠，如早产、多胎妊娠、羊水过多或过少等；妊娠并发症，如妊娠合并甲亢、妊娠合并心脏病；高危妊娠；异常分娩，如子宫收缩过强或乏力、臀先露；分娩并发症，如脐带脱垂、胎膜早破、胎儿宫内窘迫、新生儿窒息等。这些产科疾病主要造成宫内缺氧，继而导致胎儿残疾，最多见的是新生儿智力低下。

在分娩过程中缺氧和各种损伤、异常分娩等可致残。产伤可以造成胎头水肿、四肢神经损伤、骨折等而致残。异常分娩导致胎儿缺氧，其脑的损伤往往是不可逆转的，可造成畸形儿，如先天斜颈、肩下垂、足内翻、智力低下等。大量的脑瘫儿几乎都是在这一阶段造成的。

二、后天性致残原因

后天性致残原因主要包括疾病、营养不良、意外事故、战伤、物理化学因素和社会心理因素等造成的身体上、精神上的残疾，约占所有致残原因的 82%。

（一）疾病

1. 慢性病与老年病　随着社会的进步，人们生活水平提高，人的平均寿命延长，老年人所占比重增大。截至 2021 年底，我国 60 岁及以上老年人口已超过 2.67 亿，占总人口的 18.9%。未来 50 年，我国面临的人口老龄化形势将更为严峻。所以，一些慢性病和老年病，如颈肩腰腿痛、心肺疾患、冠心病、高血压病、糖尿病、尘肺、白内障、帕金森综合征和一些地方性疾病等也随之增加，而这些疾病都是常见的易于致残的疾病。目前，随着先进医疗手段的广泛应用，许多急性病能够得到及时有效的治疗，但是如急性脑血管病（脑血管意外）、糖尿病、白内障、慢性阻塞性肺疾病等，患者经救治虽然度过急性期而成为慢性病人生存下来，却可能遗留残疾，而且这些疾病的致残影响也极为严重。此外，许多常见的骨关节疾患如骨关节炎（老年骨质增生）、类风湿关节炎、强直性脊柱炎等都可引起残疾。骨关节炎严重者可丧失全部活动能力。骨质疏松症容易引起骨折而导致残疾。类风湿关节炎是成年人最常见的致残原因，其病程达到 10 年者，致残率约为 50%。

2. 感染　作为重要的致残因素已得到广泛的证实，在世界范围内，感染性疾病所致的各类残疾占第二位，占所有致残原因的 23%，高于先天性因素所致残疾和创伤、伤害所致的残疾。

在诸多感染性疾病中，脊髓灰质炎即小儿麻痹症，是人们非常熟悉的、常见的一种传染病，可引起肌肉萎缩、肢体畸形，在短期内可导致大量肢体瘫痪的残疾儿出现；乙型脑炎、流行性脑脊髓膜炎、脊髓结核也可影响脑功能，而引起失语、强直性瘫痪、精神失常等；沙眼也是一种传染性疾病，可以造成眼睑畸形、倒睫、角膜混浊等，影响视力，重者致盲、失明。还有许多传染性疾病如麻风病、麻疹、急性出血性结膜炎等都可能致残。

随着免疫接种的普及，各种传染病的发生率显著降低，但近年来有些传染病发病率又有所增加，如结核等，而随着时间的推移，一些新的、未知的传染病产生，如艾滋病、SARS、禽流感、炭疽热等，应对这些疾病的措施尚在探索阶段，故应当引起足够的重视。

3. 肿瘤　包括良性和恶性。良性肿瘤的预后较好，但有少数可引起机体功能障碍而导致残疾，如颅内肿瘤、骨肿瘤等；恶性肿瘤通常亦被称为癌症，由于生态环境的恶化，包括各种污染等，恶性肿瘤的发病率也随之增加，使患者生存期内的机体功能和精神状态受到严重影响，引起身心功能障碍而出现身体上和精神上的残疾。

（二）营养不良

营养不良可影响人体正常的生长发育和生理功能，还会造成对机体的损害，最终导致某些疾病的发生。营养不良还可使机体抵抗力下降，易患各种疾病，因而也使发生残疾的可能性增加。

小儿严重缺乏维生素 A 可以引起角膜软化而致盲；小儿缺乏维生素 K 可以致脑出血而发生偏瘫；小儿严重缺乏维生素 D 可引起小儿骨骼畸形，即人们常说的佝偻病；蛋白质严重缺乏可引起小儿智力发育迟缓。

（三）物理、化学因素

物理、化学因素主要包括外伤、毒物等导致的残疾，约占所有致残原因的 17%。

1. 外伤　主要包括交通事故、工伤、运动损伤、战伤、烧烫伤、自然灾害等。交通事故、工伤事故、各种物理因素所致的烧、烫伤及自然灾害引起的意外伤害，是引起暂时性和永久性残疾的重要原因。意外伤害不仅威胁着人们的健康，夺取一部分人的生命，还会造成多种残疾。

如今，交通愈加发达，交通事故致残已经成为当今社会的严重问题，据统计，我国每年因车祸造成残疾者约为 20 万人。工农业生产过程中的事故是人们常常听到、见到的致残原因，如建筑工人受伤。体育运动中的意外损伤，如体操、跳水、拳击、武术等许多运动项目都可能引起严重损伤而致残。一些户外运动如登山、攀岩、滑冰、蹦极等项目防护不当，以及生活中的摔伤、烧烫伤也可能造成伤残。

在当今"和平与发展"已成为时代主题的国际环境中，局部地区也不乏一些战乱纷争和暴力冲突，枪伤、弹伤、放射性武器造成的机体损伤等时有发生，成为残疾不可忽视的原因之一。各种从事公安工作、军事演习中的战伤也是造成残疾的重要原因。

2. 毒物　药物中毒、接触各种有毒有害化学物质和放射性物质及农药等均可致残。药物的毒副作用可以致残，滥用链霉素、庆大霉素等药物可导致耳聋，引起后天性耳聋；酒精和过量镇静药物可引起感觉、情感、智力的改变；"反应停"药物曾在世界范围内造成一次新生儿短肢畸形的灾难性流行，致残者多达万人；酒精中毒、一氧化碳中毒、农药中毒等可造成机体的损伤。而环境中广泛存在的有害化学物质如铅、氟、汞、钡、砷、有机磷、农药残留物等，也可以导致各种损害和残疾。此外，长期接触放射性物质等亦会引起胎儿畸形等残疾。

（四）社会因素

各种致残因素中，社会因素起到一定的作用，尤其与精神残疾和智力残疾的发生关系密切。我国 1987 年残疾人调查显示，在智力残疾的已知致残因素中，6% 为社会和心理因素所致。

1. 心理因素　现代社会紧张的工作节奏和复杂的人际关系等社会环境压力是导致精神残疾的重要因素。激烈的竞争、升学考试、择业就业、恋爱婚姻等生活事件处理不当可致心理和精神功能的紊乱和障碍，这是导致青年人精神残疾不可忽视的影响因素。此外，老年性痴呆是当今老龄化社会所面临的三大疾患之一，与退休、老年丧子、丧偶、病毒感染等有关。

2. 生活因素　不良生活事件和生活方式，如吸烟、酗酒、生活不规律、饮食结构不合理、缺少运动、长期紧张等，都可能导致营养障碍、头晕头痛，或使人形成不正常的人格和行为模式而致残。长期伏案工作、学习，长期使用手机、电脑等，可使脊柱损伤，发生颈椎病，导致肢体残疾。

3. 环境因素　社会环境逐渐恶化，可导致多种慢性残疾，如噪声污染可造成听力下降以致听力残疾，不良光线下学习可造成视力下降以致视力残疾。另外，生产及生活环境污染也可引起职业病和残疾，如长期处于粉尘环境中可出现尘肺等。

第三节　残疾的分类

由于不同时期、不同国家和不同社会背景对残疾的研究方法、目的不同，因此对残疾有着不同的分类标准。本节主要介绍国际和国内残疾分类的主要标准。

一、《国际残损、残疾和残障分类》

为了更好地获取总体人口的健康状况，WHO 于 1980 年制定并公布了《国际残损、残疾和残障分类》（International Classification of Impairments, Disabilities and Handicaps, ICIDH），从身体、个体和社会三个层次反映功能损害程度，是一种对疾病结果进行分类的分类体系。

ICIDH 被当时的康复医学界所广泛应用，但随着医学事业的逐渐发展，医疗服务的重点从治疗转移到保健，以及社会制度的变迁、革新，人口的老龄化加快，国际残疾人事业的逐步推进，人们对残损、残疾有了新的认识，ICIDH 已不能满足新的医疗卫生、社会福利事业和康复医学发展的需要，迫切需要建立新的理念模式和分类系统以适当新的需要。随着卫生保健系统的不断完善和对残疾的社会性认识发生转变，WHO 于 1996 年制定了新的残疾分类体系——《国际残损、活动与参与分类》（International Classification of Impairments, Activities and Participation），为了保持与 ICIDH 的一致性，将其简称为 ICIDH-2，即 ICIDH 第二版。

（一）基本内容

1. 残损（impairment）　指各种原因导致的身体结构、外形、器官或系统生理功能及心理功能的异常，干扰个人正常生活活动，但实际操作能独立完成。残损属于生物组织器官或系统水平的功能障碍，为部分病理形态的缺陷。

残损包括智力残损、听力残损、言语残损、视力残损、骨骼（姿势、体格、运动）残损、内脏（心、肺、消化、生殖器）残损、心理残损、多种综合残损等。评定主要对器官、系统功能进行评定，康复治疗途径主要是通过功能训练等改善方式来完成。

2. 残疾（disability）　指按照正常生活方式进行的日常独立生活活动和工作能力受限或丧失。残疾往往建立在残损水平基础之上。残疾属于个体或整体水平的能力障碍，为整体能力的缺乏或受限。

残疾包括行为残疾、语言交流残疾、个人生活自理残疾、运动残疾、身体姿势和活动残疾、技能残疾、环境适应残疾、其他活动残疾等。评定要考虑日常生活活动能力（ADL）。康复治疗途径主要是通过日常生活活动能力的训练、就业前训练等代偿方式增加功能，并预防残疾。

3. 残障（handicap）　指由于残损和残疾导致患者社会活动、交往、适应能力的障碍，个体在社会上不能独立。残障属社会水平的障碍，为整体能力的严重缺乏和受限。

残障包括识别（如对象、地理位置、时间）残障、身体残障（生活不能自理）、运动残障、职业残障、社会交往残障、经济自给残障等。评定要考虑其参与社会的能力。康复治疗途径主要是通过社会康复、职业康复、功能替代、环境改造等替代方式使残疾者能够就业或在社会中有价值观。

　　残损、残疾、残障 3 个层次表现出各自不同的特征、评估方法、康复途径和方法等，可帮助我们进一步认识康复的分类。3 个层次的鉴别要点详见表 2-1。

表 2-1　ICIDH 3 个层次的鉴别要点

分类	表现	障碍水平	评定	康复途径	康复方法
残损	器官或系统功能严重障碍或丧失	器官水平	器官、系统功能	改善	功能训练
残疾	生活自理能力严重障碍或丧失	个体水平	日常生活活动能力	代偿	日常生活活动能力训练
残障	社交或工作能力严重障碍或丧失	社会水平	参与社会能力	替代	环境改造

（二）残损、残疾、残障之间的关系

　　我国习惯上将残损、残疾、残障合称为残疾，但由于残疾的定义是严重功能缺陷而明显影响其身体活动、日常生活、工作、学习和社会交往、活动能力，而残损的个人生活能够自理，所以，只有残疾、残障才是真正意义上的残疾（图 2-1）。

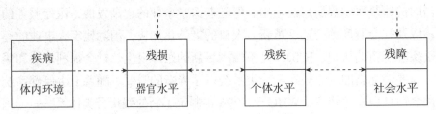

图 2-1　ICIDH 分类各层次之间的关系

　　1. 残损、残疾、残障之间没有严格的界限　残损、残疾、残障三者是以生活自理、参与社会为界限，但如何界定对生活有一定轻微影响、生活不能自理，以及如何界定参与社会严重受限，目前尚无量化的界定标准；再者，以部分的形态缺陷和整体的能力障碍为界限，但部分与整体也无量化界限，部分缺陷严重可影响整体功能。所以，三者没有严格界限。

　　2. 残损、残疾、残障之间可以相互转化　一般情况下，残疾是按照残损、残疾、残障的顺序发生，但也可跨越转化，由残损直接导致残障，且三者之间可以相互转换。例如，一些残损患者，因心理障碍而自我封闭，直接发展到与社会隔绝即残障的程度。又如，脊髓损伤后截瘫患者，他的工作如果是会计，属于脑力劳动者，虽然失去步行能力，但可以正常工作，属于残疾。经过积极治疗、训练和社会环境改造，患者生活能够自理，由残疾恢复至残损；若不积极治疗、训练，残疾会进一步加重为残障。

二、《国际功能、残疾和健康分类》

　　2001 年 5 月，在第 54 届世界卫生大会上，将 ICIDH-2 做了部分修改，更名为《国际功能、残疾和健康分类》（International Classification of Functioning, Disability and Health, ICF），成为最新的残疾国际分类方法，并翻译成多种语言同时发行，在全球范围内得以推广，并沿用至今。ICF 以建立一种统一的标准化术语系统为最终目标，从身体结构功能水平、个体水平和社会水平三个层次，对健康状态的结果进行分类。ICF 基于"生物－心理－社会"医学模式，从残疾人融

入社会的角度出发，采用不同的方法把握与健康有关的事物。强调社会集体行动，要求改造环境以使残疾人充分参与社会生活的各个方面。目前，ICF已广泛应用于卫生保健、疾病预防、人口普查、保险事业、社会安全、劳动保障、教育事业、经济建设、社会政策、法律制定等多方面。ICF是WHO应用于与卫生有关领域的分类系统之一。WHO分类体系涉及广泛的有关卫生的信息，用于诊断残疾性和残疾的原因，并且提供了一种标准化的语言，使全世界不同学科与专业领域的专家能交流有关卫生与保健的信息。

ICF的主要内容包括身体功能、活动和参与、身体结构、环境因素四大方面，而以活动和参与、身体功能内容最为详细。

三、中国残疾分类标准

我国从20世纪80年代开始首次全国残疾人抽样调查，在前期准备工作中，必须确定相关的评定标准。当时的国际环境中，残疾标准仅有ICIDH，而由于该标准已实施多年，相关内容已不符合当时的时代背景，而且我国医疗卫生、社会制度情况也与国际上有所区别，因此，必须制定适合我国国情的残疾标准，从而为抽样调查工作服务。

1986年10月，在第一次全国残疾人抽样调查全面展开的前期，经国务院批准，由全国残疾人抽样调查办公室和原卫生部医政司联合制定了《全国残疾人抽样调查五类残疾标准》，将我国以前的残疾四类分类法改为5类，即视力残疾、听力语言残疾、智力残疾、肢体残疾和精神病残疾，每一类残疾由重到轻分为四级。该标准涵盖了各类残疾的定义和分级。

2006年，我国开展第二次全国残疾人抽样调查，此时，ICF标准已在国际上公认并广泛应用。为了与国际接轨并适应我国国情，第二次全国残疾人抽样调查小组参照国际最新标准（即ICF分类）、《全国残疾人抽样调查五类残疾标准》，并结合我国国情制定了《全国残疾人抽样调查六类残疾标准》。该标准将五类标准中的听力语言残疾分为听力残疾和言语残疾，这种分类方法不仅为第二次调查提供权威标准，还对残疾社会事业发展，以及残疾与康复工作的开展都起到了重要的指导作用。

为推动残疾人事业进一步发展，2011年5月1日，我国首部关于残疾分类、分级的国家标准——《残疾人残疾分类和分级》（GB/T 26341-2010）正式实施，按照不同的残疾分为视力残疾、听力残疾、言语残疾、肢体残疾、智力残疾、精神残疾和多重残疾7类。该标准适用于残疾人的信息、统计、管理、服务、保障等社会工作，对我国残疾社会事业的发展、残疾预防及康复工作的开展起到了指导作用。

（一）术语和定义

1. 最佳矫正视力（best corrected visual acuity，BCVA）　是以最适当镜片进行屈光矫正后所能达到的最好视力。

2. 平均听力损失（average hearing loss）　指500Hz、1000Hz、2000Hz、4000Hz 4个频率点纯音气导听力损失分贝数的平均值。

3. 听力障碍（dysaudia）　指听觉系统中的感音、传音及听觉中枢发生器质性或功能性异常，而导致听力出现不同程度的减退。

4. 失语（aphasia）　指大脑言语区域及相关部位损伤导致的获得性言语功能丧失或受损。

5. 运动性构音障碍（dysarthria）　指神经肌肉病变导致构音器官的运动障碍，主要表现为不会说话、说话费力、发声和发音不清等。

6. 器质性构音障碍（organic anarthria）   指构音器官形态结构异常导致的构音障碍，主要有腭裂及舌或颌面部术后造成的构音障碍。主要表现为不能说话、鼻音过重、发音不清等。

7. 发声障碍（voice disorder）   指呼吸及喉存在器质性病变导致的失声、发声困难、声音嘶哑等。

8. 儿童言语发育迟滞（childhood delayed language development）   指儿童在生长发育过程中，其言语发育落后于实际年龄的状态。主要表现为不会说话、说话晚、发音不清等。

9. 听力障碍所致的言语障碍（speech disorder cause by dysaudia）   指听力障碍导致的言语障碍，主要表现为不会说话或者发音不清，不能通过听觉言语进行交流。

10. 口吃（stutter）   指言语的流畅性障碍，主要表现为在说话的过程中拖长音、重复、语塞并伴有面部及其他行为变化等。

11. 语音清晰度（phonetic intelligibility）   指口语中语音、字、词的发音清晰和准确度。

12. 言语表达能力（speech expression ability）   指言语表达过程中，正确使用词汇、语句、语法的能力。

13. 发育商（development quotient，DQ）   指衡量婴幼儿智能发展水平的指标，从大运动、精细动作、认知、情绪和社会性发展等方面对婴幼儿发育情况进行衡量。

14. 智商（intelligence quotient，IQ）   指衡量个体智力发展水平的指标，即通过一系列标准化测试衡量人在相应年龄段的认知能力（智力）。

15. 适应行为（adaptive behavior，AB）   指个体实现人们期待的与其年龄和文化群体相适应的个人独立与社会职责的程度或效果。

（二）残疾分类及分级

按照不同残疾分为视力残疾、听力残疾、言语残疾、肢体残疾、智力残疾、精神残疾和多重残疾。各类残疾按照残疾程度由重到轻可分为 4 级，即残疾一级、残疾二级、残疾三级和残疾四级。残疾一级为极重度，残疾二级为重度，残疾三级为中度，残疾四级为轻度。

1. 视力残疾   指各种原因导致双眼视力低下并且不能矫正或双眼视野缩小，通过各种药物、手术及其他治疗方法不能恢复或暂时不能恢复视力功能，以至于影响日常生活活动能力和社会参与。

视力残疾包括盲与低视力两种。按照视力和视野状态分级，其中盲为视力残疾一级和二级，低视力为视力残疾三级和四级。视力残疾分级见表 2-2。

表 2-2　视力残疾分级

级别	视力、视野
视力残疾一级	无光感~0.02，或视野半径<5°
视力残疾二级	0.02~0.05，或视野半径<10°
视力残疾三级	0.05~0.1
视力残疾四级	0.1~0.3

分级说明：①盲或低视力均指双眼而言，若双眼视力不同，则以视力较好的一眼为准。如仅有单眼为盲或低视力，而另一眼的视力达到或优于 0.3，则不属于视力残疾范畴。②最佳矫正视力指以适当镜片矫正所能达到的最好视力，或以针孔镜所测得的视力。③视野以注视点为中心，视野半径<10°者，不论其视力如何均属于盲。

2. 听力残疾 指各种原因导致双耳不同程度的永久性听力障碍，听不到或听不清周围环境声及言语声，以致影响日常生活和社会参与。

听力残疾按照平均听力损失及听觉系统的结构、功能，活动和参与，环境和支持等因素分级（不佩戴助听放大装置）。听力残疾分级见表2-3。

表2-3 听力残疾分级

级别	听觉系统的结构和功能	较好耳平均听力损失（听力级分贝，dBHL）	理解和交流等活动	参与社会生活
听力残疾一级	极重度损伤	≥91	在无助听设备帮助下，不能依靠听觉进行言语交流	存在极严重障碍
听力残疾二级	重度损伤	81~90	在无助听设备帮助下，在理解和交流等活动上重度受限	存在严重障碍
听力残疾三级	中重度损伤	61~80	在无助听设备帮助下，在理解和交流等活动上中度受限	存在中度障碍
听力残疾四级	中度损伤	41~60	在无助听设备帮助下，在理解和交流等活动上轻度受限	存在轻度障碍

分级说明：3岁以内儿童，残疾程度为一、二、三级的定为残疾人。

3. 言语残疾 指各种原因导致的不同程度的言语障碍，经治疗1年以上不愈或病程超过2年，而不能或难以进行正常的言语交流活动，以致影响日常生活和社会参与。

言语残疾包括失语、运动性构音障碍、器质性构音障碍、发声障碍、儿童言语发育迟滞、听力障碍所致的言语障碍、口吃等。言语残疾按照各种言语残疾不同类型的口语表现和程度，脑和发音器官的结构、功能，活动和参与，环境和支持等因素分级。言语残疾分级见表2-4。

表2-4 言语残疾分级

级别	脑和（或）发音器官的结构、功能	言语功能	语音清晰度	言语表达能力等级测试	参与社会生活
言语残疾一级	极重度损伤	无任何言语功能	≤10%	未达到一级测试水平	存在极严重障碍
言语残疾二级	重度损伤	具有一定的发声及言语能力	11%~25%	未达到二级测试水平	存在严重障碍
言语残疾三级	中度损伤	可以进行部分言语交流	26%~45%	未达到三级测试水平	存在中度障碍
言语残疾四级	轻度损伤	能进行简单会话，但用较长句表达困难	46%~65%	未达到四级测试水平	存在轻度障碍

分级说明：3岁以内儿童不定残。

4. 肢体残疾 指人体运动系统的结构、功能损伤造成的四肢残缺或四肢、躯干麻痹（瘫痪）、畸形等，导致人体运动功能不同程度丧失及活动受限或参与的局限。

肢体残疾主要包括以下类型：①上肢或下肢因伤、病或发育异常所致的缺失、畸形或功能障碍。②脊柱因伤、病或发育异常所致的畸形或功能障碍。③中枢、周围神经因伤、病或发育异常造成躯干或四肢的功能障碍。

肢体残疾按照人体运动功能丧失、活动受限、参与局限的程度分级（不佩戴假肢、矫形器及其他辅助器具）。肢体残疾分级见表2-5。

表 2-5　肢体残疾分级

残疾分级	日常活动情况	肢体残疾与功能障碍情况（每个等级需具备下列状况之一）
肢体残疾一级	不能独立实现日常生活活动	①四肢瘫：四肢运动功能重度丧失；②截瘫：双下肢运动功能完全丧失；③偏瘫：一侧肢体运动功能完全丧失；④单全上肢和双小腿缺失；⑤单全下肢和双前臂缺失；⑥双上臂和单大腿（或单小腿）缺失；⑦全上肢或双全下肢缺失；⑧四肢在手指掌指关节（含）和足跗跖关节（含）以上不同部位缺失；⑨双上肢功能极重度障碍或三肢功能重度障碍
肢体残疾二级	基本上不能独立实现日常生活活动	①偏瘫或截瘫，残肢保留少许功能（不能独立行走）；②双上臂或双前臂缺失；③双大腿缺失；④单全上肢和单大腿缺失；⑤单全下肢和单上臂缺失；⑥三肢在手指掌指关节（含）和足跗跖关节（含）以上不同部位缺失（一级中的情况除外）；⑦二肢功能重度障碍或三肢功能中度障碍
肢体残疾三级	能部分独立实现日常生活活动	能部分独立实现日常生活活动，并具备下列状况之一：①双小腿缺失；②单前臂及其以上缺失；③单大腿及其以上缺失；④双手拇指或双手拇指以外其他手指全缺失；⑤二肢在手指掌指关节（含）和足跗跖关节（含）以上不同部位缺失（二级中的情况除外）；⑥一肢功能重度障碍或二肢功能中度障碍
肢体残疾四级	基本上能独立实现日常生活活动	①单小腿缺失；②双下肢不等长，差距大于等于 50mm；③脊柱强（僵）直；④脊柱畸形，后凸大于 70°或侧凸大于 45°；⑤单手拇指以外其他四指全缺失；⑥单手拇指全缺失；⑦单足跗跖关节以上缺失；⑧双足趾完全缺失或失去功能；⑨侏儒症（身高小于等于 1300mm 的成年人）；⑩一肢功能中度障碍或二肢功能轻度障碍；类似上述的其他肢体功能障碍

说明：肢体部位说明如下：①全上肢：包括肩关节、肩胛骨；②上臂：肘关节和肩关节之间，不包括肩关节，含肘关节；③前臂：肘关节和腕关节之间，不包括肘关节，含腕关节；④全下肢：包括髋关节、半骨盆；⑤大腿：髋关节和膝关节之间，不包括髋关节，含膝关节；⑥小腿：膝关节和踝关节之间，不包括膝关节，含踝关节；⑦手指全缺失：掌指关节；⑧足趾全缺失：跖趾关节。

5. 智力残疾　指智力显著低于一般人水平，并伴有适应行为的障碍。此类残疾是由于神经系统结构、功能障碍，使个体活动和参与受到限制，需要环境提供全面、广泛、有限和间歇的支持。

智力残疾包括在智力发育期间（18 岁之前），由于各种有害因素导致的精神发育不全或智力迟滞；或者智力发育成熟以后，由于各种有害因素导致智力损害或智力明显衰退。

按照 0 ~ 6 岁和 7 岁及以上两个年龄段发育商、智商和适应行为分级。0 ~ 6 岁儿童发育商小于 72 的直接按发育商分级，发育商在 72 ~ 75 之间的按照适应行为分级。7 岁及以上按智商、适应行为分级；当两者的分值不在同一级时，按适应行为分级。WHO-DAS Ⅱ 分值反映的是 18 岁及以上各级智力残疾的活动与参与情况。智力残疾分级见表 2-6。

表 2-6　智力残疾分级

级别	智力发育水平		社会适应能力	
	发育商（DQ）（0 ~ 6 岁）	智商（IQ）（≥7 岁）	适应行为（AB）	WHO-DAS Ⅱ 分值（分）（≥18 岁）
智力残疾一级	≤ 25	< 20	极重度	≥ 116
智力残疾二级	26 ~ 39	20 ~ 34	重度	106 ~ 115
智力残疾三级	40 ~ 54	35 ~ 49	中度	96 ~ 105
智力残疾四级	55 ~ 75	50 ~ 69	轻度	52 ~ 95

根据适应行为表现程度，按照以下等级进行评定。

（1）极重度适应行为　指不能与人交流、不能自理、不能参与任何活动、身体移动能力很差；需要环境提供全面的支持，全部生活由他人照料。

（2）重度适应行为 指与人交往能力差、生活方面很难达到自理，运动能力发展较差；需要环境提供广泛的支持，大部分生活由他人照料。

（3）中度适应行为 指能以简单的方式与人交流、生活能部分自理、能做简单的家务劳动、能参与一些简单的社会活动；需要环境提供有限的支持，部分生活由他人照料。

（4）轻度适应行为 指能生活自理、能承担一般的家务劳动或工作、对周围环境有较好的辨别能力、能与人交流和交往、能比较正常地参与社会活动；需要环境提供间歇的支持，一般情况下生活不需要由他人照料。

6. 精神残疾 指各类精神障碍持续 1 年以上未痊愈，由于存在认知、情感和行为障碍，以致影响其日常生活和社会参与。

18 岁以上的精神障碍患者根据 WHO-DAS Ⅱ分值和适应行为表现程度进行分级，18 岁以下精神障碍患者依据下述适应行为的表现，划分为 4 级。

（1）精神残疾一级 WHO-DAS Ⅱ分值 ≥ 116 分，适应行为严重障碍。生活完全不能自理，忽视自己的生理、心理的基本要求；不与人交往，无法从事工作，不能学习新事物；需要环境提供全面、广泛的支持；生活长期、全部需他人监护。

（2）精神残疾二级 WHO-DAS Ⅱ分值在 106～115 分之间，适应行为重度障碍。生活大部分不能自理，基本不与人交往，只与照顾者简单交往，能理解照顾者简单的指令，有一定学习能力；监护下能从事简单劳动；能表达自己的基本需求，偶尔被动参与社交活动；需要环境提供广泛的支持，大部分生活仍需他人照料。

（3）精神残疾三级 WHO-DAS Ⅱ分值在 96～105 分之间，适应行为中度障碍。生活上不能完全自理，可以与人进行简单交流，能表达自己的情感；能独立从事简单劳动，能学习新事物，但学习能力明显比一般人差；被动参与社交活动，偶尔能主动参与社交活动；需要环境提供部分的支持，即所需要的支持服务是经常性的、短时间的需求，部分生活需由他人照料。

（4）精神残疾四级 WHO-DAS Ⅱ分值在 52～95 分之间，适应行为轻度障碍。生活上基本自理，但自理能力比一般人差，如有时忽略个人卫生等；能与人交往，能表达自己的情感，体会他人情感的能力较差；能从事一般的工作，学习新事物的能力比一般人稍差；偶尔需要环境提供支持，一般情况下生活不需要由他人照料。

7. 多重残疾 指同时存在视力残疾、听力残疾、言语残疾、肢体残疾、智力残疾、精神残疾中的两种或两种以上残疾。分级标准按所属残疾中残疾程度最重类别的分级确定残疾等级。

第四节 残疾的康复对策

残疾预防是康复医学的重要内容，与康复治疗相互补充。根据预防医学的三级预防原则，康复医学中提出了残疾的三级预防，在国家、地区、社区及家庭不同层次开展预防工作。

一、残疾的三级预防

（一）一级预防

一级预防指预防可能导致残疾的各种损伤或疾病，避免发生原发性残疾，目的在于减少损伤的发生，能够最有效地预防残疾。很多残疾发生是可以避免的，根据造成残疾的原因，针对性地采取积极有效的预防措施，可消除隐患，减少残疾的发生率。一级预防是社区卫生服务机构的重点，是临床医师的重要职责，抓好一级预防，也是从根源上减少残疾发生的最好途径。

残疾一级预防的内容形式多样，如采用多种形式开展健康宣教；改变不良生活方式（如不良饮食习惯、不良睡眠习惯、过度劳累等），倡导健康的生活方式；积极控制慢性病和老年病，减少因病致残的发生；进行安全教育（如行车时安全带的使用、工地上安全帽的佩戴等），减少因伤致残的发生。此外，还应注意精神卫生教育，尽量避免或缓解来自社会、家庭、工作环境等带来的刺激，造成抑郁和焦虑，倡导情绪稳定、心理健康。特别关注长期慢性病患者、残疾者，应给予他们更多的关怀，定期进行心理评定。做好一级预防可降低 70% 的残疾发生率。

（二）二级预防

二级预防指疾病和损伤发生后，采取积极主动的措施限制或逆转由残损造成的残疾。在残疾的二级预防中，重视各种具有致残性的伤病和疾病的预后与转归，及时进行医学处理。即使不能治愈，也要使病情尽快稳定下来，尽最大努力防止产生或扩大功能障碍，把握时机合理治疗至关重要。如对于出血性脑卒中患者，应积极开展临床治疗，控制稳定血压，防止因血压过高引起再次卒中导致偏瘫的发生。

医务工作者应尽力做好这方面的工作，及时和患者及家属沟通，取得理解和支持。积极治疗伤病和疾病，警惕发生并发症，预防残疾。做好二级预防可降低 10%～20% 的残疾发生率。

（三）三级预防

三级预防指残疾已经发生，采取各种积极措施防止不可逆转的残损发展为失能或残障，以减少残疾或残障给个人、家庭和社会所带来的影响。这是残疾预防中康复人员涉及最深和最多的部分。如脑血管疾病导致偏瘫发生后，康复治疗师给患者施以积极的康复治疗，如 Bobath 等神经康复技术，促进患者肢体功能恢复；开展作业治疗，提高患者日常生活活动能力，进一步恢复其职业能力，减少患者因肢体残疾造成的功能丧失或功能障碍，帮助患者更好地重返家庭，重返社会。

当早期或程度较轻的残疾出现时给予积极妥当的治疗，可使较轻症状得到控制，发展受到抑制，并尽可能使已经受到障碍的功能得到代偿或补救、适应或矫正。增强个人日常生活自理能力，继续参与社会性活动，防止继发性残疾出现及发展成严重功能障碍，影响生活质量。

康复治疗是残疾三级预防的主要措施，可以预防活动受限转化为参与受限，让患者恢复自信，从而尽量摆脱疾病影响，使康复患者能有意识地改变、学习或者重新适应新的生活方式，提高生活质量，甚至重返社会。

二、处理已发生残疾

（一）残损

残损指各种原因导致的身体结构、外形、器官或系统生理功能及心理功能的异常，干扰个人正常生活活动，但实际操作能独立完成。残损属于生物组织器官或系统水平的功能障碍，为部分病理形态的缺陷。

残损包括智力残损、听力残损、言语残损、视力残损、骨骼（姿势、体格、运动）残损、内脏（心、肺、消化、生殖器）残损、心理残损、多种综合残损等。评定主要对器官、系统功能进行评定，康复治疗途径主要是通过功能训练等改善方式来完成。

（二）残疾

残疾指按照正常生活方式进行的日常独立生活活动和工作能力的受限或丧失。残疾往往建立在残损水平基础之上。残疾属于个体或整体水平的能力障碍，为整体能力的缺乏或受限。

残疾包括行为残疾、语言交流残疾、个人生活自理残疾、运动残疾、身体姿势和活动残疾、技能残疾、环境适应残疾、其他活动残疾等。评定要考虑日常生活活动能力。康复治疗途径主要是通过日常生活活动能力训练、就业前训练等代偿方式增加功能，预防残疾。

（三）残障

残障指由于残损和残疾导致患者社会活动、交往、适应能力的障碍，个体在社会上不能独立。残障属社会水平的障碍，为整体能力的严重缺乏和受限。

残障包括识别（如对象、地理位置、时间）残障、身体残障（生活不能自理）、运动残障、职业残障、社会交往残障、经济自给残障等。评定要考虑其参与社会的能力。康复治疗途径主要是通过社会康复、职业康复、功能替代、环境改造等替代方式使残疾者能够就业或体现自身社会价值。

第五节　残疾相关的政策法规

一、国际相关残疾政策、法规

残疾人在其个人价值的实现上受到生理、法律、社会等多方面的影响。国际社会和各国政府制定和发布了一系列残疾相关的政策及法律法规，有力地保证了残疾人合法权益和公平参与社会，积极推动了残疾人事业的发展。

1976 年，为唤起社会对残疾人的关注，联合国大会宣布 1981 年为"国际残疾人年"，并确定了"全面参与和平等"的主题。1982 年 12 月，第 37 届联合国大会通过了《关于残疾人的世界行动纲领》，宣布 1983～1992 年为"联合国残疾人十年"，同时呼吁世界各国及国际组织积极开展活动，增进人们对残疾人的理解和尊重，改善残疾人的生活状况，使他们享有参与社会的平等机会。

1992 年 10 月 12～13 日，第 47 届联合国大会举行了自联合国成立以来首次关于残疾人问题的特别会议。大会通过决议，将每年的 12 月 3 日定为"国际残疾人日"（World Disabled Day），旨在促进人们对残疾问题的理解和动员人们支持维护残疾人的尊严、权利和幸福。

2006 年 12 月 13 日，第 61 届联合国大会通过《残疾人权利国际公约》（Convention of the Rights of Persons with Disabilities，以下简称《公约》），并于 2007 年 3 月 30 日开放供签字。《公约》有 146 个签字国，有 90 个缔约国批准了《公约》。这是有史以来在开放供签字之日获得签字数量最多的联合国公约。《公约》是国际社会在 21 世纪通过的第一个综合性人权公约，也是首个开放供区域一体化组织签字的人权公约。《公约》旨在成为记录明确的社会发展问题的人权文书。它标志着人们对待残疾人的态度和方法发生了"示范性转变"。

国际社会也制定了相应政策和纲领文件，推动残疾预防和康复事业的开展，以保证残疾人的权益。WHO 于 1980 年制定了《国际残损、残疾和残障分类》（简称 ICIDH），将残疾分为残损、残疾和残障 3 种。ICIDH 对疾病的后果进行了描述和分类，并描述了一般残疾由残损到残疾，再到残障的发生、发展过程。在这个过程中，恰当的残疾预防与康复工作可促使残疾向好的方向转化。因此，它为残疾预防和康复提供了一个指导性框架。

随着卫生保健事业的发展和国际残疾人活动的开展，人们对残损及由此而产生的社会生活变化有了新的认识，原有的有关残损、残疾与残障等模式不能满足卫生与康复事业发展的需要。1996 年，WHO 制定了新的残疾分类系统，称《国际残损、活动和参与分类》（为了保持与 ICIDH 的连续性，将其简称 ICIDH-2）。2001 年 5 月在第 54 届世界卫生大会上，WHO 将 ICIDH-2 做了部分修改，并将其改名为《国际功能、残疾和健康分类》（ICF），在全球范围内得以推广，并沿用至今。ICF 根据在身体、个体和社会水平的健康状态所发生的功能变化及出现的异常，对健康状态的结果分类提供了参考性的理论框架。ICF 不仅是对疾病、障碍或损伤进行分类，还可用于诊断残疾性（disablement）和残疾的原因，从而为制定针对性的残疾预防措施提供参考。

2005 年在第 58 届世界卫生大会上，WHO 通过了有关《残疾，包括预防、管理和康复》决议，对残疾康复问题做了新的诠释。要求各成员国加强执行联合国关于残疾人机会均等标准规则，促进残疾人在社会中享有完整的权利和尊严，并促进和加强社区康复规划。此外还有 WHO 在 1981 年发表的《残疾的预防与康复》；1994 年国际劳工组织、联合国教科文组织、WHO 发表的联合意见书《社区康复（CBR）——残疾人参与、残疾人受益》。这些国际性纲领文件极大地推动了残疾预防与康复工作的开展。

国际残疾人组织机构的建立和发展也进一步推动了残疾人事业的进步。世界残疾人协会（World Institute on Disability，WID）的宗旨是通过调查研究，开展全民教育，推进各类培训和示范计划的实施，创造一个更适宜残疾人生活的社会环境。WID 是一个国际性情报交流和经验交流中心，可以为各大洲的残疾人、残疾人组织和政府有关部门提供培训机会和技术服务。它特别注重支援各国的残疾人自立运动，并积极将收集的有关残疾人自强自立的经验介绍给世界不同文化背景的国家。残疾人国际（Disabled Peoples International）于 1981 年 12 月在新加坡成立，是在联合国享有咨询地位的，旨在使残疾人以平等的权利和机会参与社会生活，分享社会与经济发展成果的国际残疾人组织。中国残疾人联合会于 1990 年正式加入该组织。康复国际（Rehabilitation International）是最早积极倡导残疾人康复和服务的国际非政府组织，长期致力于促进残疾人康复和福利，其率先提出了目前国际通用的"无障碍"标识，在推动发起"联合国残疾人年"、制定和实施联合国《关于残疾人的世界行动纲领》等重大的国际行动中，发挥过重要影响。此外还有残疾人共济会、国际智残人联盟、世界盲人联盟、国际轮椅联合会、国际伤残人体育组织、国际特殊奥运会等国际残疾人组织。

二、世界卫生组织最新残疾报告与行动计划

随着全球人口老龄化和残疾人数量的增加，残疾人事业已经成为全球关注的焦点。为了促进全球残疾人事业的发展和进步，WHO 于 2021 年 11 月发布了"2021—2030 年全球残疾行动计划：行动，不是同情"的最新残疾报告和行动计划。

该行动计划提出了五项优先事项，包括提高残疾人健康和福祉，提高残疾人融入社会和实现人权，提高残疾人教育、就业和社会参与，提高残疾人应急和人道主义援助，提高残疾人数据和研究。同时，该行动计划还提出了一系列具体的措施和目标，如加强残疾人健康服务体系建设、推动制定和实施残疾人权利保障和促进残疾人社会参与的法律和政策、提高残疾人教育和培训的质量和覆盖率等。

该行动计划的发布，反映了全球残疾人事业发展的现状和趋势，也表明了国际社会对残疾人事业的重视和支持。在全球化和信息化的背景下，各国政府、国际组织和民间社会应加强协作，共同推进残疾人事业的发展和进步。

1. 需要加强残疾人健康服务体系建设。由于残疾人群体的健康需求和服务需求不同于普通人群，需要针对性的服务和支持。因此，加强残疾人健康服务体系建设，提高医疗机构、医护人员对残疾人的健康服务能力和专业技能，促进残疾人的健康生活方式和预防保健，是实现残疾人健康和福祉的关键。

2. 需要提高残疾人融入社会和实现人权。残疾人应当享有与普通人群同等的人权和社会福利，但残疾人常常面临社会歧视和较低的社会地位。因此，需要制定和实施残疾人权利保障、促进残疾人社会参与的法律与政策，加强残疾人社会保障和福利服务，提高社会对残疾人的认知和理解，推动残疾人融入社会和实现人权。

3. 需要提高残疾人教育、就业和社会参与。残疾人应当享有与普通人群同等的教育和就业机会，但现实中残疾人常常面临教育和就业歧视。因此，需要提高残疾人教育和培训的质量及覆盖率，加强残疾人就业和职业培训的支持与保障，促进残疾人在社会和公共生活中的平等参与。

4. 需要提高残疾人应急和人道主义援助。残疾人群体在灾难和紧急情况下往往面临更多的挑战与危险，需要特殊的救援和保障措施。因此，需要加强残疾人在灾难和紧急情况下的救援与保障，提高残疾人的人道主义援助和支持，确保残疾人在紧急情况下的安全和健康。

5. 需要提高残疾人数据收集和研究。了解残疾人的数量、种类、分布和需求，是制定残疾人政策与服务的基础。因此，需要加强残疾人相关数据的收集和分析，提高残疾人相关研究的质量和范围，促进全球范围内的残疾人事业研究和交流。

WHO 的最新残疾报告和行动计划，旨在促进全球残疾人事业的发展和进步，提高残疾人的生活质量和社会参与度，为全球残疾人争取更多的公平和机会。在实施这一行动计划的过程中，需要各国政府、国际组织和民间社会共同努力，加强政策协调和资源共享，建立起全球范围内的残疾人事业合作和共赢机制。只有这样，才能真正实现"行动，不是同情"的目标，让残疾人在全球社会中得到尊重、平等和发展。

三、中国相关残疾政策、法规

我国现代康复起步较晚，自 20 世纪 80 年代初引入以来，残疾人事业就得到了政府的高度重视。国家为发展残疾人事业、改善残疾人状况采取了一系列重大措施。

《中国残疾人事业五年工作纲要（1988—1992 年）》（以下简称《纲要》）是由国务院 1988 年 9 月 3 日批准颁布实施的第一个残疾人事业发展规划，由原国家计委、教委、民政部、财政部、劳动部、卫生部和中国残疾人联合会共同编制。《纲要》实施五年后，我国残疾人事业取得了历史性进步，使残疾人相关的康复、教育、劳动就业、文化生活、福利、环境等各业务领域得到全面拓展，初步确立了残疾人事业的基本格局，并从人权保障和人类解放的高度，阐明了残疾人事业的意义，为认识和解决残疾人问题提供了理论依据。这一切，既给残疾人带来实实在在的利益，又为残疾人事业的长远发展奠定了基础。

1990 年 12 月 28 日，中华人民共和国第七届全国人民代表大会常务委员会第十七次会议审议通过了我国第一部《中华人民共和国残疾人保障法》（以下简称《保障法》），并决定于 1991 年 5 月 15 日起在全国实施。根据《保障法》第 48 条规定："每年 5 月的第三个星期日，为全国助残日。"每年一次的"全国助残日"活动，动员了从中央到地方的各级领导及数以亿计的群众参加，形成了强劲的声势和规模，为众多残疾人提供了切实可行的帮助和扶持，有力地推动了残疾人事业的发展，具有广泛而深远的意义。每年助残日活动的主题，都是依据当年残疾人事业发展的重点工作确立的，活动分别围绕"宣传残疾人保障法""一助一，送温暖""走进每一个残疾人家庭""志愿者助残"等主题开展活动。助残日活动为残疾人提供了各种具体的服务与帮助，活动的规模和声势逐渐扩大，影响日益深入人心。实践证明，用法律的形式确定的"全国助残日"活动，是培育全社会扶残助残风尚、提高全民助残意识的一项重要举措，也是精神文明创建活动的一个重要形式。

1994 年 8 月 23 日颁布实施的《中华人民共和国残疾人教育条例》是我国第一部有关残疾人教育的专项法规。它的颁布实施，将从法律上进一步保障我国残疾人平等受教育的权利，促进残疾人教育事业的发展。

2007 年 2 月 14 日国务院第 169 次常务会议通过《残疾人就业条例》，自 2007 年 5 月 1 日起实施，共六章三十条。此条例是为了促进残疾人就业，保障残疾人的劳动权利，根据《中华人民共和国残疾人保障法》和其他有关法律而制定。

2008 年以来，随着国家促进残疾人事业发展的意见等政策措施的相继出台，残疾人事业发展迎来了新的春天。2008 年 4 月国家又对《中华人民共和国残疾人保障法》进行了重新修订，自 2008 年 7 月 1 日起施行，旨在维护残疾人的合法权益，发展残疾人事业，保障残疾人平等地充分参与社会生活，共享社会物质文化成果，是根据宪法而制定的法规。

2011 年 5 月，国务院批转了《中国残疾人事业"十二五"发展纲要》，根据国家经济社会发展的总体规划和部署，提出了"十二五"时期残疾人事业发展的指导原则、总体要求、任务目标和政策措施，并召开第四次全国残疾人事业工作会议予以强调贯彻。

2013 年 9 月中国残疾人联合会第六次全国代表大会召开以来，习近平总书记两次出席中国残疾人联合会组织的活动并且专门致贺信、发表讲话，对推进残疾人事业作出新部署、提出新要求。习近平总书记关于残疾人工作的重要指示内容丰富、内涵深刻，特别是十八大报告关于"健全残疾人社会保障和服务体系"的要求，为推动中国特色残疾人事业在新的历史起点上加快发展指明了方向。

2016 年 8 月，为贯彻落实党中央、国务院关于残疾人事业发展的一系列重要部署，全面实施《国务院关于加快推进残疾人小康进程的意见》（国发〔2015〕7 号），进一步保障和改善残疾人民生，帮助残疾人和全国人民共建共享全面小康社会，依据《中华人民共和国残疾人保障法》和《中华人民共和国国民经济和社会发展第十三个五年规划纲要》，制定了《"十三五"加快残疾人小康进程规划纲要》，强调"十三五"时期，必须补上残疾人事业的短板，加快推进残疾人小康进程，尽快缩小残疾人状况与社会平均水平的差距，让残疾人和全国人民共同迈入全面小康社会。

总结"十三五"时期我国残疾人事业取得的成就和不足，"十四五"时期，为了进一步发挥康复在残疾人保障中的重要作用，增强残疾人自我发展能力，制定了与残疾人康复服务体系建设相关法规和指导意见，根据《"十四五"残疾人保障和发展规划》，中国残联、教育部、民政部、人力资源和社会保障部、国家卫生健康委、国家医疗保障局制定了《"十四五"残疾人康复服务实施方案》，提出加强残疾人康复服务的总体要求、目标任务、主要措施等，着力构建与经济社会发展相协调、与残疾人康复需求相适应的残疾人康复保障制度和服务体系；增强专业化康复服务能力，提升残疾康复服务质量，进一步满足城乡残疾人基本康复服务需求；为推进特殊教育的发展，针对性地提出了残疾人教育相关法规和指导意见——《"十四五"特殊教育发展提升行动计划》《残疾人中等职业学校设置标准》，加快健全特殊教育体系，全面提高特殊教育质量，完善特殊教育保障机制，努力使残疾儿童青少年成长为国家有用之才；为提高残疾人就业率，促进残疾人就业质量，加大残疾人职业技能培训力度，制定了《促进残疾人就业三年行动方案（2022—2024年）》，完善残疾人社会保障制度，为残疾人提供多元化就业服务，促进残疾人通过生产劳动过上更好、更有尊严的生活。此外，根据我国社会实际，民政部、财政部、中国残疾人联合会提出了《关于进一步完善困难残疾人生活补贴和重度残疾人护理补贴制度的意见》，进一步完善帮扶残疾人社会福利制度。

　　我国还建立了统一的残疾人组织。中国残疾人联合会（China Disabled Persons' Federation，CDPF）是经国务院批准和国家法律确认的残疾人自身代表性组织，由中国各类残疾人代表和残疾人工作者组成的全国性残疾人事业团体，简称中国残联。中国残疾人联合会于1988年3月11日在北京正式成立，是在中国盲人聋人协会（1953年成立）和中国残疾人福利基金会（1984年成立）的基础上组建而成的，具有"代表、服务、管理"职能：代表残疾人共同利益，维护残疾人合法权益；开展各项业务和活动，直接为残疾人服务；承担政府委托的部分行政职能，发展和管理残疾人事业。中国残疾人联合会下设中国盲人协会、中国聋人协会、中国肢残人协会和中国智力残疾人及亲友协会、中国精神残疾人及亲友协会5个协会组织，另外还有中国残疾人体育协会（National Paralympic Committee of China，NPCC），是代表肢残者、脑瘫者、脊髓损伤者和盲人的体育组织。NPCC自成立后，多次承办全国残疾人运动会，组织参加国际残疾人体育赛事。2022年，我国成功在北京举办了第四届冬季残奥会，吸引了来自82个国家和地区的2900多名运动员参加，不仅为残疾人体育事业和残疾人事业的发展作出了贡献，也向世界展示了中国的体育、文化和旅游魅力，促进了国际交流与合作。

　　此外，国家还制定实施残疾人事业发展规划和残疾人扶贫攻坚计划；开展一系列残疾人自强活动；进行宣传和公众教育，倡导尊重残疾人的文明社会风尚；积极发展残疾人领域的国际交往等。

思考题

1. 简述疾病与残疾之间的区别与联系。
2. 简述暂时性残疾和永久性残疾之间的关系。
3. 简述先天性致残原因。
4. 简述后天性致残原因。
5. 简述ICIDH三个层次的鉴别要点。
6. 简述我国最新版残疾人残疾分类和分级内容。
7. 简述康复医学与三级预防的关系。
8. 试述残疾的三级预防及其主要措施。

扫一扫，查阅本章数字资源，含PPT、音视频、图片等

第三章

康复医学

第一节　康复医学概述

一、康复医学概念

康复医学（rehabilitation medicine）是医学的一个重要分支，是为了促进病、伤、残者康复而研究有关功能障碍的预防、评定和治疗等问题的医学学科，主要利用医学措施，治疗因疾病、外伤等原因导致生活、工作能力暂时或永久性的减弱或丧失，以致独立生活有困难的功能障碍者，旨在使其功能复原至可能达到的最大限度，帮助其提高生活质量，重返家庭和社会。

在现代康复医学发源地美国及欧洲等国家和地区，多使用"物理医学与康复（physical medicine & rehabilitation）"作为本学科名称，也有许多国家采用"康复医学"这个比较简洁的名称。

二、康复医学对象

康复医学的对象主要是由于损伤及急、慢性疾病和老龄带来的功能障碍者和先天发育障碍者。康复医学是以功能障碍为主导。功能障碍又分为器官水平的病损（impairment）、个体水平的活动受限（activity limitation）和社会水平的参与局限（participation restriction）3个层次。功能障碍可以在疾病之前出现、与疾病并存或成为疾病的后遗症，故康复医学涉及临床各个学科及疾病的各个阶段。

随着疾病谱的改变和医学模式的转变，使得以功能障碍者为核心的康复医学对象越来越多。人们逐渐认识到在伤病的早期就接受康复治疗，对减少残疾、提高患者生活质量具有重要作用。因此，康复医学的服务范围不断在扩展，已由传统的神经系统疾病和骨科伤病康复为主，逐渐扩展到心肺等脏器康复、肿瘤康复、慢性疼痛康复、认知障碍康复等领域。康复医学的对象主要包括以下人群。

1. 急性伤病及术后者　发生急性伤病及手术后的患者，不管是处在早期、恢复期还是后遗症期，只要存在功能障碍，就是康复医学的对象，尤其急性期及恢复早期的患者也是康复治疗的主要人群。早期康复介入能预防残疾发生，预防和改善功能障碍，如脑外伤及术后患者、骨折及术后患者、关节置换术后患者、断肢再植术后患者、手外伤术后患者、运动损伤及术后患者、心肌梗死及术后患者、肺肿瘤及术后患者等。

2. 残疾人　残疾人尤其存有功能障碍者是康复医学的对象，如脑瘫、中风、脊髓损伤、脊髓灰质炎、周围神经损伤等导致的肢体残疾及言语残疾、听力残疾、视力残疾、智力残疾、精神残疾等，大多可通过康复医学的手段进行治疗。

3. 慢性病患者　很多慢性病患者病情进程缓慢或反复发作，相应的器官出现功能障碍，而功能障碍又加重了原发病，形成恶性循环。对慢性病的康复治疗既可以改善其功能障碍，又可防止慢性病的进一步加重：骨关节疾病如颈椎病、腰椎间盘突出症、退行性骨关节炎、骨质疏松症等，神经系统疾病如帕金森病、阿尔茨海默病等，内脏疾病如冠心病、糖尿病、高血压、慢性阻塞性肺疾病等。

4. 老年人群　也是康复医学主要对象之一。按照 WHO 标准，发达国家 65 岁以上，发展中国家 60 岁以上的人员称老年人。人口老龄化是国际性问题，肢体和器官功能障碍与年龄老化一般成正比，年龄越大，各种疾病或功能障碍的发生率越高，很大程度上影响老年人的生活质量。我国 60 岁以上人群慢性病的患病率是一般人群的 2.5～3 倍，达 42.5%～51%。约半数的老年人患有一种或几种慢性病的概率比一般人群要高几倍。针对老年人慢性病及老龄导致的功能障碍，采用各类康复措施有助于改善老年人功能障碍，提高其生活质量。

5. 其他　近年来，针对癌症患者、慢性疼痛患者及产后功能障碍者的康复也在逐渐开展。按照西方国家的康复医学传统，精神、智力、感官方面的残疾者一般不列入康复医师的处理范围，而分别由各相关专科科室处理。随着全面康复概念的传播，康复医学范围逐渐扩大，康复医师也开始配合其他专科医师治疗和干预这类残疾者。

三、康复医学目的

康复医学的目的是通过运动疗法、作业疗法、物理因子疗法、康复工程、职业训练、言语训练、心理咨询等特有的多种手段，预防潜在功能障碍的出现，努力使病、伤、残者已经受限或丧失的功能和能力得到最大限度的恢复，使身体残留部分的功能得到最充分的发挥，达到最大可能的生活自理，恢复和重建其学习和工作的能力。因此，康复医学的最终目标是使病、伤、残者重返家庭和社会，提高生活质量。

四、康复医学治疗方法

康复医学是通过医学的手段，预防和治疗伤病所造成的功能障碍和减轻残疾的影响。当然，"康复治疗"并不完全仅是针对伤病本身，而是伤病引起的功能障碍。康复治疗是康复医学的重要组成部分，是使病、伤、残者身心健康与功能恢复的重要手段。在疾病的急性期和早期，康复治疗可以防止残疾的发生，使已发生的轻度功能障碍逆转或程度减轻；对于已经不能逆转的残疾，则训练患者学会借助工具来辅助一些功能的完成，或实现功能的替代与重建。康复治疗常与药物疗法、手术疗法等临床治疗综合进行。康复治疗前应先对病、伤、残者进行康复评定，根据患者损伤、活动局限、参与受限的具体功能障碍情况，患者的康复需求及客观条件，以及存在的不利环境因素和有利的个人因素，制定康复目标及康复方案，并进行康复治疗。目前我国常用的康复治疗方法有以下几种。

1. 物理疗法（physical therapy，PT）　包括运动疗法和物理因子疗法。运动疗法主要强调力的应用，通过手法操作、器械锻炼和医疗体操等治疗方法，采用主动的和／或被动的运动方式达到改善或代偿躯体或脏器功能的治疗方法。常用运动疗法包括肌力和肌肉耐力训练、软组织牵伸训练、关节活动度训练、关节松动术、神经生理治疗技术（主要包括 Bobath 技术、Brunnstrom 技术、Rood 技术、本体感觉神经肌肉促进技术等）、运动再学习疗法、强制性使用运动疗法、平衡训练、协调性训练、步行训练、脊柱牵引、心肺功能训练等。这些运动疗法技术能有效地恢复患者丧失（或减弱）的运动功能，同时也可预防和治疗各种并发症，如防止肌肉萎缩、关节挛缩、骨质疏松、局部或全身畸形等。另外，运动疗法还可改善不正常的运动模式，增强肌肉力量，改善机体的协调性和平衡性及对运动的耐力等。物理因子疗法是利用电、光、声、磁、水、蜡等人工物理因子进行治疗，对减轻炎症、缓解疼痛、改善肌肉瘫痪、抑制痉挛、防治瘢痕增生、促进伤口愈合及局部血液循环障碍等均有较好的效果。常用的物理因子疗法有电疗法（包括直流电疗法、低频电疗法、中频电疗法和高频电疗法）、光疗法（包括红外线疗法、可见光疗法、紫外线疗法和激光疗法）、超声波疗法、磁场疗法、水疗法、压力疗法、传导热疗法（包括石蜡疗法、泥疗法、沙粒疗法和湿热袋疗法等）、冷疗法和生物反馈疗法等。

2. 作业疗法（occupational therapy，OT） 是针对病、伤、残者功能障碍，指导其参与选择性、功能性活动，以最大限度地减轻残疾程度，达到增强独立生活、适应环境及参与社会能力的目标。作业疗法的内容主要包括功能性作业疗法（如编织、木工、陶艺、套圈、砂磨台和硅胶土作业等）、日常生活活动能力训练（如进食、步行、转移、穿衣、如厕和洗澡等）、认知与感知作业治疗（如改善记忆、注意和思维等认知障碍，以及失认症和失用症等感知障碍）、心理作业疗法、矫形器及自助具的制作与使用、环境改造、就业前评价和就业前训练。有效的作业治疗需要患者主动参与选择性活动，以达到有目的地利用时间、精力进行日常生活活动、工作和娱乐。在患者进行选择性活动的过程中，达到身体功能、心理社会功能和生活能力的康复。选择性活动不仅包括那些可以达到治疗目标的活动，还包括对患者适应环境和适应工作有帮助的活动。最终通过选择性、功能性作业活动及利用环境改造，使病、伤、残者学习和获得新的技能或减轻残疾，以达到提高日常生活活动能力及参与能力，提高生活质量的目标。

3. 言语疗法（speech therapy，ST） 是对脑卒中、颅脑外伤、头颈部肿瘤、小儿脑瘫及一些先天语言缺陷等引起语言交流障碍的患者进行评价、言语或语言矫治的康复方法。常见言语障碍的种类：听觉障碍（获得语言之后或之前）、语言发育迟缓、失语症、言语失用、构音障碍、发音障碍和口吃。通过评价，鉴别言语（如构音障碍、言语异常或流畅度异常）或语言障碍（如失语症）的类型，给予针对性的练习，如发音器官练习、构音练习、单音刺激、物品命名练习、读字练习、情景会话练习等方法，改善或恢复患者的交流能力。针对重度患者，可依据其语言或非语言水平进行言语代偿交流方法的训练，如交流板、交流册和电脑等，增强交流能力。

近年来，神经系统损害导致的吞咽功能障碍越来越引起康复医学界的重视。吞咽障碍的康复评定和治疗也纳入言语治疗的范畴。通过对吞咽障碍患者口腔、咽喉和食管的运动能力评定，对患者进行针对性的训练，如口腔、面部运动能力训练及摄食训练、摄食-吞咽障碍综合训练，最终达到改善患者吞咽功能，提高摄食能力的目的。

4. 心理治疗（psychological therapy） 大多数身体残疾的患者常因心理创伤而存在种种异常心理状态，因此，在康复治疗过程中需要有心理治疗的介入。心理治疗师通过观察、试验、谈话和心理测试对患者进行心理学评价、心理咨询和心理治疗。常用的心理治疗有精神支持疗法、暗示疗法、催眠疗法、行为疗法、松弛疗法等。通过心理治疗的干预，改善患者精神心理状态，增强患者的康复意识及信心，以心理康复促进全面康复。

5. 康复工程（rehabilitation engineering） 是康复与工程技术相结合的一门学科，为达到康复目的的所有功能评定、诊断、代偿、训练、护理等设施的原理研究和设备开发均属于康复工程的范畴。通过应用现代工程学的原理和方法，为残疾人设计与制作假肢、矫形器、自助具和进行无障碍环境的改造等，以恢复、代偿或重建患者的功能，为回归社会创造条件。假肢是使截肢者重新获得功能和正常外表形象的装置，是为弥补肢体缺损而制造装配的人工肢体。矫形器是在人体生物力学基础上，作用于人体四肢或躯干，以预防、矫正肢体畸形，治疗骨、关节、肌肉疾病及功能代偿的体外装置。自助具是为不能独立完成日常生活活动、学习或工作的患者而设计制作的专门器具。为了帮助患者、残疾人恢复独立生活、学习、工作，回归社会和参与社会的能力而开发、设计制作或改制的特殊产品，都属于康复工程产品。康复工程产品按使用目的可分为两大类：一类是康复评定、康复治疗设备及用具；另一类是各种辅助技术装置，又称辅助器具，如个人医疗的辅助用具，技能训练辅助器具，假肢与矫形器，生活自理和防护辅助设备，个人移动辅助器，家务管理辅助器具，家庭及其他场所使用的家具及适配件，通信、信息、信号类辅助器具产品及物品管理辅助具，用于环境改善的辅助器具和设备、工具及机器，休闲娱乐辅助器具。

6. 康复护理(rehabilitation nursing)　在康复医学科，康复医师对患者的治疗是有限的。因此，以病房为主要康复环境的康复护理工作越来越受到重视。康复护理不同于一般的治疗护理，是在一般的治疗护理基础上，采用与日常生活活动有关的物理疗法、运动疗法、作业疗法，提高患者的生活自理能力，如在病房中训练患者利用自助具进行穿衣、梳洗、如厕，做关节的主动、被动活动等，许多内容是一般治疗和护理工作中所没有的。康复护理为患者提供良好的康复环境，避免并发症和继发性残疾，创造和利用各种条件将功能性训练内容与日常生活活动相结合，在提高患者的生活自理能力等方面发挥积极作用。

7. 中国传统康复治疗　是以中医理论为指导，综合运用传统的康复方法，具有能防、能治、能养的特点，可用于疾病康复，也能有效地用于康复预防和健康促进。2016年颁布的《"健康中国2030"规划纲要》提出"发展中医特色康复服务""到2030年，中医药在治未病中的主导作用、在重大疾病治疗中的协同作用、在疾病康复中的核心作用得到充分发挥"。中国传统康复治疗蓬勃发展，形式多样，内容丰富，如针灸、推拿、功法等，已成为我国康复医学中不可或缺的重要部分。

8. 其他　如音乐治疗、文体治疗、认知康复、机器人辅助康复治疗、虚拟现实技术等。

五、康复医学与康复的关系

康复是综合地和协调地应用医学、社会、教育和职业的各种措施，对患者进行训练和再训练，使其活动能力达到尽可能高的水平。而康复医学主要利用医学措施，治疗因疾病、外伤等原因导致独立生活有困难的功能障碍者，旨在使其功能复原至可能达到的最大限度，帮助其提高生活质量，重返家庭和社会。康复医学是康复的一个重要组成部分，是通过医学的方法和手段帮助病、伤、残者实现康复目标的康复措施。两者在对象、目的、方法及负责人员方面，既有一致的地方又有不同之处（表3-1）。

表3-1　康复与康复医学对比表

项目	康复	康复医学
对象	一切病、伤、残者	暂时和永久性残疾者及其功能障碍
目的	与健全人平等地重返社会	最大限度地恢复功能，为他们重返社会创造基本的条件
方法	医学的、工程的、教育的、职业的、社会的一切可利用的手段和方法	医学的、工程学的
负责人员	医药卫生、特殊教育、社会工作者、工程技术等	康复医学、康复治疗、康复工程等医、护、技人员

（一）对象

康复的对象是一切病、伤、残者，主要是因先天或后天的由疾病、损伤等各种因素造成的各种功能障碍者，包括躯体、心理、社会的功能障碍或受限、不全或残缺者。而康复医学的对象是暂时性、永久性残疾者及其功能障碍，主要是可以通过医学技术干预的功能障碍者。康复医学是以研究功能障碍的预防和治疗为导向的医学专科。因此，康复医学的对象包括不能正常发挥身体、心理和社会功能的人群。功能障碍可以与疾病并存，也可以是疾病的后遗症。引起功能障碍的原因是多方面的，可以是现存的和潜在的、先天性的和后天性的、可逆的和不可逆的、部分的和完全的。这些功能障碍往往难以单纯依靠临床医学完全解决。

（二）目的

康复的目的是恢复残疾者的功能和权利，让他们与健全人平等地参与社会。康复医学的目的主要是采用医学的措施恢复功能障碍者的功能，为他们重返社会创造基本的条件。不论是医学康复、教育康复，还是职业康复、社会康复，其目的都是最大可能地恢复因病、伤、残者或者先天导致的功能障碍者、残疾者的身体、活动和参与功能，最大限度地获得独立能力，以提高生活质量，最终回归家庭和社会。

（三）方法

康复采用的措施包括医学的、工程的、教育的、职业的、社会的一切可利用的手段和方法，不仅使用医学科学的技术，还使用社会学、心理学、工程学等方面的技术和方法。针对不同层次的障碍，康复的对策也不同。对于形态功能障碍要促进功能恢复，对并发症、继发症要进行预防和治疗。对高级神经功能障碍，要使其复原，对于个体能力障碍，采取适应和代偿的对策。为了发挥瘫痪肢体残存的功能，可利用辅助器、自助具以提高日常生活活动能力，可给需要代偿的功能装备如矫形器、假肢、轮椅等。对儿童、少年应确保其受教育，对成年人应促使其参加工作，对老年人要使其过有意义的生活，老有所为。而康复医学主要采用物理治疗、作业治疗、言语治疗、心理治疗、康复工程、康复护理等方法，以及结合医学治疗进展的药物治疗和手术治疗。我国传统的针灸、推拿、导引、气功等也是我国康复医疗的重要手段。

（四）负责人员

康复的负责人员主要包括医药卫生、特殊教育、社会工作者、工程技术等人员。康复医学的人员组成主要包括康复医师、康复护士、物理治疗师、作业治疗师、言语治疗师、心理治疗师、假肢及矫形器师、社会工作者、文娱治疗师、职业咨询师等。但随着社会进步和康复医学发展，其他专业人员如音乐治疗师、园艺治疗师、舞蹈治疗师、康复营养师、儿童生活指导专家等也参与到康复专业协作团队中，共同为患者提供最全面、最佳的康复诊疗服务。我国康复医学事业起步虽然较晚，但极具中国特色。传统康复专业人才也融入我国康复医学人员结构中，为患者提供具有中国特色的传统康复治疗。

然而，康复并不是单纯依靠医学就能实现的，除了医学康复，康复工作的领域还包括教育康复、社会康复、职业康复等，这些方面共同构成了全面康复。尤其随着生物医学工程、智能医学工程等医工交叉学科的兴起和发展，康复工程涉及的范围也越来越大，其康复人员组成还包括但不限于以下几类。

1. 教育康复人员　教育康复是按照教育对象的实际需要，制定教育方案，通过教育和训练的手段，提高病、伤、残者的素质和能力。教育康复主要内容分为两个方面：一是对视力残疾、听力残疾、精神智力残疾人群的特殊教育；二是对肢体功能障碍残疾者进行的普通教育。教育康复参与者大多为教育工作者，并了解康复知识。在康复教育中，教育工作者注重的是融特殊教育、幼儿或成人教育及早期干预内容方法为一体，形成特别的教育过程，对病、伤、残者功能障碍的改善，达到重返社会的最终目的，起到良好的促进和推动作用。

2. 社会康复工作者　社会康复指从社会的角度推进医疗康复、教育康复、职业康复等工作，动员社会各界的各种力量，为残疾人的生活、学习、工作和社会活动创造良好的社会环境，使他们能够平等参与社会生活并充分发挥个体的潜能，自强自立，享有与健全人同样的权利和尊严，并为社会履行职责作出贡献。社会康复工作者主要的工作在政府和全社会范围内，首先是促进残疾者的职业自立，改善残疾者的经济环境和生活质量；二是建立无障碍环境；三是制定相关的法律和法规，保障残疾人的合法权益。

3. 职业康复师　职业康复是个体化的、着重以重返工作岗位为目的的，设计用来减低受伤风险和提升工作能力的一种系统康复服务。职业康复师通过康复的手段，帮助身体障碍者或伤病者就业或再就业，促进他们参与或重新参与社会。职业康复师的工作内容：职业能力评估、工作分析、功能性能力评估、工作模拟评估、工作强化训练、工作重整和体能强化、工作行为训练、工作模拟训练及工作安置等。

4. 康复工程人员　康复工程是应用现代工程学的原理和方法，研究残疾人的能力障碍和社会的不利条件，重点解决残疾人全面康复中的工程技术问题。

第二节　康复医学与其他医学的关系

WHO已将医学分为保健医学、预防医学、临床医学和康复医学四个领域。在现代医学体系中，保健医学、预防医学、临床医学、康复医学是"四位一体"，并称现代"四大医学"，四者是相互关联、相互融合的。但这四大医学内容在本质上是有所不同的，不能用医学的一个方面取代其他方面。20世纪80年代以前，人们普遍认为康复是临床治疗的延续，是对临床治疗后的功能障碍进行康复。20世纪80年代以后，更多学者认识到康复医学与临床治疗紧密结合，互相渗透。康复医学与临床医学的相互关系体现在临床实际工作之中，从临床处理早期就开始开展早期康复。外科手术治疗为康复治疗创造必要的条件，以及临床医师和康复医师协作开展康复评定等，都表明康复医学与临床医学是互相关联，相互渗透的。康复医学作为一个新兴的医学专业，与预防医学、保健医学、临床医学均有密切关系，但是又有很大区别。

一、康复医学与临床医学

随着人类文明的进步，社会经济的发展，医学技术的不断提高，疾病谱正在趋向于"慢性化""老龄化""功能障碍化"，使得以功能恢复为特征的康复医学迅猛发展。随着人们对生活质量要求及对疾病治愈后的恢复要求水平的提高，为了满足这些需求，就必须系统全面地实施康复医学的工作内容。但由于人们对医学模式理解的不完善，对康复医学的地位和作用认识不全面，在临床实践中会导致大量的伤残患者延误最佳康复时机。因此，必须全面认识并正确处理康复医学与临床医学的关系。

康复医学与临床医学都是现代医学的重要组成部分，同预防医学、保健医学共同构成现代医学的完整体系。康复医学与临床医学紧密结合、相互渗透，充分体现在临床实际工作之中。康复不仅是临床治疗后的延续，更需要与临床治疗紧密结合，康复只有与临床治疗紧密结合才能达到理想的效果。临床医学的迅速发展促进了康复医学的发展，并为康复治疗提供良好的基础及可能性。随着临床医学的迅速发展，重症损伤、濒死患者的内科、外科救治成功率大大提高，造成慢性病患者、残疾人、老年患者增多，他们对躯体、心理、社会及职业的康复需求也随之增加，促进了康复医学发展；随着显微外科、影像诊断学及急救学的迅速发展，许多外伤、急性病得到及时诊断和恰当治疗，这就为后期康复提供了可能性。康复医疗贯穿于临床治疗的全过程，从而使临床医学更加完善。从临床处理早期就引入康复治疗，康复医师及治疗师参与临床治疗计划的判定和实施，更加有利于临床疾病的痊愈与功能恢复。良好的临床治疗会给康复处理创造极为有利的前提条件并取得良好的康复结果，不断创新与发展的临床治疗学正在为功能康复创造更好的条件。而良好的康复医疗处理，也会使临床治疗效果充分体现出来，达到功能恢复的最高水平，提高患者的生活质量。

目前，康复医学正逐步向临床各学科渗透，并贯穿于许多疾病临床治疗的整个过程。目前已经逐渐形成了成熟的神经内科康复、脑外科康复、心血管病康复、慢性呼吸系统疾病康复、骨科康复、儿童康复、糖尿病康复、肿瘤康复及烧伤康复等。正是由于康复措施及时有效地介入，临床各科的老年病、慢性病患者日常生活活动能力明显提高，生活质量得到显著改善。康复医学的地位和作用越来越重要，正是因为其以提高人的整体功能、提高生存质量为目标。临床实践表明，及时正确地介入康复治疗，能明显提高伤病者身体的、精神心理的和社会生活各方面的能力。康复医学的指导思想已经越来越广泛地为临床医学工作者接受，并有机地运用于日常医疗工作之中。我国康复医学虽然起步较晚，但我国以独特的中西医结合和传统的中医康复医学与现代康复医学相互融合，积极开展国内外学术交流，发展较迅速。

近年来，随着循证医学及循证康复医学的发展，越来越多的人已经认识到，必须开展早期康复才能达到理想的康复效果。虽是如此，但两个不同的医学学科，在服务范围、对象、治疗目的与内容等各方面的关注点不同（表3-2）。因此，探讨和了解康复医学与临床医学的区别，对康复医学与临床医学在临床工作中的有机结合具有重要的理论和现实意义。

表 3-2　康复医学与临床医学的区别

项目	临床医学	康复医学
研究范围	以人体疾病为中心	以人体功能障碍为中心
治疗对象	各类患者	功能障碍者
治疗目的	去除病因，逆转疾病的病理过程	促进功能恢复，提高生活质量，回归社会
诊断或评价	疾病诊断（按 ICD-10 分类）	功能评定（按 ICF 分类）
治疗手段	以药物和手术为主	主动性功能训练
人员组成	专科医生、护士	康复治疗组（康复医师、康复护士、物理治疗师、作业治疗师等）
效果评定	治愈、好转、死亡	从身体结构与功能、活动、参与水平上评价

1. 治疗方向或目标不同　临床医学主要针对疾病进行治疗，以疾病为主体，以治愈疾病为主要工作内容，强调去除病因、逆转病理过程等。与临床医学不同，康复医学不仅针对疾病而且着眼于整个人，是以患者为主体，以恢复功能为主要工作内容，注重功能水平的提高，使伤、病、残者最大限度地恢复功能，是生理上、心理上、社会上及经济能力上全面康复，并使之回归社会。

因此，康复医学的最终目标是提高病、伤、残者的生活质量，恢复其独立生活、学习和工作能力，使之能在家庭和社会中过上有尊严的生活。临床医学在疾病治疗后器官和系统功能主要依赖自然恢复，但是大多数疾病往往只是一次急性过程的缓解，难以彻底去除病因和逆转病情。而且由于缺乏主动积极的功能锻炼，忽略了患者的功能问题，临床治疗效果受到影响，甚至由于过多静养，导致身体功能的废用，形成恶性循环。各种慢性病、老年病等造成的功能障碍，临床医疗并无特殊有效的方法，而康复医疗则大有作为，是关键的医疗服务之一，也是对临床医疗十分重要的扩充和延续。康复医学形成了以消除和减轻残疾人的功能障碍、弥补和重建残疾人的功能缺失、设法改善和提高残疾人的各方面功能和能力的医学学科。

2. 诊断与评价方式不同 临床医学采用 ICD 分类（国际疾病分类标准）进行疾病诊断。ICD 分类是 WHO 制定的国际统一的疾病分类方法，它根据疾病的病因、病理、临床表现和解剖位置等特性，将疾病分门别类，使其成为一个有序的组合，并用编码的方法来表示。康复医学则采用 ICF 分类，简称"国际功能分类"。ICF 定义了健康的成分（如功能、残疾）和一些与健康状况有关的成分（如背景因素），体现了健康状况、功能和残疾情况及背景性因素之间是一种可以双向互动的统一体系。

3. 实施方式不同 康复医学与临床医学的重要区别还在于，临床治疗主要是由专科医师和责任护士负责实施，即由专科医师负责诊断和制定治疗方案，治疗手段多采用药物、手术方法。而康复治疗是由康复医师、康复护士、物理治疗师、作业治疗师、言语治疗师、假肢及矫形器师、心理治疗师等共同组成的多学科康复治疗组进行。康复治疗前需由康复治疗组进行康复评定和制定康复计划，并根据评定结果不断调整康复治疗计划和目标。康复治疗方法是以主动性康复功能训练为主，多采用物理治疗、作业治疗、言语治疗、辅助器具应用、心理治疗、中医康复疗法等综合康复治疗方法。因此，康复治疗是以康复医疗组的工作方式进行多学科合作，全面、协调地实施康复医疗工作。

4. 护理的特点不同 就基础护理技术而言，临床护理与康复护理是一致的，二者的主要不同在于，康复护理由于康复治疗对象的特殊性，除了做好一般护理之外，还要指导或协助患者在病区开展康复训练。其重要特点是要采用各种方法使患者从被动接受他人护理（替代护理），转变为护士指导或协助下患者自己尽可能照料自己的辅助性护理（辅助护理）。同时，为了使患者在住院期间及出院后能正确有效地进行康复训练，掌握康复的目标和基本方法，康复护士还要对患者及家属及时进行康复教育。

5. 患者的参与方式不同 康复医学与临床医学的区别还表现在，患者在临床治疗中是"被动"接受者，不需要主动参与；而在康复治疗中患者应是治疗的主动参与者，在康复训练中，患者必须主动参与才能达到很好的康复效果。因为许多疾病或病损是不可逆性的，如截瘫的康复训练往往需终生进行。康复治疗的大量经验证明，没有患者的主动参加，任何康复治疗都不会达到理想的效果，已达到的目标也不能维持。而且在康复治疗全过程中，患者不仅是主动的参与者，也是康复治疗小组的重要成员，可参加康复评定和康复目标的制定，能够了解自己的病情及功能状态，提出自己的要求。

二、康复医学与预防医学

预防医学是以预防为主要思想指导，运用现代医学知识和方法研究环境对健康影响的规律，制定预防人类疾病发生的措施，实现促进健康、预防伤残和疾病为目的的一门医学学科。康复医学与预防医学在临床诊疗疾病中是相互关联的。通过积极的措施，在疾病或损伤发生之前，防止各种疾病的发生，从而减少功能障碍的可能性，是康复医学的一级预防；许多疾病在发病后，需要积极地康复介入，以预防继发性功能障碍或残疾的发生，是康复医学的二级预防；已经发生功能障碍后，可以通过积极的康复锻炼，防止功能障碍的加重或恶化，预防残疾的进展，恢复功能，是康复医学的三级预防。

三、康复医学与保健医学

保健医学是研究环境对人群健康的影响，并探讨其发病的规律，从而制定有效的预防对策和措施，以达到保护健康、促进健康的学科。保健医学在医学疾病的治疗、预防、康复过程中起着重要的作用。保健医学强调通过主动锻炼，提高机体对外界环境的适应力和对疾病的抵抗力，这与康复医学的措施相一致。当然，保健对象同时也需要临床、预防和康复医学的综合服务。但预防保健与康复治疗又有很大区别，预防保健面对的是一般健康群体，康复治疗面对的一般是发病个体。如同样是手法治疗，预防保健施术者可以不是专业人员，所使用的手法常偏轻，量偏少；而康复治疗施术者则需要专业医生和治疗师，所使用的手法由于能够控制在一定限度内，故可以偏重，量偏多。预防保健与康复治疗的关系是辩证的、相辅相成的，预防保健措施可以应用于康复治疗，康复治疗措施也可以应用于预防保健。康复医学在临床实践中逐步总结出的各种有效的治疗措施，可以应用于正常人群的预防保健，从而起到"治未病、未病先防、已病防变"的作用。

第三节　康复医学重要地位、效益及基本原则

一、康复医学重要地位

康复医学是一门新兴学科，与预防医学、保健医学、临床医学并称"四大医学"，在医学领域中占有重要地位。当前，康复医学在世界各国呈现多极化发展趋势。从全球范围看，欧美作为现代康复医学的发源地，整体水平居于世界前列。美国在现代康复医学的理论研究和应用技术研究方面均较成熟，有较完整的康复医疗结构体系，处于现代康复医学领先地位；北美、澳洲康复医学模式与美国接近，发展紧随其后。而欧洲康复医学则向一体化方向发展，"欧洲医学会联盟"（UEMS）专设了康复医学部，有20多个国家专业学会参与其中。欧洲康复医学提倡理论研究与临床紧密结合，故"临床康复（clinic rehabilitation）"正在成为欧洲康复医学发展的主流。亚洲地区的康复医学发展有较强的地域性特征，在我国，现代康复医学与传统康复并行，正逐步发展为有中国特色的中西结合康复医学，存在巨大的潜力和发展空间。

（一）全球对康复服务需求持续增长

随着社会经济高速发展、医疗水平快速进步、人类疾病谱巨大变化、人口快速老龄化等综合因素的影响，全球范围内"残、病、伤、老"四类群体对于康复服务需求呈持续上升趋势。20世纪，人类疾病谱发生了由传染病、寄生虫病、营养不良等疾病为主向以慢性病为主的结构性转变。慢性病患者通常存在持续性组织器官损伤，易导致功能障碍，使个体活动受限，有长期康复服务需求。美国华盛顿大学全球疾病负担测算系统显示，2019年全球因慢性病导致的死亡占全球总死亡人数接近3/4，而我国此项比例接近90%。据2013年中国第五次卫生服务调查结果估计，我国慢性病患者数已达3.7亿。慢性病的致残威胁在老年人中尤为显著，痴呆、脑卒中、癌症、糖尿病、心脏病、关节炎、高血压等老年人高发疾病有显著致残作用。联合国《2023年世界社会报告》显示，

目前世界人口已达到 80 亿，其中人口老龄化问题严峻，2021 年全球 65 岁及以上人口达 7.61 亿，预计 2050 年将增加到 16 亿，而 80 岁及以上的人口增长速度更为迅速。我国第七次人口普查公报显示，2020 年 60 岁及以上老年人口占比为 18.7%。据测算，到 2030 年，我国慢性病患病率将高达 65.7%，其中 80% 的患者需要康复。WHO 在"康复 2030：呼吁采取行动"主题会议的共识表明，当前全球健康形势与人口发展趋势呈现老龄化及疾病、损伤所致功能障碍不断增加的趋势，康复作为促进个体功能改善的关键健康策略，全球康复服务需求持续上升，需构建早期预防、早期康复、超前康复的理念，并切实推进"防－医－康"一体化进程。《世界卫生组织 2014—2021 年全球残疾问题行动计划：增进所有残疾人的健康》指出，将所有残疾人（包括儿童）及其家庭均能够在有尊严、平等权利和机会的情况下生活并能够充分实现自己的潜力定为行动愿景。

（二）我国将康复医学作为保障人民生命健康的国家战略手段

我国在 20 世纪 80 年代起建立了第一批康复机构，由此现代康复医学在我国正式开展医疗实践。我国政府高度重视康复医学发展，并将其作为保障人民生命健康的国家战略手段之一。2009 年，我国发布《中共中央国务院关于深化医药卫生体制改革的意见》（中发〔2009〕6 号），明确提出"注重预防、治疗、康复三者的结合"；2016 年全国卫生与健康大会提出努力实现残疾人"人人享有康复服务"的目标；2021 年国家卫生健康委员会、国家发展和改革委员会等八部委联合发布了《关于加快推进康复医疗工作发展的意见》（简称《意见》），指出康复医疗工作是卫生健康事业的重要组成部分。加快推进康复医疗工作发展对全面推进健康中国建设、实施积极应对人口老龄化国家战略，保障和改善民生具有重要意义。《意见》明确从七个部分提出我国康复医疗工作应增加康复医疗服务供给，提高应对重大突发公共卫生事件的康复医疗服务能力。《意见》的七个部分：第一部分，总体要求：全面贯彻落实党的十九届五中全会精神和实施健康中国、积极应对人口老龄化的国家战略，以人民健康为中心，以社会需求为导向，健全完善康复医疗服务体系，加强康复医疗专业队伍建设，提高康复医疗服务能力，推进康复医疗领域改革创新，推动康复医疗服务高质量发展。主要目标：力争到 2022 年，逐步建立一支数量合理、素质优良的康复医疗专业队伍，每 10 万人口康复医师达到 6 人、康复治疗师达到 10 人。到 2025 年，每 10 万人口康复医师达到 8 人、康复治疗师达到 12 人。康复医疗服务能力稳步提升，服务方式更加多元化，康复医疗服务领域不断拓展，人民群众享有全方位全周期的康复医疗服务。第二部分，健全完善康复医疗服务体系，包括增加提供康复医疗服务的医疗机构和床位数量，加强康复医院和综合医院康复医学科建设，加强县级医院和基层医疗机构康复医疗能力建设，完善康复医疗服务网络。第三部分，加强康复医疗人才培养和队伍建设，包括加强康复医疗人才教育培养，强化康复医疗专业人员岗位培训，加强突发应急状态下康复医疗队伍储备。第四部分，提高康复医疗服务能力，包括完善康复医疗工作制度、服务指南和技术规范，加强康复医疗能力建设，提高基层康复医疗能力，提升中医康复服务能力。第五部分，创新康复医疗服务模式，包括逐步推进康复与临床多学科合作模式，积极发展社区和居家康复医疗，推动康复医疗与康复辅助器具配置服务衔接融合。第六部分，加大支持保障力度，包括统筹完善康复医疗服务价格和医保支付管理，调动康复医疗专业人员积极性，加强康复医疗信息化建设，推动康复医疗相关产业发展。第七部分，组织实施，包括加强组织领导，明确部门职责，强化指导评估，加大宣传力度。

（三）我国康复医学发展现状与展望

从 20 世纪 80 年代至今，我国康复人才培养模式经历了跨越式发展历程。从 1982 起，广州、南京、上海、武汉、北京等高等医学院校率先成立康复医学教研室。1984 年原卫生部致函高等医学院校，建议增设康复医学课程，随后部分医学院校试办了本科和大专康复治疗专业，招收了康复医学与理疗学专业研究生，举办康复治疗师（士）班。关于在职医务人员的培训方面，1989年起香港复康会（世界卫生组织康复合作中心）与原卫生部合作在同济医科大学举办了一年制的实用康复医师培训班，1991 年在安徽医科大学开办康复治疗培训班。目前大量院校开展了不同办学层次、不同专业方向的康复医学和康复治疗学人才培养，现已形成了高职高专、本科及研究生的健全人才培养体系，我国部分地区已开始试点康复治疗专业人员毕业后规范化培训，"院校学历教育—毕业后教育"体系已初步建立。2002 年，教育部本科专业目录首次增设"康复治疗学"专业，2016 年教育部开始试点康复物理治疗、康复作业治疗、康复听力与言语治疗、康复假肢矫形等分专业招生。2019 年，康复物理治疗、康复作业治疗等独立专业代码正式批准。目前，国内高校康复治疗学专业以康复治疗学、康复物理治疗、康复作业治疗、听力与言语康复学专业为主，还有部分院校开设运动康复学、中医康复学等其他康复相关专业。根据《学位授予和人才培养学科目录设置与管理办法》，教育部支持有条件的学位授予单位可根据自身发展和社会需求在临床医学等一级学科下自主设置康复医学相关二级学科和交叉学科，先行先试，不断加强康复医学高层次人才培养工作。

目前，我国康复医学学科方向主要基于临床亚专业划分，主要以肌肉骨骼康复、神经康复、心肺康复、重症康复、肿瘤康复、儿童康复为主，老年康复、盆底康复及再生康复也在逐步受到行业关注。从临床机构的角度看，未来中短期内，国家政策将不断促进公立医院的康复科建设，以及一二级医疗机构向康复专科医院转型，康复医疗资源将得到渐进性补充。与之相反，国内患者的需求增速在中短期内将持续提升。我国康复医疗的支付问题逐步改善，随着我国的医疗保险和商业保险的发展，未来国民康复医疗的支付压力将逐步降低。社会保障制度中，我国将继续深化医疗支付改革，升级康复医疗的支付方式。另外，在部分地区也已经展开了多元化付费的尝试。长期护理保险、工伤保险的服务内容拓宽，涵盖一部分康复医疗费用。此外，一些商业保险发挥其补充保障作用，部分商业保险已关注老年人的康复需求，整合康养服务资源，在产品中纳入康复医疗服务。未来我国或将有更多的服务被纳入商业保险范围。2020 年全球疾病负担报告显示，中国康复需求约 4.6 亿人次，高于印度、美国等国家，但由于康复意识、支付能力及医疗资源分布等多方面因素，康复医疗的渗透率仍然偏低。发达国家的康复医学体系无法直接照搬于我国康复领域，因此，我国应当逐步建立起符合国情、有中国特色的中西医结合创新康复医学模式。中医传统康复一直是康复医学的重要内容，如今也越来越受到现代康复医学的高度重视与认可。自20 世纪 80 年代现代康复医学引入中国以来，两类康复医学一直在互相借鉴、互相交融、互相推动。两类康复医学都致力于为我国民众提供临床相互配合的高质量康复医疗服务。近年来，我国政府相关部门陆续出台一系列政策，以党的二十大和历次全会精神为导向，旨在进一步完善康复医疗服务体系，提高康复医疗服务能力，全面推进中西医结合康复医学在我国的快速发展，加速康复医学事业在学科方向、人才培养、科学研究、学术交流等各方面全面发展，推进健康中国的建设。

二、康复医学效益

（一）康复医学的社会效益

现代医学的迅猛发展大幅度降低了人类死亡率，与此同时，也使得慢性伤残患者日渐增多。2022 年 WHO 发布的《全球残障人士健康平等报告》显示，全世界有严重残障的人数约为 13 亿，占全球人口的 16%。当前，仍有残障人士经历着广泛的健康不平等，与非残障人士相比，许多残障人士出现过早死亡，健康状况较差，并经历更多的功能受限。推进康复医学的发展有助于残障人士更广泛地融入和参与社会，更惠及所有人。

由此可见，科学的康复医疗服务可避免或减少各种并发症和后遗症的发生，增强患者战胜伤病的自信心，这不但有利于原发病的恢复，还使得功能改善的程度明显高于自然恢复。其结果提高了患者生活自理能力及从事适当工作的能力，使一部分病、伤、残者从社会供养的消费者转变为社会的生产者，大大减少了社会、家庭的负担，这便是康复医学的社会效益所在。

（二）康复医学的医疗价值

随着社会的发展和经济生活水平的提高，患者已不再满足于"治病救命"的临床治愈，进一步提出了功能改善和生活质量提高的要求。康复医学正适应了患者的这种需求，其服务的最终目标就是加速人体伤病后的恢复进程，最大限度地预防和减轻其后遗的功能障碍程度，使病、伤、残者回归家庭和社会，提高其生存质量。

现代康复医学自 20 世纪 40 年代逐渐在世界范围内推广以来，据统计，截至 2019 年全球总计 24 亿人因康复受益，减少健康寿命损失年 3 亿年，受益人数量从 1990 年至 2019 年增加了 63%。例如，心肌梗死存活患者的康复治疗可以使复发的死亡率降低 36.8%。康复治疗可以使 90% 的脑卒中患者恢复步行和自理生活，30% 的患者恢复较轻的工作，而不进行康复治疗的患者，上述两方面的恢复只有 6% 和 5%。在创伤方面，以外伤性截瘫为例，1950 年前截瘫后只能存活 2.9 年，20 世纪 50 年代后延长到 5.9 年，由于康复医学的发展，这类患者接受康复治疗后 83% 能重返工作和学习岗位。

康复医疗的价值还体现在解决临床医学难以解决的问题上，可有效帮助患者减少疼痛、加快恢复速度、避免残疾或减轻残疾程度，从而改善患者生活质量、提高患者重返社会的可能性、减轻心理负担。例如，高空坠落而导致 T1 节段完全性脊髓损伤的患者，经过临床治疗虽然可以保住性命，但是其已成为截瘫患者，如若不经过康复医疗服务，那么他的日常生活能力或将严重受限且多数活动需要他人帮助方能完成。而通过系统的康复训练，如采用上肢和躯干的肌肉力量、平衡和协调等能力的训练，可帮助患者更好地完成穿衣、吃饭、翻身、转移等日常生活活动；采用下肢矫形器可使患者改善或恢复步行能力；采用轮椅训练可使患者进行更远距离的转移活动和适应更复杂的地形环境；采用心理康复可有助于患者恢复自信心，进而全方位地提升患者生活质量，降低其活动受限和参与受限的程度。由于现代假肢技术的发展，绝大多数截肢者能自理生活和重新就业。

其次，康复医疗的价值也表现在维护残疾人的权益上。许多残疾人并不能像健全人一样参与社会活动，由于心理和社会多重因素影响，许多残疾人往往被孤立而不能独立。康复服务使许多残疾人的心理状态和功能状态显著改善，参与社会活动的主动性明显提高，残疾者的权益得到了保障。康复医学覆盖病种领域广泛，终端受益者涵盖了老年人、儿童、疾病人群、产后女性等群体，此外，康复医学与临床医学各学科深入融合发展，如神经康复、骨与关节康复、心肺康复、疼痛康复、烧伤康复、产后康复、老年康复、儿童康复及重症康复等；加上康复治疗技术日新月异，在物理疗法、作业疗法、运动疗法、生活训练、言语训练、心理咨询等多种手段中，各种新技术和设备广泛应用于临床，越来越多的患者享受到现代最新的医学成果，有效地消除或减轻了功能障碍，使患者在体格、精神、社会、职业等各方面得到康复，真正使患者实现受益最大化。

（三）康复医学的经济效应

康复医疗服务不仅能有效降低致残率，提高患者的自理能力和生存质量，还能够在一定程度上降低整体医疗费用，在医疗体系中拥有重要的经济价值。康复医疗的及时干预，对于患者、机构、社会都具有积极意义。首先对患者而言，康复治疗能加快身体机能恢复、减少药品使用、降低复发率、减少并发症，有效改善患者的预后，从而实现总体治疗费用降低，减轻家庭及个人的经济负担；对于医疗机构而言，康复能够提升医疗质量，缩短住院周期，提高运营效率；对于政府而言，能够减轻社会保障体系的负担。据 2017 发表的一项研究显示，心脏康复可缩短住院时间，减少住院费用。随着我国老龄化进一步加快、慢性病患病率持续上升、残疾人的康复医疗需求逐步释放，康复产业将迎来高速发展。据相关部门统计，2023 年我国康复医疗产业规模有望超1000 亿元，年复合增长率将超过 18%，此后还将保持每年 30% 以上的增速，市场需求预期将迅速释放。

三、康复医学基本原则

康复医学的基本原则有功能锻炼、全面康复、重返家庭和社会、提高生活质量。

（一）功能训练

功能训练指机体损伤后进行有利于恢复或改善功能的身体活动。康复医学注重伤病引起的功能变化，着眼于恢复人体的功能活动，尤其重视功能评估，并针对"残、病、伤、老"者生理、心理的功能障碍采用多种方式进行功能训练，因而也被称为"功能医学"。除严重的损伤需要休息治疗外，一般的损伤不必完全停止身体练习。适当、科学的身体练习对于损伤的机体迅速愈合和促进功能的恢复有积极作用。

功能训练的目的在于帮助患者保持良好的身体机能，维持良好的心肺功能和健康肢体的运动功能。功能训练可有效预防停训综合征，即个体在长期的运动或体育锻炼中建立的各种条件反射性联系，常因制动遭到破坏，进而产生严重的机能紊乱，如神经衰弱、胃扩张、胃肠道机能紊乱等。通过功能训练，可以使机体能量代谢趋于平衡，缩短伤愈后恢复时间。同时依据运动再学习理论，通过不断地重复性学习和训练，使大脑和肢体之间建立新的连接途径，使未受永久性损害的脑部组织逐渐取代已受损组织的功能，使脑的网状结构功能达到最佳化，使神经元突触联系实现短期、中期及长期再改型，从而积极构建大脑重塑，实现部分或完全临床恢复。功能训练可改善关节的灵活性、加强关节的稳定性，改善损伤组织的代谢与营养，加速损伤的愈合，促进功能、形态和结构的统一。此外，功能训练还可有效预防肌肉、韧带、关节等萎缩和挛缩等。

同时，功能训练强调疾病早期康复评定和康复训练与临床诊治同步进行，鼓励患者主动参与康复功能训练而不是被动接受治疗。

（二）全面康复

生物 – 心理 – 社会新医学模式更加注重以人为本，注重发挥人的主观能动性，把人的健康放在大环境、社会、人与人的关系中。生物 – 心理 – 社会新医学模式在整合水平上将心理作用、社会作用同生物作用有机地结合起来，揭示了三种因素相互作用导致生物学变化的内在机制，形成了一个适应现代人类保健技术的新医学模式。它将促使医学更全面地探明人类的心理变化和躯体疾病之间的内在联系，更深刻地揭示人类为战胜疾病与维护健康而努力的科学本质，为现代医学开拓了广阔的空间，赋予更丰富的内涵，拓展了医学境界。

美国心理学家亚伯拉罕·马斯洛在 1943 年出版的《人类动机的理论》（A Theory of Human Motivation）中提出了需求层次论。这种理论的构成根据 3 个基本假设：①人要得以生存，其需要能够影响行为，只有未满足的需要能够影响行为，满足了的需要不能充当激励工具。②人类的需要按重要性和层次性形成一定的次序，从基本的（如食物和居所）到复杂的（如自我实现）。③当人的某一级的需要得到最低限度满足后，才会追求高一级的需要，如此逐级上升，成为推动继续努力的内在动力。生理需求、安全需求、社交需求、尊重需求和自我实现是人的五种基本需要。人都潜藏着这五种不同层次的需要，但在不同的时期表现出来的各种需要的迫切程度是不同的，往往是无意识的。人最迫切的需要才是激励其行动的主要原因和动力。人的需要是从外部向内在得到的满足转化。首先生理需求是人类最基本、最起码的需求。生理需求是维持人体内的生理平衡的需要，包括食、渴、性、睡眠。如果这些基本需求无法得到最低程度的满足，人类就无法继续生存和繁衍。因此，生理需求是人类第一需求。其次是安全需求，包括对自身的安全和财产安全方面的需要，如要求社会安全、生命和财产有保障、有较好的居住环境、老有所养等。需求层次理论认为，当人的生理需求得到了充分的满足时，就会出现要求安全的心理，是人类一种特殊的、较高层次的心理期待。第三是社交需求，包括对爱情、友谊、集体生活、社交活动的需要。当生理需求和安全需求基本满足后，人类就产生社交需求的强烈动机，希望和其他人保持友谊，希望得到信任和友爱，渴望有所归属，成为群体的一员，这就是人的归属感。第四是尊重需求，包括自尊、自重和被别人尊重的需要，具体表现为由自尊产生对自我的评价、个人才能的发挥、个人的成就动机等。受人尊敬产生对名誉、地位的追求及对权利的欲望等。最后是自我实现的需求，是个体的各种才能和潜能在适宜的社会环境中得以充分发挥，实现个人理想和抱负的过程，亦指个体身心潜能得到充分发挥的境界。需求层次理论认为这是个体对追求未来最高成就的人格倾向性，是人的最高层次的需要。

综合地、协调地应用医学、教育、社会、职业等各种方法，使"残、病、伤、老"者已经丧失的功能尽快地、尽最大可能地得到恢复和重建，使他们在体格上、精神上、社会上和经济上等各方面的能力得到最大化的康复，是全面康复的基本内涵。康复医学把人作为一个整体来研究，对患者所有不同层面的功能障碍进行治疗或补偿，使其在生理功能不能恢复（或不能完全恢复）的情况下仍然可以通过科学的方式达到生活自理、重返社会。同时，康复医学以特有的团队方式对患者进行多学科、多方面的综合评价和处理，实现康复最终目的。

（三）重返家庭和社会

伤残者的功能障碍通常对其正常的家庭生活和社会职能产生重大影响，不同程度上对家庭造成直接经济负担，以及个人角色和社会职能的部分或完全丧失，在这个过程中，往往也造成伤残者乃至家属一定程度的心理障碍。一些慢性或永久性的伤残者所在家庭容易引发潜在的家庭矛盾，从而造成家庭危机。此外，残障人士就业难、残障人士结构性失业等问题仍然存在。因此，促进伤残者重返家庭和社会是康复医学的基本原则，也是重要目标之一。康复医学强调以患者为核心，通过科学的功能锻炼，全面推进和保证医学康复、教育康复、社会康复和职业康复协同效应，维护"残、病、伤、老"者的尊严和公平待遇，使其适应家庭、邻里、工作环境，充分参与社会生活。在全面的康复后，使患者重新走向生活、回归家庭，重新走向工作，重新走向社会，实现躯体、心理、社会三大领域的回归，从而恢复其"全部生存权利"，有质量、有尊严地回归家庭和社会。

（四）提高生活质量

生活质量是对人们生活好坏程度的一个衡量指标。提高生活质量是康复医学的基本原则之一，也是康复医学学科有别于其他临床医学学科的特点之一。WHO 对生活质量的定义（1997 年）：在不同的文化背景及价值体系中，生活的个体对他们的目标、愿望、标准及与自身相关事物的生存状况的认识体验。上田敏（日本）将生活质量分为客观生活质量和主观生活质量。其中客观生活质量包括生命质量、生活质量及人生质量 3 个层次，并加上主观生活质量是生活质量的实际水平，一共 4 个层次。具体而言，生活质量是一定时期内，在某一国家或地区，人们生活的社会环境和生活保障的状况，是反映人们生活的社会条件质量方面的具体范畴，具体包括经济生活、政治生活、精神文化生活、社会保障、社会安全、生活劳动环境等方面的内容。通过上述努力，使康复对象的身心功能得到最大限度的恢复和提高，个体活动能力和参与社会的能力也得到最大的改善，从而使康复对象的生活质量得到大幅度的提高。

随着康复医学的发展，生活质量概念的引进，康复的最终目标也逐渐由最大限度地提高日常生活活动能力向提高生活质量转变。日常生活活动能力和生活质量是事物的两个方面，相互依存，不可分离，日常生活活动能力水平越高，生活质量水平也越高。

思考题

1. 何谓康复医学？

2. 简述康复医学治疗方法。

3. 试述康复医学与临床医学的区别。

4. 简述医学四大领域。

5. 试述康复与康复医学的区别。

6. 简述康复医学对象。

7. 简述康复医学目的。

8. 简述我国康复医学学科方向临床亚专业的划分。

9. 试述康复医学的效益及内涵。

10. 简述康复医学基本原则。

11. 何谓全面康复？

第一节 康复基础学

扫一扫，查阅本章数字资源，含PPT、音视频、图片等

一、运动学基础

（一）运动系统的组成

运动系统主要由肌肉、骨骼和关节3个部分组成，并需要神经系统、呼吸系统、消化系统、循环系统等共同参与，完成运动功能。在运动的过程中，骨骼肌是动力器官，骨骼起杠杆作用，关节是枢纽，神经是指挥系统，而呼吸、消化、循环是运动能量保障系统。

1. 肌肉

（1）肌肉的分类　可以分为骨骼肌、平滑肌和心肌。运动系统的肌肉主要是骨骼肌，是运动的动力器官。骨骼肌按照形状可以分为长肌、短肌、扁肌、轮匝肌等；按照功能可分为动力肌和稳定肌。动力肌主要为运动提供动力，稳定肌主要维持关节的稳定性，一般长肌多为动力肌，短肌多为稳定肌。

（2）肌纤维的类型　骨骼肌主要由肌纤维构成。按照肌纤维类型的不同，骨骼肌可以分为红肌和白肌。红肌又称慢肌，与肌肉耐力有关，白肌又称快肌，与肌肉爆发力有关。肌纤维的类型多为遗传决定，后天可训练空间较少。

（3）骨骼肌的构造　主要结构包括肌腹、肌腱、血管和神经。肌腹是骨骼肌的主体部分，为运动提供动力。肌腱附着于骨，起到力的传递作用。血管为运动提供能量来源。神经传递信号，为肌肉收缩的指挥通信系统。骨骼肌的辅助结构包括筋膜、腱鞘、滑膜囊等，具有保护肌肉、减小运动摩擦、提高运动效率等功能。

（4）骨骼肌的物理特性　主要有张力可变性、伸展性、弹性和黏滞性。张力可变性指骨骼肌的张力会随着肌肉的收缩或舒张而发生变化。伸展性指的是肌肉在外力作用下可被拉长的特性。弹性指被拉长的肌肉在外力解除以后，可以恢复其原来长度的特性。肌肉的黏滞性指肌肉收缩和舒张的过程中，肌肉内部结构之间相互摩擦而产生的内部阻力的外在表现，与肌肉的温度有关。

（5）骨骼肌的收缩形式　主要有等张收缩、等长收缩和等速收缩。等张收缩指肌肉在收缩过程中，肌张力保持不变，肌纤维的长度发生了变化，并产生关节的运动，又称动力性收缩。等张收缩根据肌纤维长度的变化不同又可进一步分为等张向心性收缩和等张离心性收缩。如肱二头肌收缩引起的肘关节屈曲即为向心性等张收缩，在这一过程中，肱二头肌肌纤维向肌腹中央靠近，肌纤维长度变短；下蹲过程中股四头肌收缩以控制下蹲的速度，在这一过程中，股四头肌收缩但

肌纤维被拉长，肌肉起止点相互远离，属于等张离心性收缩。等长收缩指肌肉收缩过程中，肌纤维的长度保持不变，肌张力增加，不产生可见的关节运动，又称静力性收缩。等速收缩指肌肉收缩时关节运动的角速度是恒定不变的。等速收缩也可进一步分为等速向心性收缩和等速离心性收缩。

2. 骨骼

（1）骨的分类　　骨是运动系统重要的组成部分，主要起着支持、运动、保护、造血和储存钙、磷的作用。骨根据形态可分为长骨、短骨、扁骨、不规则骨和含气骨 5 类。按照部位可分为颅骨、躯干骨和四肢骨 3 类。颅骨主要由扁骨、不规则骨和含气骨构成；躯干骨又分为椎骨、肋骨和胸骨，共同形成脊柱和胸腔；四肢骨又分为上肢带骨、自由上肢骨和下肢带骨、自由下肢骨。

（2）骨的构造　　骨骼主要由骨膜、骨质和骨髓，以及神经、血管构成。骨膜分为骨外膜和骨内膜。骨外膜主要具有营养、感觉和再生的功能；骨外膜上具有成骨细胞和破骨细胞，成骨细胞具有分化新骨的功能，对骨骼的生长和修复具有重要意义；破骨细胞具有破坏骨质的功能，对骨骼的塑形具有重要意义。骨内膜也有成骨细胞和破骨细胞，对骨骼变粗具有重要意义。骨质是构成骨的主要成分，分为骨密质和骨松质。骨密质有抗拉、抗压、抗弯和抗扭转的特性，具有支持和保护的功能。骨松质主要分布于骨的内部和两端，呈蜂窝状，由骨小梁交织排列而成，内含红骨髓，具有造血的功能。骨小梁的排列与承受的压力和张力的方向一致，当外力发生改变的时候，骨小梁的排列也会发生相应改变，使骨变得更加强韧。

（3）骨的功能　　①力学功能：包括支撑功能、杠杆功能和保护功能。骨骼既具有强度和刚度，使其很好地完成支持和保护功能，又具有一定的弹性和韧性，因而能很好地完成运动中的力学功能。②生理功能：骨通过关节连接，与肌肉及纤维结缔组织形成空腔结构，保护内脏器官。骨髓腔内的红骨髓具有造血功能。骨是人体最大的钙、磷储备库，参与钙磷代谢。

（4）骨的物理学特性　　骨不但具有一定的脆性，而且还有一定的韧性和弹性。骨的脆性主要表现为骨具有一定的硬度，能起到保护和支撑的作用，骨的硬度主要由无机物的含量决定。正常成年人骨的有机物和无机物的比例约为 3 : 7，随着年龄的增加，有机物的含量减少，无机物的含量相对较多，加之钙、磷流失，骨质疏松、较脆，容易发生骨折。骨的韧性和弹性主要表现为骨受到外力作用容易变形，撤出外力恢复正常的能力。骨的韧性和弹性主要由有机物的含量决定，人在少年儿童时期，有机物的含量较多，而无机物的含量相对较少，骨质柔韧性较好，不容易骨折，但如果长期不注意姿势，骨骼容易变形，会发生驼背、脊柱侧弯等。

（5）骨的生长发育　　与多种因素有关。遗传和种族是影响骨生长发育的内在因素，外在因素主要包括神经、内分泌、维生素和机械力。神经可以调节骨的营养代谢，内分泌对骨的生长发育具有重要的影响，如幼儿时期生长激素分泌亢进，可导致骨过度过快生长，形成巨人症；反之，若生长激素分泌不足，可以导致侏儒症。维生素 A 能调节成骨细胞和破骨细胞功能的平衡，保持骨的正常生长；维生素 D 能促进钙、磷的吸收，影响骨的钙化，如幼儿时期缺乏维生素 D 可形成佝偻病。骨的生长与力学刺激密切相关，适当的力学刺激有利于骨的生长，过度的力学刺激容易导致骨质增生。

3. 关节　　解剖部位名，即骨与骨连接之处。骨连接分为直接连接和间接连接，直接连接包括纤维连接、软骨连接和骨性连接；间接连接又称关节，是运动的枢纽。

（1）关节的结构　　关节的主要结构包括关节面、关节囊和关节腔。每个关节至少包含两个关节面，凸面为关节头，凹面为关节窝。关节表面覆盖关节软骨，有润滑、减震、分散压力、减小摩擦和保护关节面的作用。关节囊由关节周围的结缔组织构成，含有丰富的血管和神经，能够分泌滑液，润滑关节。关节腔是关节囊和关节面之间密闭的腔隙，内含关节液，关节腔内呈负压，使关节贴合紧密，具有一定的稳定关节的作用。关节的辅助结构包括韧带、关节内软骨、关节唇、滑膜襞和滑膜囊，对维持关节稳定、增加关节营养和减小关节摩擦有重要作用。

（2）关节的分类　关节有很多种分类方法，按照关节面不同的形状可以分为平面关节、球窝关节、车轴关节、椭圆关节、鞍状关节、滑车关节、杵臼关节等。按照运动轴数目的多少可分为单轴关节、双轴关节和多轴关节。按照构成关节骨数量的多少可分为单关节和复关节。按照关节的运动方式可分为单动关节和联合关节。不同结构的关节具有不同的稳定性和灵活性，越灵活的关节稳定性越差。

（3）关节的运动　是骨骼以关节为轴心，在矢状面、冠状面和水平面3个运动平面上完成的运动。关节运动的主要形式：①屈曲与伸展，即构成关节的骨以冠状轴为中心在矢状面的运动。②外展与内收，即构成关节的骨以矢状轴为中心在冠状面的运动。③内旋与外旋，即构成关节的骨以垂直轴为中心在水平面的运动。此外，肩关节还可做水平外展和水平内收运动，前臂和小腿可做旋前和旋后运动，足踝部可做内翻和外翻运动。

（二）运动的生物力学

1. 肌肉生物力学

（1）骨骼肌分布规律　从生物力学的角度，骨骼肌分为动力肌和稳定肌。动力肌一般跨1~2个关节，是运动的动力器官，收缩时能够引起关节的运动。动力肌的分布大多具有对称分布的特点，如屈肌和伸肌、内收肌和外展肌、旋内肌和旋外肌等。骨骼肌的对称分布对运动具有重要意义，一方面，主动肌收缩时拮抗肌协调配合，完成精细动作。另一方面，肌肉的对称分布是肌力平衡的基础，而肌力平衡是预防损伤的关键。稳定肌群多分布于关节周围，起着稳定关节的作用，关节的稳定性是正确发挥技术动作的基础，也是预防损伤的关键。

（2）影响肌肉力量的因素　肌肉力量的大小受很多因素影响，主要有以下几点：①肌纤维的类型：肌纤维的类型可以分为红肌和白肌，红肌与耐力有关，白肌与爆发力有关。肌纤维的类型与遗传有关，后天可训练空间很小。②肌纤维的募集：肌肉收缩力的大小与参与收缩的肌纤维数量有关，参与收缩的肌纤维数量越多，肌力越大。③肌肉的体积：肌肉绝对力量的增加，需要肌肉体积的增大，即肌纤维数量和体积的增加。肌肉体积的增大可以通过加强营养和肌力锻炼来实现。④神经肌肉控制：肌肉受神经的支配，肌肉力量的大小与神经支配的强度和频率有关，神经支配的强度越强，频率越高，释放的神经递质越多，肌肉收缩力越大。

（3）肌力平衡　是预防损伤的关键。正常情况下，肌力处于动态平衡状态，但随着不正确的生活习惯、用力习惯及不合理的锻炼习惯，导致有的肌肉过于发达，有的肌肉相对薄弱，就会产生肌力不平衡，一旦失代偿后就会产生病理性改变，引起相应的疾病。例如，由于本能和习惯，人屈肌用得多而伸肌用得少，即表现为"屈肌优势"，屈肌过于发达或者紧张，伸肌相对薄弱，会引起形体的改变甚至驼背，产生颈肩腰腿痛。

2. 骨骼生物力学

（1）骨骼的生长发育与力的关系　根据应激与适应理论和Wolff定律，骨骼的生长发育离不开力学的刺激。一方面，缺乏力学刺激，会导致骨质疏松或骨不愈合。例如，长期卧床患者，由于骨骼缺乏纵向的重力刺激，会产生骨质疏松。另一方面，过度的力学刺激，会导致骨质增生。所以，防治骨质疏松和骨质增生，需要从生物力学的角度进行考虑，才能标本兼治，取得较好的临床疗效。

（2）骨骼工作杠杆原理　骨骼主要通过杠杆的原理来做功。骨骼杠杆的分类：①省力杠杆：动力臂大于阻力臂，平衡时动力小于阻力，省力费距离。②费力杠杆：动力臂小于阻力臂，平衡时动力大于阻力，费力省距离。③平衡杠杆：动力臂等于阻力臂，平衡时动力等于阻力。骨杠杆的原理对于姿势的维持和肌肉骨骼系统损伤的防治具有重要意义。

（3）骨骼损伤与力的关系　骨骼损伤与受力密切相关。①骨折：急性骨折多为暴力所致，多与垂直方向或旋转方向的剪切力有关；疲劳性骨折与慢性应力增加有关，如胫骨疲劳性骨折；压缩性骨折多为纵向暴力所致，如胸椎压缩性骨折。②骨质增生：与慢性应力增加有关，是一种过度代偿增生反应，如膝关节骨性关节炎中关节面周围的骨赘形成。③软骨磨损：与关节承受的压力、摩擦系数、技术动作及使用时间等因素有关。关节承受的压力与重力和关节周围肌肉的张力有关。以膝关节为例，体重越重，关节压力越大，软骨越容易磨损。所以，预防膝关节疾病，需要减轻体重。关节周围的肌肉大多跨过 1～2 个关节，肌肉张力越高，关节承受的压力越大，关节就越容易磨损。所以，治疗和预防关节的疾病，需要放松关节两端的肌肉。

3. 关节生物力学

（1）关节的稳定性　影响关节稳定性的因素主要有关节面的形状、韧带的强弱、关节囊松紧、关节负压及关节周围肌肉等。关节面的形状决定关节的稳定性，如球窝关节稳定性好于平面关节。关节面的面积差也决定关节的稳定性，如髋关节稳定性好于肩关节。韧带的多少和强弱影响关节的稳定性，韧带越多越强，关节越稳定；关节韧带和关节囊松弛会导致关节稳定性下降，引发关节损伤。骨骼肌分为稳定肌和动力肌，稳定肌对维持关节的稳定性具有重要作用，故预防关节损伤需要加强关节稳定肌群的锻炼。

（2）关节生物力学平衡　运动系统包括肌肉、骨骼和关节，运动生物力学主要研究肌肉、骨骼和关节生物力学平衡，生物力学平衡一旦打破，不但影响运动功能，还会造成肌骨损伤，甚至影响内脏功能。关节生物力学平衡分为单关节生物力学平衡和多关节生物力学平衡。关节的生物力学平衡需要肌肉和骨骼共同参与完成，二者相互影响，互为因果。

（3）生物力学平衡与运动损伤　有狭义和广义之分，狭义的运动损伤指从事具体运动项目过程中导致的损伤，分为急性损伤和慢性损伤。广义的运动损伤包括生活中常见的与过度使用有关的损伤，如颈肩腰腿痛，属于慢性运动损伤的范畴。慢性运动损伤与过度使用有关，根据拉马克"用进废退"的观点，使用较多的肌肉组织较为发达，力量相对较强，使用较少的肌肉组织力量较弱，就会产生肌力不平衡，久而久之，骨骼的生物力学失衡，筋伤导致骨损，出现肌肉、骨骼病变。因此，肌肉骨骼系统疾病的康复，重在恢复生物力学平衡。

（三）运动的生理效应

1. 运动对中枢神经系统的影响

（1）运动对中枢神经的作用　运动对中枢神经的作用主要体现在以下方面。①运动可以促进大脑的发育。②运动能够促进大脑兴奋和抑制的平衡。③运动能够提高中枢神经的调节功能。④运动可以消除脑细胞疲劳，提高工作学习效率。⑤运动能够促进大脑结构和功能的重建。

（2）运动与脑的可塑性　大脑是一个复杂的系统，在生长发育的过程中，受学习、经验、训练等因素的影响，其结构和功能逐渐完善，即大脑具有一定的可塑性，主要体现在以下方面。①脑功能重组：包括系统内重组和系统间重组。系统内重组包括轴突侧支发芽、突触更新、轴突离子通道改变、突触效率改变。系统间重组包括古旧脑代偿、对侧半球代偿、系统代偿、对侧转移、同侧功能代偿等。②脑结构重建：包括轴突发芽、突触重塑、启动潜伏通路、神经细胞再生等。

运动可以在不同层次对脑的可塑性产生影响，包括系统水平、细胞水平和分子水平。①系统水平脑的可塑性：首先体现在运动可改变脑的结构。有研究显示，运动可增加脑前额叶、颞叶及顶叶灰质和白质的体积。其次，运动能够改善相关脑区激活水平，提高人的认知能力。②细胞水平脑的可塑性：首先，细胞水平脑的可塑性体现在神经发生方面，运动可增加神经干细胞、神经祖母细胞的增殖、迁移、存活和分化，促进神经发生。其次，细胞水平脑可塑性体现在突触的可塑性。突触的可塑性具体表现为结构的可塑性和传递的可塑性。③分子水平脑的可塑性：运动在分子水平对脑的可塑性的影响与细胞生长因子和神经肽有关，运动能够增加脑源性神经营养因子，还可引起神经组织的基因表达，影响脑的可塑性。

（3）运动与脊髓的可塑性　脊髓具有较强的可塑性，当高级中枢出现缺损以后，脊髓的代偿运动功能增强，表现为以痉挛为主的联合反应和共同运动模式，主要是脊髓失去上位中枢的抑制作用所致。脊髓的可塑性表现为自发性可塑性和活动依赖性可塑性：①自发性可塑性：指脊髓损伤以后在没有任何干预的情况下可出现运动功能的恢复，主要表现在脊髓生长发育过程中，与神经细胞数量的增加和树突的生长有关。②活动依赖性可塑性：又称训练任务依赖性可塑性，主要表现在通过强化某些常用行为和运动，与之相关的神经会得到进一步发育，使神经网络变得更加有组织和规律。脊髓损伤后，脊髓会启动自发性可塑性和活动依赖性可塑性，是脊髓损伤功能恢复的基础。

运动对脊髓可塑性的影响主要表现在活动依赖性可塑性。活动依赖性可塑性依赖于特殊的训练方式启动，并需要持续不断的运动刺激来维持，其机理与中枢模式发生器重新激活和脊髓神经回路重组有关。这个阶段，需要不断重复正确的技术动作，强化正确的神经肌肉工作模式，加强神经元之间的结构联系和功能重组。

总之，运动对中枢神经系统的影响主要表现在运动可促进中枢神经系统的可塑性，是中枢神经系统损伤后功能恢复的重要理论依据。中枢神经系统可塑性理论为神经系统康复奠定了科学基础，也为脊髓损伤和脑损伤康复提供了巨大的可能。影响中枢神经系统可塑性的因素很多，其中，功能训练是非常重要的一种因素。

2. 运动对循环系统的影响

（1）运动对血压的影响　血压是流动的血液对于单位面积上血管壁的侧压力。正常情况下，人体的血压维持相对的稳定，大概在 90～140/60～90mmHg，能够保证重要脏器的供血。血压的形成和维持主要靠心脏对血液的推动力和血管壁对血液压力的弹性缓冲，血管的弹性越好，对血液压力的缓冲作用就越强，血压就越稳定。所以，改善血管的弹性是防治高血压的关键。运动可以改善血管的弹性，故可以防治高血压。

（2）运动对血管弹性的影响　运动可以改善血管的弹性，原因有二：一是运动可以加速血液循环，对血管内壁起到冲刷效应，防止脂肪沉着，预防血管硬化；二是运动可以增强心脏和血管的舒缩功能，从而保持血管的弹性。

（3）运动对心脏的影响　运动可以增强心脏的功能，主要表现在运动可以增强心力储备和心率储备两个方面：①运动可以增加心力储备：长期规律适度的运动可以增加心肌的体积和心肌的收缩力，提高每搏输出量，增强心脏的工作能力。②运动可以增加心率储备：由于长期规律适度的运动可以增强心脏的工作能力，从而可以降低安静时的心率。典型的运动员心脏表现为心脏适度增大，心率减慢，心脏工作能力提高，即运动增强了心脏的心力储备和心率储备，这也是心脏康复的意义所在。

（4）运动对血液循环的影响　运动可以改善血液循环。血液循环的主要推动力是心脏收缩，血液回流的主要动力依靠肌肉收缩，血液回流的结构依靠静脉瓣。骨骼肌是全身分布最广泛的器官，除了为运动提供动力以外，最重要的功能就是通过肌肉泵的原理将静脉血液泵入心脏，肌肉与心脏配合，能够更好地促进血液循环。

3. 运动对呼吸系统的影响   运动可以改善呼吸系统的功能。呼吸系统的主要环节包括外呼吸、内呼吸和气体运输。外呼吸指肺与外界的气体交换，通过肺泡排出二氧化碳，吸入氧气。运动可以让呼吸加深加快，动员更多的肺泡参与气体交换，提高肺活量，因而可以改善外呼吸。内呼吸指组织间的气体交换，运动可以改善微循环，增加组织间的气体交换，增加氧气的吸收，加快二氧化碳的排出，改善组织的缺氧状态。气体运输主要指红细胞运输氧气和二氧化碳，运动可以改善血液循环，刺激红细胞增加，加强氧气的运输和二氧化碳的排出。运动能在外呼吸、内呼吸和气体运输 3 个环节改善呼吸系统的功能。

4. 运动对消化系统的影响   运动可以加速营养物质的消耗，避免过多的能量贮积，维持消耗和吸收的平衡，改善消化吸收功能。

5. 运动对内分泌系统的影响   神经系统和内分泌系统都是体内的调节系统，内分泌系统主要通过激素调节机体的生长、发育、代谢和生殖。内分泌系统对人体生理功能的调节遵循平衡的原则，维持内环境的稳定，维持人体健康。内分泌失调会引起体内一系列的变化，尤其是影响糖、脂代谢，导致糖尿病和高脂血症。

（1）运动对糖代谢的影响   运动可以加速糖的消耗，降低血糖，减少糖在体内的贮积，减轻胰岛 β 细胞的负担，预防糖尿病。

（2）运动对脂代谢的影响   运动可以加速能量消耗，避免过多的能量以脂肪的形式存储在体内，减少脂质在血管内皮的沉着，防止血管硬化，从而预防心脑血管疾病。

6. 运动对免疫系统的影响   与运动的性质和强度有关，过量的运动可导致免疫力下降，即出现免疫"开窗"现象；而适量的运动可以提高免疫力。

7. 运动对心理的影响   健康包括身体健康、心理健康和良好的社会关系。体育运动具有三大基本功能，一是通过健身、健心和社会交往，有效缓解心理压力，改善抑郁、悲观、焦虑状态。二是积极主动的运动锻炼，能够调动和整合神经系统和内分泌系统对机体的调节，平衡人的脏腑功能。三是运动能够增加身体对应激反应的适应能力，获得和保持健康。

二、人体发育学基础

人体发育学（developmental science）是研究人体的发生和发育全过程及相关规律的科学，包括发育成长各阶段人体的生理功能、运动功能、认知功能、心理功能、社会功能、人格特征等。人体发育学知识的学习，对于掌握人体生长发育规律，促进人体发育科学新观点、新理念、新理论的形成，提高康复治疗技术水平，丰富治疗策略和拓展临床治疗思维等，具有重要的意义。

（一）人体发育的基本规律

1. 人体发育的一般规律   人体各器官、系统的发育顺序遵循一定规律。出生后运动发育的规律：从上到下，即先抬头、后抬胸，再出现坐、立、行、跑动作；由近端到远端，即从臂到手，从腿到脚的活动；由粗大到精细，即从全手掌抓握到手指出现对指捏握；由简单到复杂，即先画直线后曲线，再到组合图案；由低级到高级，即先会看、听、感觉事物，认识事物，发展到具备记忆、思维、分析、判断的能力。

2. 人体发育的连续性   人体发育是个连续的过程，是内外环境因素共同作用的结果。从外观上可以观察到体型由小到大、身高由低到高、体重由轻到重等生长发育过程，在内部可以观察到机体组织发育成熟的过程。整个过程随着年龄增长而连续进行，整体上具有由头向足、由近端到远端、由粗大到精细、由简单到复杂的发育顺序特点，且连续不间断。

3. 人体发育的阶段性 在连续性的发育过程中，每个阶段具有各自的特点，这些特点往往是该阶段的代表性事件。同时连续性的特点也是阶段性特点的顺序性表现，各个阶段都是按照固定的顺序进行的，每一个阶段的发育不能出现跨越，各个阶段的联系也非常紧密，前一个阶段是后一个阶段的基础，后一个阶段同时受到前一个阶段的影响。

4. 人体发育的不均衡性 生长发育过程一般具有两次高峰期，但是机体各部分发育比例并不一致。第一次高峰期头部发育明显，随后是肢体，尤其是下肢增长较快，即头尾发展规律。第二次高峰期以下肢发育迅速为特点，身高明显增长。人体发育在各个阶段也是不均衡的，每个阶段都有各自的重点。出生后神经系统（尤其是大脑）最先发育，此后一直到成熟期，在结构和机能上始终是不断发育的。其他系统如运动、呼吸、消化、泌尿等系统的发育则与身高、体重的发育呈波浪式渐进发展。淋巴系统在儿童期迅速生长，在 10 岁左右达到高峰，以后逐渐下降。生殖系统的发育在孩子出生后直到青春发育期开始后才迅速发育。

5. 人体发育的差异性 由于在各个阶段的发育受到遗传因素和内外环境的共同作用，造成个体发育结果具有很大的差异性。这种差异在发育速度、体型体态、言语表达、思维认知和情感的成熟时间和阶段等多方面都可能出现不一致。这些差异与发育的顺序性和不均衡性有关，任何阶段的发育受到障碍，都将对后一阶段产生影响，甚至可能影响整个生长发育过程。

（二）人体生长发育不同阶段的特点

1. 儿童、少年时期 这一时期身体形态发育有性别的差异。在青春期前期女孩的各项发育指标高于男孩，而在青春期，男孩各项指标超过女孩。整个儿童至青少年阶段，人体的骨骼增长较快，软骨成分较多，骨组织内水分和有机物含量多；碳酸钙多，骨密质较差，使骨骼具有较好的韧性和弹性，但坚固性差；肌肉长度增加，肌纤维细长，肌肉水分较多，蛋白质和无机盐较少，收缩功能弱，肌肉的力量和耐力较差；心脏收缩力弱、输出量少、心率快、收缩压低，胸廓体积狭小，肋间呼吸肌力量较弱，呼吸表浅且频率快，肺活量小，肺通气量的绝对值较小；大脑皮质神经兴奋性占优势，易扩散，注意力不集中，易疲劳，但恢复快。

2. 青年时期 此阶段人体骨骼、肌肉生长迅速，身高和体重明显增长并趋向稳定；肌纤维增粗，肌肉的体积增大，肌肉的力量增强；心肺功能日趋成熟，心肌纤维增粗，收缩力增强，心容积和心排血量都增加，呼吸肌的力量增强，呼吸深度加大，频率减少，肺活量增大；内分泌系统生长迅速，促进机体新陈代谢和生长发育，最为重要的是性功能成熟和第二性征出现；大脑发育趋于完善，近乎成年人，大脑皮质细胞活动数量增加，记忆力、理解力、思维力、想象力等各种认识能力大幅度提高。

3. 中年时期 此阶段人体各项机能已达到成熟阶段，心理上也趋于稳定，是人体生命中最为强盛的阶段，但同时也是机体由盛转衰的过渡时期。此阶段骨密质降低，脆性增加，常出现骨质增生和骨关节病；肌肉力量和肌耐力逐渐减弱，肌肉各项功能开始减退；心脏主动脉内膜增厚，动脉血管弹性降低，易发生高血压和直立性低血压。肺活量和最大通气量下降，动脉血氧含量下降；内分泌系统代谢功能减弱，基础代谢下降；脑组织萎缩，内容物含量逐渐下降，脑重量减轻，脑神经细胞的数目减少；对情绪控制较为稳定，在不同环境条件下保持稳定的工作效率。记忆力有轻度减退，但思维能力、抽象思维、创造思维能力较强。

4. 老年时期　此阶段为人体衰老并走向死亡的最后阶段，人体各项机能都出现明显的下降，骨骼中的无机物含量高，骨的弹性和韧性较差，骨质疏松较严重；肌肉和韧带的弹性变差，容易造成运动性损伤；心肺功能逐渐减弱，呼吸肌萎缩，肺和气管弹性下降，呼吸功能降低，肺活量下降；视觉、听觉、味觉、触觉的敏锐性均下降，中枢神经系统接收和处理外界信息的能力和速度大幅下降，脑功能显著降低。

（三）影响生长发育的因素

1. 遗传因素　决定生长发育的全部过程。个体生长发育的特征、潜力、趋向、限度等受父母双方遗传基因的调控影响。种族和家族的遗传信息对皮肤、头发的颜色，面部特征，体型高矮胖瘦，性成熟的迟早等生长发育有显著影响。而产妇及胎儿的各种致畸、染色体异常、遗传出生缺陷都与遗传因素有密切关系。

2. 环境因素　人体生长发育的全过程均与外界环境因素密切相关，如营养状况、生活环境、家庭氛围和社会因素等。个体的生长发育既受到环境因素的支持，又受到环境因素的制约，并与环境因素相互作用。

三、神经学基础

（一）神经系统的构成

1. 神经系统的基本构成　神经系统是机体内起主导作用的系统，分为中枢神经系统和周围神经系统两部分。神经系统对维持机体内环境稳态、保持机体完整统一性及其与外环境的协调平衡起着主导作用。

（1）中枢神经系统　包括脑和脊髓，是人体神经系统的主体部分。中枢神经系统接受全身各处的传入信息，经它整合加工后成为协调的运动性传出，或者储存在中枢神经系统内，成为学习、记忆的神经基础。人类的思维活动也是中枢神经系统的功能。

脑是中枢神经系统的高级部分，位于颅腔内，向后在枕骨大孔处与脊髓相延续。脑分为脑干、间脑、大脑和小脑四部分。脑干由后向前依次分为延髓、脑桥、中脑。间脑前外侧接大脑的基底核，内有第3脑室，呈环状环绕，主要分为丘脑和丘脑下部。大脑分为新皮质、嗅脑、边缘叶、白质、侧脑室等部分。小脑分为小脑半球和蚓部。

脊髓属于中枢神经系统的低级部位，位于椎管内，前端枕骨大孔与脑相接，外连周围神经，31对脊神经分布于其两侧，后端达盆骨中部，具有传导和反射的功能。脊髓外面被覆有三层结缔组织膜，称脊膜，由内向外依次为软脊膜、脊蛛网膜和硬脊膜。脊蛛网膜与软膜之间形成相当大的腔隙，称脊蛛网膜下腔，充满脑脊液。硬脊膜与蛛网膜之间形成狭窄的硬膜下腔，充满淋巴。脊髓在形态上呈上、下略扁的圆柱状，末端称脊髓圆锥，具有两个膨大部，称颈膨大和腰膨大，盆神经、尾神经和脊髓圆锥及终丝共同形成马尾。

（2）周围神经系统　指脑和脊髓以外的所有神经结构，包括神经节、神经干、神经丛及神经终末装置。

脑神经亦称"颅神经"，从脑发出左右成对的神经，共12对，依次为嗅神经、视神经、动眼神经、滑车神经、三叉神经、展神经、面神经、听神经、舌咽神经、迷走神经、副神经和舌下神经，其中三叉神经分别由眼神经、上颌神经和下颌神经组成。

脊神经共有31对，其中包括8对颈神经、12对胸神经、5对腰神经、5对骶神经、1对尾神经。脊神经是混合性神经，其感觉纤维始于脊神经节的假单极神经元。假单极神经元的中枢突组成后根入脊髓；周围突加入脊神经，分布于皮肤、肌、关节及内脏的感受器等，将躯体与内脏的感觉冲动传向中枢。运动纤维由脊髓灰质的前角、胸腰部侧角和骶副交感核运动神经元的轴突组成，分布于横纹肌、平滑肌和腺体。因此，根据脊神经的分布和功能，可将其组成的纤维成分分为4类，即脊膜支、交通支、后支和前支。

2. 神经系统的组成　主要由神经组织构成。神经组织是由神经元（即神经细胞）和神经胶质组成。神经元是神经组织中的主要成分，具有接受刺激和传导兴奋的功能，也是神经活动的基本功能单位。神经胶质在神经组织中起着支持、保护和营养作用。

（1）神经元　神经元细胞是一种高度特化的细胞，是神经系统的基本结构和功能单位，具有感受刺激和传导兴奋的功能。神经元是高等动物神经系统的结构单位和功能单位。人类中枢神经系统中约含1000亿个神经元，仅大脑皮质中就约有140亿个。神经元呈三角形或多角形，可以分为树突、轴突和胞体3个区域。胞体包括细胞膜、细胞质和细胞核；突起由胞体发出，分为树突（dendrite）和轴突（axon）两种。树突较多，粗而短，反复分支，逐渐变细；轴突一般只有一条，细长而均匀，中途分支较少，末端则形成许多分支，每个分支末梢部膨大呈球状，称突触小体。在轴突发起的部位，胞体常有一锥形隆起，称轴丘。轴突自轴丘发出后，开始的一段没有髓鞘包裹，称始段。轴突离开细胞体一段距离后才获得髓鞘，成为神经纤维。神经元的基本功能是通过接受、整合、传导和输出信息实现信息交换，故可分为传入神经元（感觉神经元）、中间神经元（联络神经元）和传出神经元（运动神经元）3种。如果按照对后继神经元的影响来分类，则可分为兴奋性神经元和抑制性神经元。

（2）神经胶质　是神经组织中除神经元外的另一大类细胞，分布在神经元之间，形成网状支架。其数量比神经元多10~50倍。神经胶质细胞也具有多突起，但无树突和轴突之分。胞质内不含尼氏小体和神经元纤维，没有感受刺激和传导冲动的功能。但它们参与神经元的活动，对神经元具有支持、保护、营养、形成髓鞘和修复等多种功能。

3. 神经系统的活动方式　尽管神经系统的功能活动十分复杂，但基本活动方式是反射（reflex）。所谓反射是神经系统对内、外环境的刺激所做出的反应。反射活动的形态基础是反射弧，由5个部分组成，即感受器、传入神经、反射中枢、传出神经、效应器。要完成反射动作，反射弧必须完整，任何一个环节缺失或者发生障碍，反射活动即减弱或消失，临床工作中常通过特定的反射检查协助诊断神经系统疾病。

（二）神经系统的主要功能

神经系统调节和控制其他各系统的功能活动，使机体成为一个完整的统一体。神经系统通过调整机体功能活动，使机体适应不断变化的外界环境，维持机体与外界环境的平衡。

1. 神经元的功能　神经元基本功能是接受、整合、传导和输出信息，并实现信息交换。部分神经元除接受传入信息外，还可以分泌激素，将神经信号转变为体液信号。

2. 神经纤维的功能　神经纤维对其所支配的组织能发挥两个方面的作用：①借助于兴奋冲动传导抵达末梢时，突触前膜释放特殊的神经递质，而后作用于突触后膜，从而改变所支配组织的功能活动，称功能性作用。②神经还能通过末梢释放某些物质，持续调整被支配组织的内在代谢活动，影响其持久性的结构、生化和生理变化，这一作用与神经冲动无关，称营养性作用。

3. 神经胶质细胞的功能　神经系统中还有数量众多的神经胶质细胞，如中枢神经系统中的星形胶质细胞、少突胶质细胞、小胶质细胞和施万细胞等。由于缺少Na^+通道，各种神经胶质细均不能产生动作电位。其主要功能如下。

（1）支持作用 星形胶质细胞的突起交织成网，支持着神经元的胞体和纤维。

（2）绝缘作用 少突胶质细胞和施万细胞分别构成中枢和外周神经纤维的髓鞘，使神经纤维之间的活动基本上互不干扰。

（3）屏障作用 星形胶质细胞的部分突起末端膨大，终止在毛细血管表面，覆盖了毛细血管表面积的85%，这也是人体血-脑屏障的重要组成部分。

（4）营养性作用 星形胶质细胞可以产生神经营养因子（neurotrophic factors，NTFs），维持神经元的生长、发育和生存。

（5）修复和再生作用 小胶质细胞可转变为巨噬细胞，通过吞噬作用清除因衰老、疾病而变性的神经元及其细胞碎片；星形胶质细胞则通过增生繁殖，填补神经元死亡后留下的缺损，但如果增生过度，可成为脑瘤发病的原因。

（6）维持和稳定 神经元兴奋时引起 K^+ 外流，星形胶质细胞则通过细胞膜上的 Na^+-K^+ 泵将 K^+ 泵入细胞内，并经细胞间通道（缝隙连接）将 K^+ 迅速分散到其他胶质细胞内，维持神经元外围的 K^+ 平衡，使神经元周围的 K^+ 不致过分增多而干扰神经元活动。

（7）摄取与分泌 神经胶质细胞既能摄取，又能分泌神经递质。神经胶质细胞通过对神经递质或生物活性物质的摄取、合成与分泌，从而发挥其对神经元功能活动的调节作用。

4. 神经的营养性作用 主要发生在运动神经元上，是由于末梢经常释放某些营养性物质，作用于所支配的组织而完成的。营养性物质是由神经元胞体合成的，合成后借助于轴浆流动运输到神经末梢加以释放。

5. 神经系统的感觉功能 神经系统具有感受各种刺激的功能，各种感觉经过不同的传导通路传入大脑皮质，执行各自的功能。

（1）躯体感觉 包括浅感觉和深感觉。浅感觉有以下3种：①触-压觉：经内侧丘系传导的精细触-压觉与刺激的具体定位、空间和时间的形式等有关。②温度觉：来自丘脑的温度觉投射纤维可到达中央后回和同侧的岛叶皮层，后者可能是温度觉的初级皮层。③痛觉：由于伤害性或潜在伤害性刺激作用于机体引起的不愉快的主观体验，常伴有自主神经活动、情绪变化和防御反应，是一种复杂的生理心理现象。

深感觉有位置觉和运动觉。

（2）内脏感觉 最主要的特点是定位不明确，感受器数量相对较少。痛觉发生缓慢，痛感持续时间长，表现为慢痛、缓慢、持续性钝痛；对切割、烧灼、针扎等引起皮肤痛的刺激一般不引起内脏痛觉；对机械牵拉、缺血、痉挛和炎症刺激等则较为敏感。疼痛时常伴有不愉快或不安等精神感觉和出汗、恶心、呕吐、血压降低等自主神经反应。

（3）特殊感觉 如视觉、听觉、平衡觉、嗅觉、味觉等。

视觉是人和动物最重要的感觉。光作用于视觉器官，使其感受细胞兴奋，其信息经视觉神经系统加工后便产生视觉。人和动物通过视觉感知外界物体的大小、明暗、颜色、动静，获得对机体生存具有重要意义的信息，人和动物超过80%的外界信息通过视觉获得。视觉形成过程：光线—角膜—瞳孔—晶状体（折射光线）—玻璃体（固定眼球）—视网膜（形成物像）—视神经（传导视觉信息）—大脑视觉中枢（形成视觉）。

听觉是仅次于视觉的重要感觉通道。声波作用于听觉器官，使其感受细胞处于兴奋并引起听神经的冲动以至于传入信息，经各级听觉中枢分析后形成听觉。听觉形成过程：声源—耳郭（收集声波）—外耳道（传导声波）—鼓膜（将声波转换成振动）—耳蜗（将振动转换成神经冲动）—

听神经（传递冲动）—大脑听觉中枢（形成听觉）。

平衡觉的感受器是内耳中的前庭器官，包括耳石和 3 个半规管，反映了人体的姿势和地心引力的关系。通过平衡感觉，人体可以分辨自由运动时的加速运动、减速运动，以及直线或曲线运动。部分人群的平衡感受过于敏感，微弱的刺激便会引起其高度兴奋，造成恶心、呕吐等身体反应，出现晕车、晕船现象。

嗅觉的感受器是鼻腔上部黏膜上的嗅细胞。有气味物质的分子随着呼吸进入鼻腔，刺激嗅细胞，嗅细胞将嗅觉刺激的化学能量转化为神经能，嗅觉的神经冲动沿嗅神经传至中央后回，产生嗅觉。

味觉的感受器分布在舌面、上颚味蕾。味觉的适宜刺激是能溶解的、有味道的物质。当味觉刺激物随着溶液刺激味蕾时，味蕾就将味觉刺激的化学能量转化为神经能，然后沿舌咽神经传至大脑中央后回，引起味觉。味觉的感受性和机体的生理状况也有密切的联系，同时也与嗅觉有密切的联系。

6. 神经系统的运动控制

（1）运动神经元和运动单位　脊髓是实现躯体反射的最基本中枢。脊髓腹（前）角存在有大量的运动神经元，分为 α、γ、β 3 种，其中 α 运动神经元支配梭外肌，γ 运动神经元支配梭内肌，两者末梢释放的递质均为乙酰胆碱。α 运动神经元的轴突末梢在肌肉中分成许多小分支，每一个小分支支配一条骨骼肌纤维。因此，当一个 α 运动神经元发生兴奋时，可引起受支配的所有肌纤维同时收缩。

运动单位：由一个 α 运动神经元及其所支配的全部肌纤维所组成的功能单位，称运动单位。小运动单位利于做精细运动，大运动单位利于产生巨大的肌张力。不同运动单位的肌纤维是交叉分布的，有利于产生均匀的肌张力。

（2）脊髓反射与姿势调节中枢　神经系统通过调节骨骼肌的紧张度或产生相应的运动，以保持或改正身体在空间的姿势，这种反射活动称姿势反射。在脊髓水平完成的姿势反射有屈肌反射、牵张反射、节间反射等。

屈肌反射（flexor reflex）：也称对侧伸肌反射，当人体皮肤受到伤害性刺激时，同侧肢体的屈肌收缩，而伸肌舒张，肢体屈曲。当刺激量超过某一强度阈值时，同侧肢体屈曲反射的同时，还出现对侧肢体伸直的反射活动，称对侧伸肌反射。

牵张反射（stretch reflex）：牵张反射的感受器是肌肉中的肌梭。肌梭附着在梭外肌纤维上，两者呈并联关系。当肌肉受外力被拉长（或梭内肌收缩时），肌梭被拉长，可刺激梭内感受器，而使传入冲动增多，引起同一肌肉的 α 运动神经元兴奋和梭外肌收缩，从而完成一次牵张反射。当肌肉收缩时，梭内肌松弛，感受器受到的牵拉刺激减弱，肌梭传入冲动减少，甚至停止发放冲动。牵张反射有两种类型，即腱反射和肌紧张。

节间反射（intersegmental reflex）：指脊髓某些节段神经元发出的轴突与邻近上下节段的神经元发生联系，通过上下节段之间神经元的协同活动所进行的一种反射活动。

脑干对姿势和肌紧张的调节：①脑干对肌紧张的调节：脑干网状结构根据作用效果可分为易化区和抑制区，对肌紧张的调节具有完全相反的两种方式。刺激易化区时可增强肌紧张和肌运动，刺激抑制区时可抑制肌紧张和肌运动。②脑干对姿势的调节：中枢神经系统通过对骨骼肌的肌紧张或相应运动的调节，以维持动物在空间的姿势，这种反射活动总称为姿势反射。简单的姿势反射如牵张反射和对侧伸肌反射，较复杂的姿势反射如状态反射和翻正反射等。

（3）大脑皮质的运动调节功能　人的大脑皮质运动区主要位于中央前回和运动前区（4 区

和 6 区）。大脑皮质运动区的定位并不是绝对的，但是具有以下特征：①交叉支配。②具有精细的功能定位，功能代表区大小与运动精细复杂程度有关。③从运动区定位的分布看，总体安排是倒置的，但在头面部代表区内部的排列却是正立的。

锥体系统指由大脑皮质发出的纤维神经延脑锥体下行，到达脊髓的传导束，即皮层脊髓束；虽然皮层脑干束后（下）行时不通过锥体，但它在功能上与皮层脊髓束相同，故也包括在锥体束范围内。锥体系统是大脑皮质后行控制躯体运动的直接通路。80% 的纤维在延髓锥体跨过中线到达对侧后（下）行，纵贯脊髓全长，称皮层脊髓侧束；其余约 20% 的纤维不跨越中线，在脊髓同侧后（下）行，为皮层脊髓前束。上述通路发出的侧支和一些直接起源于运动皮层的纤维，经脑干某些核团接替后形成顶盖脊髓束、网状脊髓束和前庭脊髓束，主要与肌紧张的调节、大块肌群的协调性运动调节及姿势的调节有关；而红核脊髓束的功能是参与四肢远端肌肉有关精细运动的调节。锥体系统后（下）行纤维与脊髓中间神经元之间也有突触联系，可以改变脊髓拮抗肌肉运动神经元之间的对抗平衡，使肢体的运动具有更合适的强度，保证机体运动的协调性。

锥体外系统是运动系统的组成部分之一，包括锥体系统以外的运动神经核和运动传导束，由基底神经节和丘脑底核、红核、网状结构等组成，主要调节肌张力、肌肉的调节运动和平衡。

（4）基底神经节的运动调节功能　基底神经节包括尾（状）核、壳核、苍白球、丘脑底核、黑质和红核。尾核、壳核和苍白球统称纹状体；其中苍白球是较古老的部分，称旧纹状体，而尾核和壳核则进化较新，称新纹状体。基底神经节有重要的运动调节功能，与随意运动的稳定、肌紧张的控制、本体感觉传入冲动信息的处理有关。临床上基底神经节损害的主要表现可分为两类疾病：一类是具有运动过多而肌紧张不全性疾病，如舞蹈病与手足徐动症等；另一类是具有运动过少而肌紧张过强性疾病，如帕金森病。临床病理研究指出，舞蹈病与手足徐动症的病变主要位于纹状体，而帕金森病的病变主要位于黑质。

（5）小脑的运动调节功能　小脑是躯体运动的重要调节中枢，其主要功能是配合脑干网状结构调节肌紧张与身体姿势；加速与旋转运动时，保持身体姿势平衡；协助大脑调节骨骼肌随意运动的准确性和协调性。因此，小脑对躯体运动起着重要调节作用。

（三）中枢神经系统损伤后的修复

人类大脑和脊髓组成的中枢神经系统（CNS）缺乏自我再生和修复能力一直是长期困扰神经科学界的一大难题。由于 CNS 损伤后缺乏再生能力，不能产生新的神经元或再生新的轴突，因而导致外伤对 CNS 的损害尤为严重，诸如大脑皮层功能受损或消失、脊髓瘫痪等。20 世纪 80 年代，成年哺乳动物 CNS 损伤后不能再生和恢复的理论受到挑战。这种概念上的突破主要基于两方面的实验事实：一是成年哺乳动物的脊髓神经元仍然保持着再生的能力；二是人们认识到 CNS 内的微环境对受损神经的存活和再生至关重要。这从根本上改变了人们对整个神经再生领域的认识。之后经过多年的基础研究和康复临床实践，奠定了"中枢神经系统损伤后修复"的理论基础。

神经系统的可塑性是通过功能重组来实现的。功能重组指损伤后残留的中枢神经系统，通过功能上的重组，以新的方式完成已丧失的功能，包括系统内功能重组和系统间功能重组。

1. 系统内功能重组　指在功能相近的系统内，由病灶周围组织代偿或由病灶以上、以下结构来代偿，以承担因病损而丧失的功能，具体方式有以下几种。

（1）轴突再生　前提是必须有行使功能的胞体存在。完整有效的再生过程包括轴突发芽、生长、延伸，并与靶器官重建突触联系。轴突发芽分为再生发芽和侧支发芽。再生发芽指受损轴突的残端向损伤区生长，在中枢神经系统中较少见；常见的是侧支发芽，主要是从未受损伤的神经细胞的树突或轴突向邻近受损伤的神经细胞生长新芽，因而易于达到恢复支配的目的。

（2）突触效率改变 中枢神经系统可塑性的另一种重要的表现为改变突触的效率，其方式有以下几种：①侧支发芽时，突触的前端扩大，增加信息传输的面积和效率。②侧支发芽时使单突触变为双突触，使原有的效率增加 1 倍。③使新生的突触更靠近细胞体。④增加突触间隙的宽度。⑤增加神经递质的数量，并使之出现在以前不可能有的区域。⑥使破坏和灭活神经递质的机制失效。⑦改变细胞膜的通透性，从而改变细胞的兴奋性。⑧改变突触间隙内神经递质的浓度和回吸收的速度。⑨改变突触后膜的敏感性。⑩改变树突膜的通透性等。

（3）失神经过敏 指失神经支配经过一段时间后，突触后膜细胞对其神经化学递质的敏感性增高，引起组织自发活动，减少失神经组织的变性和坏死，也使局部对将来神经再支配易于发生反应。

（4）离子通道改变 在多发性硬化症的缓解期，脱髓鞘的轴突上每隔 $100 \sim 200\mu m$ 即形成 Na^+ 通道密集的部分，后者在某种程度上起到与正常的郎飞结膜部相似的作用，使动作电流的传导有所恢复，因而在临床上表现为暂时的缓解。目前认为这种可塑性的形成与星形细胞有关。

（5）潜伏通路 包括潜伏通路启用及脱抑制。

（6）病灶周围组织的代偿 病灶周围组织通过突触效率的提高可以代偿损伤局部的功能。

2. 系统间功能重组 指由在功能上不完全相同的另一系统来承担损伤系统的功能，其形式有以下几种。

（1）古、旧皮质的代偿 在新脑的部分损伤以后，其较粗糙和较低级的功能即可由古、旧部分来完成。

（2）对侧半球的代偿 一侧半球损伤后，其功能可由对侧半球代偿的事实已有许多例证。

（3）功能替代 指通过训练，使一个系统承担与本身功能毫不相干的功能。

3. 内、外环境的影响

（1）内环境的影响 如供血、水肿、内源性神经生长因子等。

（2）外环境的影响 如外源性生长因子、恒定电场、环境和心理社会因素。

在神经系统康复的过程中，功能训练是一个极为重要的环节。通过功能训练，能提高过去相对无效的或新形成的通路或突触的效率，它取决于使用的频率，使用次数越多，效率越高，如不再使用，则可退化成休眠状态。因此，为促进神经损伤后最大限度的功能恢复，反复持续的功能训练是必不可少的。

四、心理学基础

心理学（psychology）是研究人的行为和心理活动规律的科学。这一规律是人们科学解释、预测和调控人类心理及行为的依据。

19 世纪前，心理学一直属于哲学范畴，以思辨为研究方法。1897 年，德国学者冯特在德国莱比锡大学建立了第一个心理学实验室，标志着心理学从思辨性哲学中分离出来，成为一门独立的学科。人的心理既受生理因素的支配，又受社会因素的影响，因而心理学具有自然科学和社会科学的双重属性。同时，心理学研究的方法具有准确性、客观性及可检验性。

医学心理学（medical psychology）是研究心理现象及健康与疾病关系的学科，是把心理学的理论、方法与技术应用到医疗实践中的产物，是医学与心理学结合的交叉学科，兼有心理学和医学的特点。医学心理学研究和解决人类在健康或患病及二者相互转化过程中的一切心理问题，即研究心理因素在疾病病因、诊断、治疗和预防中的作用。

康复心理学（rehabilitation psychology）则是运用心理学理论和技术研究残疾者和患病者在康复过程中的心理现象和心理规律的学科，其研究目的是使病、伤、残者发挥心理活动中的积极因素，克服消极心理，调动其主观能动性，改善心理功能，最终回归并适应家庭与社会生活。

康复心理学的主要内容是康复心理评定和康复心理治疗，主要服务对象为存在功能障碍的病、伤、残者。康复心理评定指运用心理学的理论和方法，对因疾病或外伤造成身体功能障碍者的认知功能、情绪、行为和人格等心理状况进行定量的描述或诊断。而康复心理治疗则是由治疗人员运用心理治疗的专业理论和技术，针对康复对象的心理特点与规律，帮助其减轻或消除心理障碍，使其能够适应家庭与社会生活。

（一）康复对象的心理过程

一般人在经历较严重的伤病后，其心理变化会呈现出一定的规律性。根据康复对象在认知、情绪和行为等方面所表现的特点，将康复对象的心理变化分为不同的心理阶段，即震惊期、否认期、抑郁期、对抗独立期与适应期。

1. 震惊期（shock）   指康复对象对突然发生的伤病无任何心理准备，难以面对。其情感上处于麻木或休克状态，思维反应迟钝，表情惊讶或呆板。行为表现为不知所措，沉默不语，对周围的人和事无感觉、无反应。震惊期一般持续几分钟或几天。

2. 否认期（denial）   指震惊期过后，当康复对象意识到自身伤病可能造成的严重后果时，采取断然否认的态度。表现为不相信自己的病情不能痊愈，不接受别人的劝告，对病情敏感，想法或念头矛盾，易出现焦虑和紧张情绪、易激惹等。否认期一般持续数周或数月。

3. 抑郁期（depressive reaction）   指患者完全意识到自身病情的严重性和可能出现的后果，心理防线彻底崩溃，表现为极度失望、悲伤、无助，对外界事物失去兴趣，情绪持续处于抑郁状态，甚至可能因绝望出现自杀行为。抑郁期一般持续数月或更长时间。

4. 对抗独立期（reaction against independence）   指康复对象出现行为的退行，生活上过分依赖他人照顾，无进行独立生活的积极心态和主动行为，不愿与人交往，缺乏回归社会的主观愿望。对抗独立期一般持续时间从数月或数年不等。

5. 适应期（adaptation）   指康复对象经过上述几个阶段后，逐渐面对并接受残疾的现实，对自身病情和预后的担心、恐惧逐渐减少，能积极配合各种康复治疗，生活态度积极，并能够正向评价自己的生存价值，主动争取生活自理及独立，不再过分依赖他人照顾，有意愿重新融入家庭和社会生活。

（二）康复对象的特征性心理表现

康复对象遭遇突发伤病后，因个人人格特征及类型不同，所产生的表现及心理问题亦有所不同。

1. 内向投射性心理反应   表现为自我压制，压抑不能接受的意念、情绪情感和冲动。如果患者平素即是性格内向者或严于律己者，则遭遇伤病后易进行内归因，产生自己命运不好等念头，并易自责、自罪，感到患病给他人带来负担，对疾病治疗无信心，失去生活信念，表现为自卑、退缩、抑郁，甚至出现消极厌世及自杀行为。老年人群中这种表现尤其明显。

2. 外向投射性心理反应   表现为遇到自己不能接受的情境或挫折时，易进行外归因，即将自己遭遇伤病的原因完全归咎于外界环境。表现为对生理方面的微小变化过分敏感，常提出过高的治疗和护理要求，时常责怪家人未尽心照顾、医生未精心治疗等，同时情绪易激惹、易挑剔，人际关系紧张。

3.“病人角色”习惯化　表现为原有的社会身份被“病人身份”所取代。“病人身份”又称“病人角色”，康复对象认同自己的“病人身份”或“病人角色”，称“病人角色”习惯化。“病人角色”习惯化对康复对象有正反两方面影响。积极影响可表现为一旦进入角色，康复对象会慢慢地察觉患病是一个长期的过程，需要服药、打针、康复训练、休养和照顾，这一心理适应过程使患者能够面对现实，配合治疗，有利于病情的缓解和功能障碍的恢复；同时，“病人角色”也会使康复对象解除某些责任或约束而得到一定利益，即“因病获益”，促进其对“病人角色”习惯化，过度依赖医生的治疗及他人的照顾，争取生活自理及独立的积极性及主动性降低，从而对其康复产生消极影响，甚至妨碍病情的好转。

第二节　康复评定学

一、身体功能评定

（一）肌力评定

肌力指肌肉收缩时产生的最大力量，是肌肉、骨骼、神经系统疾病的诊断和康复评定的最基本的内容之一。常见的肌力评定的方法有徒手肌力测试（MMT）、等长肌力测试（IMMT）、等张肌力测试（ITMT）、等速肌力测试（IKMT）。

影响肌力的因素包括肌肉的横截面积、肌纤维类型、运动单位募集率和神经冲动的发放频率、肌肉的初长度、肌收缩类型等。

（二）肌张力评定

肌张力指肌肉组织在松弛状态下的紧张度，包括静止性肌张力、姿势性肌张力及运动性肌张力。异常肌张力主要包括肌张力增高、肌张力降低及肌张力障碍3种形式。

肌张力的检查方法：①询问病史：即痉挛发生的频率、利弊等。②视诊：观察患者有无异常姿势、刻板运动模式等。③触诊：触摸肌肉的硬度来判断肌张力。④反射：检查是否存在腱反射亢进等现象。⑤被动运动：检查肌肉对牵张刺激的反应。⑥摆动检查：以一个关节为中心，使远端肢体摆动，摆动时观察主动肌和拮抗肌交互快速收缩，观察其摆动幅度的大小。肌张力降低则摆动幅度增大。⑦其他检查：伸展性检查、姿势性肌张力检查等。

痉挛的评定标准：痉挛的准确量化评定比较困难，临床上多根据量表进行评定，最常用的评定量表是改良 Ashworth 痉挛评定量表（表4-1）。

表4-1　改良 Ashworth 痉挛评定量表

等级（级）	评定标准
0	无肌张力增加，被动活动患侧肢体在整个关节运动范围均无阻力
1	肌张力稍增加，被动活动患侧肢体到终末端时有轻微阻力
1+	肌张力稍增加，被动活动患侧肢体时在 1/2 的关节运动范围时有轻微的“卡住”的感觉，后 1/2 的关节运动范围中有轻微阻力
2	肌张力轻度增加，被动活动患侧肢体在大部分关节运动范围内均有阻力，但仍可活动
3	肌张力中度增加，被动活动患侧肢体在整个关节运动范围内均有阻力，活动比较困难

续表

等级（级）	评定标准
4	肌张力高度增加，患侧肢体僵硬，阻力很大，被动活动十分困难

（三）关节活动范围评定

关节活动范围指关节活动时可达到的最大弧度，常以度数表示，亦称关节活动度，包括主动关节活动度和被动关节活动度。关节活动度有多种测量方法，也有多种测量工具，如量角器、电子角度测量计、皮尺等，必要时可通过 X 线片或摄像机拍摄进行测量。皮尺一般用于脊柱活动度、手指关节活动度等。临床上最常采用量角器测量。测量关节活动范围的主要目的是判断关节活动度受限的程度，为选择治疗方法提供参考，作为治疗中评定疗效的手段。

影响关节活动范围的生理因素主要包括关节的解剖结构、肌肉力量、关节周围软组织的性质等。

（四）平衡与协调功能评定

平衡指身体保持一种姿势及在运动或受到外力作用时自动调整并维持姿势的能力。人体平衡可以分为静态平衡和动态平衡两大类。

平衡的评定方法包括主观评定和客观评定两个方面。主观评定以观察和量表为主，客观评定以平衡测试仪评定。观察法主要有单腿直立检查法、闭目原地踏步法、Romberg 法及强化 Romberg 法、平衡木行走法、过指试验等；量表法在临床上普遍使用，信度和效度较好的量表主要包括 Berg 平衡量表（BBS）、Tinnetti 平衡量表及"站起 – 走"计时测试。Berg 平衡量表和 Tinnetti 平衡量表既可以评定被测试对象在静态和动态的平衡功能，也可以用来预测正常情况下摔倒的可能。

协调功能指人体产生平滑、准确、有控制的运动的能力。协调功能障碍又称共济失调，根据中枢神经系统病变部位的不同，分为小脑性共济失调、基底节共济失调和脊髓后索共济失调。

协调的临床评定方法：①指鼻试验。②指指试验。③轮替试验。④食指对指试验。⑤拇指对指试验。⑥握拳试验。⑦拍膝试验。⑧跟 – 膝 – 胫试验。⑨旋转试验。⑩拍地试验。

根据协调活动的情况，可以分为五级：①Ⅰ级：正常完成。②Ⅱ级：轻度残损，能完成活动，但较正常速度和技巧稍有差异。③Ⅲ级：中度残损，能完成活动，但速度慢、笨拙、明显不稳定。④Ⅳ级：重度残损，仅能启动动作，不能完成。⑤Ⅴ级：不能完成活动。

评定时注意共济失调是一侧性或双侧性，什么部位最明显（头、躯干、上肢、下肢），以及睁眼和闭眼有无差别。

（五）感觉功能评定

感觉是人脑对直接作用于感觉器官的客观事物个别属性的反应。感觉功能的评定可以分为浅感觉检查、深感觉检查、复合感觉检查。

1. 浅感觉检查

（1）痛觉　患者闭目，用大头针的针尖轻刺被检查者的皮肤，询问被检查者有无疼痛感觉、两侧对比、近端和远端对比，并记录感觉障碍的类型与范围（对于痛觉减退的患者要从有障碍的部位向正常部位检查，对痛觉过敏的患者要从正常部位向有障碍的部位检查）。

（2）触觉　患者闭目，检查者用棉签轻触被检者的皮肤或黏膜，询问有无感觉。

（3）温度觉　患者闭目，用两只玻璃试管分别装有冷水（5～10℃）和热水（40～50℃），交替接触患者皮肤，让其辨别冷热。

2. 深感觉检查

（1）运动觉　被检者闭目，检查者轻轻夹住被检者的手指或足趾两侧，上下移动5°左右，让被检者说出运动方向。

（2）位置觉　被检者闭目，检查者将其肢体摆成某一姿势，让其描述该姿势或用对侧肢体模仿。

（3）震动觉　将震动的音叉置于骨突处，询问被检者有无震动并计算震动时间，比较两侧有无差异。检查时常选择的骨突部位有胸骨、锁骨、肩峰、尺骨鹰嘴、桡骨小头、尺骨小头、棘突、髂前上棘、股骨粗隆、腓骨小头、内踝和外踝等。

3. 复合感觉检查

（1）皮肤定位觉　被检者闭目，检查者以手指或棉签轻触被检者皮肤，让被检者说出或用手指指出被触部位。

（2）两点辨别觉　以触觉测量器或双脚规刺激皮肤上的两点，检测被检者有无能力辨别，再逐渐缩小两脚间距，直到被检者感觉为一点为止，测其实际间距，与健侧对比。两点必须同时刺激，用力相等。以 Moberg 法为例：将回形针掰开，两端形成一定距离，然后放在患者皮肤上让其分辨。正常范围一般为手指末节掌侧2~3mm，中节掌侧4~5mm，近节掌侧5~6mm。7~15mm为部分丧失，大于15mm为完全丧失。两点辨别距离越小，越接近正常值范围，说明该神经的感觉功能越好。

（3）实体觉　被检者闭目，让其用单手触摸熟悉的物体（如钢笔、钥匙、硬币等），并说出物体的名称、大小、形状、硬度、轻重等，两手比较。怀疑有实体觉障碍者，应先测功能差的手，再测另一手。

（4）体表图形觉　被检者闭目，检查者用笔或竹签在其皮肤上画图形（方、圆、三角形等）或写简单的数字（1、2、3等），让被检者分辨。也应双侧对照。

感觉功能评定结果可记录为正常(0)，减弱(-1)和消失(-2)，轻度敏感(+1)和显著敏感(+2)。

（六）步态评定

步态分析是研究步行规律的检查方法，主要是通过生物力学、运动学、肌肉电生理等手段进行行走方式的检查，分析功能障碍发生的原因和影响因素，从而指导康复评估和制定康复治疗方案及评价疗效。步态分析包括定性分析和定量分析。

1. 定性分析　通常采用步态观察的方式进行。通过与正常步态相比较，并结合以往临床经验找出异常步态问题所在。步态定性分析步骤包括了解病史、体格检查和步态观察。

（1）了解病史　判断步态障碍的前提，步态分析前必须充分了解患者的现病史、既往史、手术史、康复治疗措施等。

（2）体格检查　包括与行走动作相关的身体各部位的肌力、关节活动度、肌张力、本体感觉及周围神经检查。

（3）步态观察　包括前面、侧面和后面，患者采用自然步态，观察患者的步行节律，步行周期，步行中的对称性、重心转移、手臂摆动、关节姿态等。

2. 定量分析　借助专用设备如三维步态分析系统等，对步态进行运动学和动力学分析。定量分析能够为明确功能障碍原因、制定治疗计划、评定治疗效果等提供客观数据。

（1）运动学分析　研究步行时肢体运动时间和空间变化规律的方法，包括时空参数和关节运动模式等。

（2）动力学分析　对步态进行有关力的分析，如地反力、关节力矩、人体重心、肌肉活动等。通过动力学分析可以揭示异常步态的产生原因。

步行周期指行走过程中一侧下肢足跟着地至该侧足跟再次着地的时间过程。根据下肢在步行中的时间位置分为支撑相和摆动相。支撑相指足底与地面接触的时期，占步行周期的60%；摆动相指支撑腿离开地面向前摆动的时期，占步行周期的40%。

（七）心肺功能评定

心肺功能是人体新陈代谢和运动耐力的基础。心肺功能评定包括心功能评定和肺功能评定。

1. 心血管功能　包括循环功能和心脏功能。心功能的评定既包括传统的详细询问病史、系统的体格检查、简单明了的分级标准，也包括借助相关仪器、设备的测定和检查。需要将不同角度、不同方面获得的资料进行相互补充和综合来确定功能状态并指导康复治疗。

2. 呼吸功能　指肺进行内外环境间的气体交换能力，包括通气功能和换气功能。呼吸分为内呼吸和外呼吸两个基本过程。肺功能评定包括肺通气功能测定和肺换气功能测定。

（1）肺通气功能测定　包括每分通气量、肺泡通气量、最大通气量和时间肺活量等项目的测试，主要用于了解患者的基本肺功能情况，评价治疗效果。

（2）肺换气功能测定　主要包括动脉血气分析和呼吸气分析。动脉血气分析指通过抽取动脉血液，测定血液中的气体分压和含量，以此推算全身的气体代谢和酸碱平衡状况。呼吸气分析指通过测定通气量和呼出气体中氧气和二氧化碳的含量，推算吸氧量、二氧化碳排出量等各项气体代谢参数。呼吸气体分析方法包括化学法和物理法两种。

二、言语 – 语言功能和吞咽功能评定

（一）言语 – 语言功能评定

言语（speech）是人们运用语言进行交际的过程，是说话及表达的能力，是人类交流最基本的部分。言语指人们对语言的运用，有两个意思：一指人的说和写的过程，是人的一种行为，称言语活动，也称言语行为；二指人说出来的话，写出来的东西，也叫言语作品。

语言（language）是人类进行沟通交流的表达方式，与个人的文化程度及认知功能关系密切。语言的三要素是语音、语法和词汇，是由词汇按一定的语法所构成的语音表义系统。语言活动包括4种形式，即口语表达、口语理解、阅读理解和书写表达。

1. 评定目的

（1）了解患者是否存在言语 – 语言功能障碍。

（2）判断障碍的性质、类型、程度和可能的原因。

（3）判断患者是否需要进行言语治疗，为选择正确的治疗方法、评价治疗提供依据。

（4）预测患者言语 – 语言功能障碍恢复的可能性。

2. 评定方法

（1）失语症（aphasia）　是获得性语言障碍，指与语言功能有关的脑组织的器质性损害造成患者对人类进行交际的符号系统的理解和表达能力受损，尤其是语音、语义、字形等语言符号的理解和表达障碍。

1）Halstead–Wepman失语症筛选测验：是一种判断有无失语障碍的快速筛选测验方法。

2）标记测验（token test）：用于检查言语理解能力，主要对失语障碍表现轻微或完全没有的患者，能敏感地反映出语言功能的损害。

3）波士顿诊断性失语检查：包括了语言和非语言功能的检查，语言交流及特征的定量与定性分析，确定语言障碍程度及失语症分类。缺点是检查所需时间长，评分较为困难。

4）西方失语成套测验（WAB）：该测验提供一个总分，称失语商，可以分辨出是否为正常语言。WAB 还可以测出操作商和皮质商，操作商可了解大脑的阅读、书写、运用、结构、计算和推理等功能；皮质商可了解大脑认知功能。

5）汉语标准失语症检查（CRRCAE）：包括了两部分内容：第一部分是通过患者回答 12 个问题了解其语言的一般情况；第二部分由 30 个分测验组成，分为 9 个大项目，包括听理解、复述、说、出声读、阅读理解、抄写、描写、听写、计算。该方法适用于成人失语症患者。

6）汉语失语成套测验（ABC）：该检查可区别语言正常和失语症，对脑血管病语言正常者，也可检测出某些语言功能的轻度缺陷。

（2）构音障碍（dysarthria）　指由于神经病变，与言语有关的肌肉麻痹、收缩力减弱或运动不协调所致的言语障碍。其强调呼吸、共鸣、发音和韵律方面的变化，从大脑到肌肉本身的病变都可引起言语障碍。检查常用 Frenchay 评定法（表 4-2）。

表 4-2　Frenchay 评定法

功能		损伤严重程度				
		a 正常←――――――→严重损伤 e				
		a	b	c	d	e
反射	咳嗽					
	吞咽					
	流涎					
呼吸	静止状态					
	言语时					
唇	静止状态					
	唇角外展					
	闭唇鼓腮					
	交替发音					
	言语时					
颌	静止状态					
	言语时					
软腭	进流质食物					
	软腭抬高					
	言语时					
	发音时间					
喉	音量					
	音调					
	言语时					

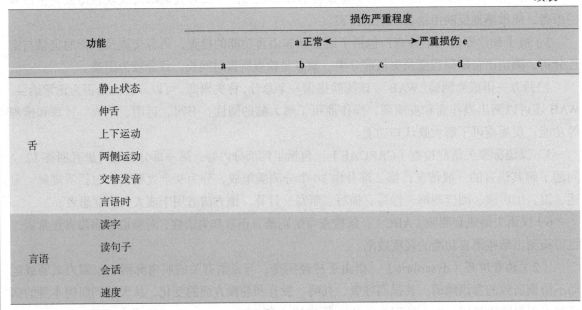

功能		损伤严重程度				
		a 正常◄————————►严重损伤 e				
		a	b	c	d	e
舌	静止状态					
	伸舌					
	上下运动					
	两侧运动					
	交替发音					
	言语时					
言语	读字					
	读句子					
	会话					
	速度					

（3）语言发育迟缓 指儿童语言发育落后于实际年龄水平。

1）言语－语言功能发育评估：常用的有丹佛发育筛查法（DDST）、Gesell 发育量表、皮博迪图片词汇测试（PPVT）、伊利诺斯心理语言能力测验、韦氏儿童智力量表中国修订版等。

2）语言发育迟缓检查法（S-S 法）：是语言发育迟缓专科评定工具。

（4）口吃（stutter） 是一种言语障碍，表现为言语频繁地与正常流利的人在频率和强度上不同且非自愿的重复（语音、音节、单词或短语）、停顿、拖长打断。

1）口吃诊断表：见表4-3。

表 4-3　口吃诊断表

评定内容	评定目的
1. 语言重复数量	说话的词中有 2% 以上的词有"词的一部分重复"，每次重复两次或多次
2. 语速	说话的词中有 2% 延长 1 秒钟以上，突然终止延长并提高音调
3. 言语间断时间	言语中不自主地间断或迟疑 2 秒钟以上
4. 言语伴随动作	言语不流利伴有身体活动、眨眼、唇及下颌颤抖及使劲的姿势
5. 情绪变化及回避现象	说话时伴有情绪反应和回避的举止
6. 心理反应	用言语作为成绩不好的理由（儿童）
7. 口吃与环境的关系	说话场合不同时，言语不流利的频率和严重程度会有所改变

2）口吃评定表：见表4-4。

表 4-4　口吃评定表

评定内容	评定目的
1. 自由会话能力	了解儿童在日常生活中说话的状态
2. 图片单词命名	选 30 个单词，了解其命名开始时口吃的情况
3. 句子描述	选 8 张情景图画片，了解其不同句子长度及不同句型中口吃的状况
4. 复句描述	选两张情景图画，了解其在描述总结式讲话中口吃的状况

续表

评定内容	评定目的
5. 复述	了解其复述及相伴复述时口吃改善的情况
6. 回答问题	了解其是否有回避现象及说话的流畅度
7. 模仿母子间谈话	了解母子间交流时口吃的情况

（5）听力障碍（deafness）　指不同程度的听力减退，是听觉系统的传音、感音功能异常所致听觉障碍或听力减退，轻者称"重听"，能听到对方提高的讲话声；重者称耳聋，听不清或听不到外界声音。

1）行为测听法：此法适用于1岁以下的儿童，即在孩子睡眠时，用3000Hz、90dB以上的小型振荡器发出声音，儿童会突然睁开眼睛寻找声源。此种方法可以早期发现听力异常。

2）条件探索听力反应检查法：适用于5个月以上儿童头部可以向左右转动寻找声音时，方法是检查者用扬声器发出声音，孩子头转向声源，检查者再用彩色的灯或闪烁的灯，同时发出声音，吸引孩子的注意力，反复数次建立条件反射，采用下降法，测出听力值，测出的结果与正常耳的测试结果比较。此法不适合注意力很差的儿童。

3）脑干听觉诱发电位检查。

4）听力计检查法：适用于3岁半以上的儿童，即使用单一频率的声音通过气导耳机与骨导耳机给声，通过判断各个频率所听到最小的声音，了解各频率听力损失状况，绘出听力图，根据听力图了解耳聋的程度与性质。

3. 评定的注意事项

（1）意识障碍、严重痴呆、情绪不稳定等无法合作者不宜进行言语－语言功能评定。

（2）评定环境应安静、最好采取"　对　"形式评定，避免干扰。陪伴人员在旁时不可暗示、提示患者。

（3）评定前准备好评定用具，如录音机、图片等。

（4）评定要在融洽的气氛中进行，评定时注意观察患者的情况、是否合作、疲劳等。

（5）评定过程中不要随意纠正患者的错误，注意记录患者各种反应（如替代语、手势、肢体语言、书写表达等）。

（二）吞咽功能评定

吞咽（swallowing）指通过口腔、咽和食管把食物和饮料以适宜的频率和速度送入胃中的功能。吞咽是人类最复杂的行为之一，需要有良好的口腔、咽和食管功能的协调。吞咽障碍（dysphagia）是由于下颌、双唇、舌、软腭、咽喉、食管上括约肌或食管功能受损，不能安全有效地把食物和水输送到胃内的过程，包括口、咽或食管的吞咽困难。广义的吞咽障碍概念应包含认知和精神心理方面的问题引起的行为和行动异常导致的吞咽和进食问题，即摄食吞咽障碍。

1. 评定目的　筛查是否存在吞咽障碍；明确吞咽障碍的病因；判断吞咽障碍的程度；制定康复目标和提出合适的康复治疗方案，评估预后。

2. 评定方法　可分为吞咽前评定和吞咽功能评定。

（1）吞咽前评定　主要包括症状、病史、一般情况检查和吞咽肌及相关结构检查四部分。

（2）吞咽功能评定　主要包括筛查、临床功能评估和仪器检查。通过筛查初步判断是否存在吞咽障碍。临床功能评估可提供吞咽解剖及生理方面的信息，了解吞咽各期的功能状态，以期明确吞咽障碍的特征和病因。仪器检查能更详细和直观地提供口腔期、咽期的信息，部分检查亦能反映食管期的功能。

三、心理和认知功能评定

康复心理学（rehabilitation psychology）是将医学心理学知识与技术运用于康复医学的评定与治疗中。对象主要是残疾人与一些心身疾病患者。

心理与认知功能评定可应用于康复的各个时期：①初期：了解是否存在心理和认知功能障碍及其程度，为制定康复计划提供依据。②中期：判断康复的效果及预后，为修改康复计划提供依据。③终期：为全面康复提出建议。

（一）心理功能评定

1. 康复对象的心理过程及反应　一般人在经历较严重的伤病后，其心理变化会呈现出一定的规律性，康复对象的心理变化可分为震惊期（shock）、否认期（denial）、抑郁期（depressive reaction）、对抗独立期（reaction against independence）和适应期（adaptation）。康复对象遭遇突发伤病后，因个人人格特征及类型不同，所产生的表现及心理问题亦有所不同，主要有内向投射性心理反应、外向投射性心理反应和"病人角色"习惯化3种。

2. 心理评定方法　一般包括观察法、会谈法、调查法及心理测量等。

（1）观察法　是通过直接或间接（通过摄像设备等）观察或观测被评估者的行为表现并对其进行心理评定的一种方法。观察法可分为自然情境中的观察和特定情境中的观察两类。观察的方式可采用比较传统的"单向玻璃室"，即观察者能清晰地看到被观察者的行为表现，而被观察者不知晓观察者的存在。

（2）会谈法　也称"晤谈法"，是心理评估中最常用的一种方法，其基本形式是评估者与被评估者面对面地进行语言交流。根据会谈形式，会谈法可分为结构式会谈和非结构式会谈两种。

（3）调查法　根据评估目的的需要，当某些信息无法从被评估者本人那里获得，或本人提供的信息可信度不够时，则需要从他人那里调查取得。根据调查内容，调查法可分为历史调查和现状调查两类。

（4）心理测量　指依据心理学理论，应用一定的程序，对人的能力、人格特征行为模式及心理健康程度等做出定量评估的过程。心理测量主要采用量表的形式进行。心理测试量表种类繁多，常用的智力测验量表有瑞文智力测验，比内－西蒙智力测验、韦氏成人和儿童智力量表、丹佛发育筛查法（DDST）等；人格测验量表主要有明尼苏达多相人格调查表（MMPI）、艾森克人格测试问卷（EPQ）等；精神症状及心理健康状况的测验量表主要有症状自评量表–SCL90、抑郁自评量表、焦虑自评量表、简易精神状态检查量表、生活质量综合评定量表等。

（二）认知功能评定

认知功能评定的方法可分为4类：筛查法、特异性检查法、成套测验法和功能检查法。

1. 筛查法　快速的神经综合功能的甄别测验。筛查法从总体上大致检出患者是否存在认知障碍，但不能为特异性诊断提供依据，即不能通过筛查或仅仅依靠筛查来诊断患者存在何种认知障碍，如图形背景分辨困难、单侧忽略等。通过筛查可以发现有无脑的器质性病变，可决定是否需要给患者做进一步详细、深入的检查。常用的认知功能筛查量表有简易精神状态检查量表、认知能力检查量表等。筛查通常是认知功能评定的第一步。

2. 特异性检查法　用于评定某种特殊类型的认知障碍。如当康复医生发现患者脑部存在器质性改变后，需要进一步明确这种改变是局灶性的还是弥漫性的，是否需要治疗。通过评定患者的认知加工过程及其结果而做出诊断，有助于制定治疗计划。

3. 成套测验法　一整套标准化的测验，主要用于认知功能较为全面的定量测定。成套测验不同于单项特异性临床检查。成套测验的信度和效度均经过检验，成套测验得分低于正常范围时提示该患者存在认知障碍。单项特异性检查结果异常则仅仅说明某种认知功能存在，如面容失认或结构性失用等。成套测验由各种单项测验组成，每一个具体检查项目都可以视为独立的特异性临床检查方法。因此，成套测验可以全面评定主要的脑功能。H.R 神经心理学成套测验（HRB）是常用的神经心理学成套测验，洛文斯顿作业疗法认知测验（LOTCA）近年来广泛用于神经康复的评定中。

4. 功能检查法　通过直接观察患者从事日常生活活动的情况来评定相关认知功能障碍的程度。如前所述，大量研究表明，认知功能障碍及其程度与日常生活活动能力状况密切相关。Arnadottir 作业疗法——日常生活活动神经行为评定所采用的即是功能检查法。

四、日常生活活动能力评定

日常生活活动（activities of daily living，ADL）指人们为独立生活或适应生存环境而每天反复进行的、最基本的、具有共同性的身体动作群，即进行衣、食、住、行、个人卫生等的基本动作和技巧，是个人独立生存的基础。

（一）评定目的

康复治疗的最终目标是要改善功能障碍患者的日常生活活动能力。实施康复治疗前必须先了解患者的功能状况，即进行日常生活活动能力的评估，以此确定患者是否独立及独立的程度，这是明确治疗目标、制定和修订治疗计划、判断预后的重要前提，同时也可以通过评定结果提升患者的治疗依从性及康复信心。

（二）评定方法

1. 直接观察法　由评定者观察患者完成日常生活活动的具体情况，评估其实际活动能力。评定时，由评定者向患者发出动作指令，让患者按照实际能力去完成。优点：能较为客观地反映患者的实际功能状态。缺点：费时费力。

2. 间接评定法　指对于一些不能直接观察的活动，通过询问的方式进行了解和评估的方法。询问的对象可以是患者本人，也可以是患者的照顾者或家属。优点：方法简单、快速便捷。缺点：信度差。

（三）评定量表

日常生活活动能力评定量表通常分为躯体或基本 ADL（physical or basic ADL，PADL or BADL）、复杂性或工具性 ADL（instrumental ADL，IADL）评定量表。常用的 PADL 标准化量表有 t 指数分级量表（改良 Barthel 指数分级量表）、Katz 指数评定、功能独立性评定（FIM）、PULSES 评定量表、Kenny 自理评定等。常用的 IADL 标准化量表有 Frenchay 活动指数、快速残疾评定量表（RDRS）等。

1. Barthel 指数分级量表　世界上公认的最为常用的评估 ADL 能力的量表为 Barthel 指数分

级量表（BI）、改良 Barthel 指数分级量表（MBI）。

（1）Barthel 指数分级量表　可以敏感地反映出患者病情的变化或功能的进展，适于疗效观察及预后判断。其内容包括进食，床与轮椅转移、个人卫生、如厕、洗澡、步行、上下楼梯、穿衣、大便控制、小便控制 10 项内容，总分 100 分（表 4-5）。

表 4-5　Barthel 指数分级量表

日常活动项目	独立	部分独立，需要较少帮助	需要极大帮助	完全依赖
进食	10	5	0	
洗澡	5	0		
修饰（洗脸、刷牙、刮脸、梳头）	5	0		
穿衣（包括系鞋带）	10	5	0	
控制大便	10	5（偶尔失禁）	0（失禁）	
控制小便	10	5（偶尔失禁）	0（失禁）	
用厕（包括拭净、整理衣裤、冲水）	10	5	0	
床椅转移	15	10	5	0
平地行走 45m	15	10	5（需轮椅）	0
上、下楼梯	10	5	0	

（2）改良 Barthel 指数分级量表　由 Shah 于 1989 年在评定内容不变的基础上对 BI 的等级进行加权，内容仍为原 10 项，将每个评定项目细分为完全依赖、最大帮助、中等帮助、最小帮助和完全独立 5 个等级，总分 100 分（表 4-6）。MBI 对 10 项 ADL 的内容进行了界定，并就先决条件、活动方式、考虑因素及评分标准进行了具体说明，使评定的准确性更高。

表 4-6　改良 Barthel 指数分级量表

日常活动项目	完全独立	最小帮助	中等帮助	最大帮助	完全依赖
进食	10	8	5	2	0
洗澡	5	4	3	1	0
个人卫生	5	4	3	1	0
穿衣（包括系鞋带）	10	8	5	2	0
肛门控制（大便控制）	10	8	5	2	0
膀胱控制（小便控制）	10	8	5	2	0
用厕（包括拭净、整理衣裤、冲水）	10	8	5	2	0
床/椅转移	15	12	8	3	0
下地步行	15	12	8	3	0
轮椅操作	5	4	3	1	0
上、下楼梯	10	8	5	2	0

（3）评定结果　记分为 0~100 分，Barthel 指数得分 40 分以上者康复治疗的效益最大。

＞60 分：有轻度功能障碍，能独立完成部分日常活动，需要部分帮助。

60~41 分：有中度功能障碍，需要极大的帮助方能完成日常生活活动。

40~21 分：有重度功能障碍，大部分日常生活活动不能完成或需他人服侍。

0~20 分：严重功能障碍，生活完全依赖。

2.功能独立性评定(FIM) 是由 Granger 提出的,选择了最能体现患者功能状态的关键指标,遵从简便、实用原则制定出的功能独立性项目设计和评分标准。FIM 分 7 等级、6 类、18 项,包括自理能力、括约肌控制、移动、行走、交流、社会认知,每项最高 7 分,最低 1 分,共计 126 分(表 4-7)。

表 4-7 功能独立性评定项目

项目			评估日期
运动功能	自理能力	1 进食	
		2 梳洗修饰	
		3 洗澡	
		4 穿裤子	
		5 穿上衣	
		6 上厕所	
	括约肌控制	7 膀胱管理	
		8 直肠管理	
	转移	9 床、椅、轮椅间	
		10 如厕	
		11 盆浴或淋浴	
	行走	12 步行/轮椅	
		13 上下楼梯	
	运动功能评分		
认知功能	交流	14 理解	
		15 表达	
	社会认知	16 社会交往	
		17 解决问题	
		18 记忆	
	认知功能评分		
FIM 总分			

功能水平和评分标准

(1)独立 活动中不需他人帮助。①完全独立(7分):构成活动的所有作业均能规范、完全地完成,不需修改和辅助设备或用品,并在合理的时间内完成。②有条件的独立(6分):具有下列 1 项或几项:活动中需要辅助设备;活动需要比正常长的时间;或有安全方面的考虑。

(2)依赖 为了进行活动,患者需要另一个人予以监护或身体的接触性帮助,或者不进行活动。

1)有条件的依赖:患者付出 50% 或更多的努力,其所需的辅助水平如下:①监护和准备(5分):患者所需的帮助只限于备用、提示或劝告,帮助者和患者之间没有身体的接触或帮助者仅需要帮助准备必需用品;或帮助戴上矫形器。②少量身体接触的帮助(4分):患者所需的帮助只限于轻轻接触,自己能付出 75% 或以上的努力。③中度身体接触的帮助(3分):患者需要中度的帮助,自己能付出 50% ~ 75% 的努力。

2）完全依赖：患者需要一半以上的帮助或完全依赖他人，否则活动就不能进行。①大量身体接触的帮助（2分）：患者付出的努力小于50%，但大于25%。②完全依赖（1分）：患者付出的努力小于25%。

FIM的最高分为126分（运动功能评分91分，认知功能评分35分），最低分为18分。126分为完全独立；108~125分为基本独立；90~107分为有条件的独立或极轻度依赖；72~89分为轻度依赖；54~71分为中度依赖；36~53分为重度依赖；19~35分为极重度依赖；18分为完全依赖。

3. 快速残疾评定量表（RDRS） 由 Linn 于1967年提出，后于1982年修订。此表可用于住院和在社区中生活的患者，对老年患者尤为合适。RDRS共有18项细项目，每项最高分为3分，最低分为0分，总分为54分，分值越高表示残疾程度越重，完全正常应为18分（表4-8）。

表4-8 快速残疾评定量表

内容	评分及其标准			
	0分	1分	2分	3分
Ⅰ日常生活需要帮助程度				
进食	完全独立	要一点帮助	要较多帮助	喂食或经静脉供给营养
行走（可用拐杖或助行器）	完全独立	要一点帮助	要较多帮助	不能走
活动（外出可用轮椅）	完全独立	要一点帮助	要较多帮助	不能离家外出
洗澡（要提供用品及监护）	完全独立	要一点帮助	要较多帮助	由别人帮助洗
穿衣	完全独立	要一点帮助	要较多帮助	由别人帮助穿
用厕（穿脱衣裤、清洁、造瘘管护理）	完全独立	要一点帮助	要较多帮助	只能用便盆，不能护理造瘘管
整洁修饰	完全独立	要一点帮助	要较多帮助	由别人帮助
适应性项目（财产处理、用电话等）	完全独立	要一点帮助	要较多帮助	自己无法处理
Ⅱ残疾程度				
言语交流	正常	要一点帮助	要较多帮助	不能交流
听力（可用助听器）	正常	要一点帮助	要较多帮助	听力丧失
视力	正常	要一点帮助	要较多帮助	视力丧失
饮食不正常	没有	轻	较重	需经静脉输入营养
大小便失禁	没有	有时有	常常有	无法控制
白天卧床	没有	有，较短时间（3小时内）	较长时间	大部分或全部时间
用药	没有	有时有	每日服药	每日注射或加口服
Ⅲ特殊问题程度				
精神错乱	没有	轻	重	极重
不合作（对医疗持敌视态度）	没有	轻	重	极重
抑郁	没有	轻	重	极重

（四）注意事项

1. 评定前与患者交流，了解患者的病史及基本情况，判断残疾程度，以及是否需要使用辅助用具。讲解评定目的和方法，取得患者的信任及配合。

2. 评定中选择合适的环境，多次评估时尽量在同一环境中完成。评估时给予详细、具体的指令，如果患者不能顺利完成一项活动，可进行下一项。除非量表特别说明，使用支具或其他辅助用具、采取替代疗法等可认为是独立完成活动，并做好记录。如有患者不易或不便完成的活动，可通过询问照顾者获得结论。

五、职业能力评定

职业能力评定是运用系统的职业康复理论与方法对功能障碍患者的身体、心理、行为能力和岗位胜任能力进行系统的、全面的评定，是衡量个人是否满足实际岗位需要的能力的重要环节。

（一）评定目的

通过职业能力评定，了解患者就业能力和残损状况，明确工作种类，为制定康复目标提供依据，同时指导工伤残疾的评定。

（二）评定方法

本项目主要采用量表评估。

（三）评定量表

职业能力的评定主要采用功能评估调查表（functional assessment inventory，FAI）。该量表能较为全面、客观地评估患者与职业相关的各种功能状态。职业能力损伤级别评定如下：0~5分，为职业能力无明显损伤；6~31分，为职业能力轻度受损；32~62分，为职业能力中度受损；63~93分，为职业能力严重受损（表4-9）。

表4-9　功能评估调查表（FAI）

项目	内容
视	0. 无显著损伤 1. 在需要敏锐视力的操作中有困难 2. 损伤的程度足以干扰阅读、驾车等主要活动 3. 视力全部或几乎全部丧失
听	0. 无显著损伤 1. 会话和用电话时有些困难 2. 能借助唇读进行面对面的会话，但不能用电话，不能听见某些环境中有关的声音（如铃声、高音调声等） 3. 极度难听或聋，不能理解任何言语
言语	0. 无显著损伤 1. 言语易被人理解，但音质或言语方式不悦耳；或说话时特别费力才能使他人听懂 2. 言语难于理解，往往必须重复 3. 言语不能被他人理解
行走和活动	0. 无显著损伤 1. 速度或距离不如常人，若用轮椅，可独自驱动和转移而无须他人帮助 2. 只能在平地上步行短的距离；若在轮椅上，也不能独自转移，但可以使用电动轮椅至少能不用帮助驱动100m左右 3. 无行走的可能；若在轮椅上，在他人帮助下能走100m左右
上肢功能	0. 无显著损伤 1. 一侧上肢完全或部分地丧失功能，另一侧上肢完好 2. 双侧上肢至少在某种范围内丧失功能，或利手侧上肢有严重的功能丧失 3. 任一上肢没有有用的功能

项目	内容
手功能	0. 无显著损伤 1. 不能进行大多数需要精细灵巧性、速度和协调性的作业 2. 严重损伤，但不管用或不用辅助用具或假肢，仍能进行书写和进食等日常活动 3. 没有或几乎没有手的功能
协调	0. 无明显损伤 1. 眼手协调和粗大运动协调均有一些损伤，但主要功能仍完好 2. 眼手和粗大运动协调显著损伤 3. 几乎没有能力去控制和协调地运动
头的控制	0. 无明显损伤 1. 保持和确定头的位置有困难，在定向、平衡或外观上可有小的问题 2. 控制或旋转头部有困难，由于不能控制可轻度妨碍注视 3. 由于缺乏控制，严重地干扰或妨碍了阅读时的注视和谈话时与对方保持眼的接触
体力	0. 无明显损伤 1. 在需要极度用力的职业中（如需用力上举或需要大量步行、弯腰等职业中）有某些困难，但在中度用力时可以接受 2. 在任何类型的职业中，甚至只需中等的体力也不能进行 3. 即使是坐和轻度用手工作的职业，患者都不能胜任
耐力	0. 无明显损伤 1. 安排间歇的休息可以全天工作 2. 能半天工作 3. 每天工作不能超过 1~2 小时
运动速度	0. 无明显损伤 1. 移动比平均速度慢 2. 移动极慢，需要速度的竞争性职业完全不能从事 3. 运动极度迟滞
学习能力	0. 无明显损伤 1. 能学习复杂的就业技能，但速度不正常 2. 通过特殊的训练，能掌握相当复杂的概念和操作 3. 只能学习极简单的作业，并且只有通过充分的时间和重复才能完成
判断	0. 无明显损伤 1. 有时做出不恰当的判断，不会花时间去考虑替代方案或行为的后果 2. 经常做出仓促和不明智的决定，往往显示出不合适的行为或选择 3. 由于愚蠢或冲动性行为的结果，可能危及自己或他人
坚持性	0. 无明显损伤 1. 注意广度或集中于作业或要领上的能力变化大，有时不能完成他所负责的作业 2. 注意广度有限，缺乏集中，要使他能进行一种作业，需要给予大量的监督 3. 注意广度极有限，没有持续的监督便不能坚持进行作业
知觉结构能力	0. 无明显损伤 1. 其知觉结构能力稍有损伤，以致不能进行任何需要精细后分辨的作业，但无明显行为损伤的证据 2. 偶尔表现出空间失定向（迷路或在粗大知觉问题上有困难） 3. 行为上证实有极度的知觉畸变（如粗大的空间失定向、撞到墙上、不能鉴别物体等）
记忆	0. 无明显损伤 1. 偶因记忆缺陷，可构成一些困难 2. 记忆缺陷显著地干扰了新的学习，指示和通知必须频繁地重复才能让患者记住 3. 错乱，失定向，记忆几乎丧失
言语功能	0. 无明显损伤 1. 言语能力轻到中度损伤，若听觉受限，能用唇读和言语交流 2. 交流有严重困难，限于说单个词或短语，或用非发音交流形式表达简单的概念。若听觉受损，用符号语言有效，但不能用唇读或说 3. 表达性交流近乎不能

项目	内容
阅读写作能力	0. 无明显损伤 1. 由于文化背景或缺乏教育，阅读、写作有困难 2. 阅读、写作有严重困难 3. 功能上类似文盲
行为和康复目标的一致性	0. 无明显损伤 1. 行为和康复目标表现出不一致 2. 口头上同意康复目标，但往往并不遵循合适的动作 3. 行为往往与康复的目标相抵触
对能力和受限制的感知的准确性	0. 无明显损伤 1. 对于由于残疾的结果而引起的职业能力的变化，有不正确的理解（如排除了太多的就业可能性，或否认一些限制的意义） 2. 不现实地理解其就业能力（如排除所有的就业可能，或否认重要的限制） 3. 拒绝接受或显著歪曲地理解其受限。关于其残疾，经常提供其他虚假的，引人入歧途的，或极为不合适的信息
和他人相互作用的有效性	0. 无明显损伤 1. 在社会交往中有些笨拙或口齿不清 2. 缺乏在社会中有效地交往所必需的技巧 3. 明显的攻击性、退缩性、防御性，怪异或不合适的行为，常伤害人际间的交往
个人吸引力	0. 无明显损伤 1. 个人外表或卫生状况在某些方面是不吸引人的，但能为他人及家人所忍受 2. 在个人外表或卫生状况方面有较严重的问题，难于为他人甚至为家人所接受 3. 在个人外表或卫生方面，有极严重的问题，很可能为他人所拒绝
由于治疗或医疗问题而缺勤	0. 无明显损伤 1. 由于医学监督、治疗或疾病复发，每月有 1~2 天的请假 2. 平均每周需要请 1 天假，以接受医学监督或治疗 3. 由于需要而频繁地住院，难以工作
状态的稳定性	0. 无显著损伤 1. 若有饮食、治疗或训练控制则能稳定 2. 状态可能缓慢地进展，或其过程难以预料，且有可能导致功能的进一步丧失 3. 状态在可以预见的将来，有可能显著地恶化
技能	0. 无明显损伤 1. 没有可以利用的特殊技能，但具有一般的技能，使患者有可能转而从事其他工作 2. 缺乏可以转换工作岗位的技能，由于残疾或其他一些因素，工作特需的技能大部分缺失 3. 一般的技能也所剩无几
工作习惯	0. 无明显损伤 1. 工作习惯有缺陷（如不守时、仪表不恰当、没有合适的写读方法等），但愿意和能够学习这些技能，而且十分容易 2. 工作习惯有缺陷，在受雇之前可能需要进行工作调整及训练 3. 工作习惯上有严重的缺陷，似乎没有可能通过工作调整及训练来改善
工作历史	0. 无明显异常 1. 由于年轻或其他理由，没有或几乎没有大多数雇主可以接受的工作经验 2. 工作历史中有诸如经常拖拉或经常由于失业而变换工作 3. 可有 5 年的失业期，可用的工作资历贫乏
雇主的可接受性	0. 无明显影响 1. 身体上或历史上的一些特征可能干扰某些雇主对雇员的接受 2. 尽管对行为没有干扰（如已控制住的癫痫、有严重复发性的精神病史等），但其经历上极少可能为雇主和公众所接受 3. 目前和新近的特征，常使该患者为大多雇主所不能接受（如新近犯罪史、不能控制的癫痫、显著的行为异常）

续表

项目	内容
工作机会	0. 无明显影响 1. 受雇机会有些受限制（如由于交通、地理位置、环境状态等问题而为雇员不能耐受等） 2. 受雇机会显著受限，几乎没有什么合适的工作条件 3. 受雇机会极度受限，可能只能居留在乡下或生活在工作机会很少的农村
经济上的妨碍	0. 无显著影响 1. 受雇的可能性受到经济上的妨碍（雇员可能要求异常高的薪金或难于找到的特殊情况） 2. 由于可能丧失受益，工作选择十分受限（可能会考虑非全天或低收入的工作，以便继续从他处得益） 3. 由于会导致目前得到的好处丧失，所有可能性都不能提供比患者现时更好的工作
社会支持系统	0. 无显著影响 1. 无或几乎没有支持系统可以利用 2. 当时的支持系统与康复目标相违背 3. 支持系统的工作明显地对抗康复的行为

（四）注意事项

职业能力评定前，需要根据不同种类的工作对身体活动能力的需求进行评估，如肌力、耐力、平衡、协调及心肺功能等。评定的重点在于确定患者完成该项工作所能承受的重量、持续时间、操作范围等。

六、参与社会生活能力评定

参与社会生活能力评定主要评估患者参与各类社会活动的基本情况，包括工作、学习、社会交往、娱乐活动等能力。目前常用于参与社会生活能力评定的方法有社会功能缺陷筛选量表（social disability screening schedule，SDSS）、功能活动问卷（functional activities questionnaire，FAQ）、社会生活能力概括评定问卷等。

（一）评定目的

通过参与社会生活能力评定，帮助患者了解在现实社会活动中存在的功能缺陷和生活状态，有利于评价患者康复干预的疗效，判断是否具备回归家庭及社会的条件，以便康复治疗师针对性地帮助患者解决实际困难。

（二）评定方法

参与社会生活能力评定主要通过观察法、访谈法、问卷法等进行。

（三）评定量表

1. 社会功能缺陷筛选量表（SDSS） 来源于 WHO 制定的功能缺陷评定量表。该量表重点通过对知情人的询问获得信息，主要用在社区中生活的精神疾病患者，特别适合于慢性病者，适用年龄在 15~59 岁之间。SDSS 共包括 10 个项目，每项的评分为 0~2 分，0 分为无异常或仅有不引起抱怨或问题的极轻微缺陷，1 分为确有功能缺陷，2 分为严重功能缺陷。SDSS 统计指标为总分和单项分，我国十二地区精神疾病流行病学调查规定总分≥2 分者，有社会功能缺陷。此量表不适合住院期间的评定或住院时间少于 2 周的患者（表 4-10）。

表 4-10　社会功能缺陷筛选量表（SDSS）

项目	内容	1	2
职业和工作	指工作和职业活动的能力、质量和效率，遵守劳动纪律和规章制度，完成生产任务，在工作中与他人合作等	水平明显下降，出现问题，或需减轻工作	无法工作，或工作中发生严重问题；可能或已经被处分
婚姻职能	仅评已婚者。指夫妻间相互交流，共同处理家务，对对方负责，相互间的爱、支持和鼓励	有争吵，不交流，不支持，逃避责任	经常争吵，完全不理对方，或夫妻关系濒于破裂
父母职能	仅评有子女者。指对子女的生活照顾、情感交流、共同活动，以及关心子女的健康和成长	对子女不关心或缺乏兴趣	根本不负责任或不得不由别人替她照顾孩子
社会性退缩	指主动回避和他人交往	确有回避他人的情况，经说服仍可克服	严重退缩，说服无效
家庭外的社会活动	指和其他家庭及社会的接触和活动，以及参加集体活动的情况	不参加某些应该且可能参加的社会活动	不参加任何社会活动
家庭内活动过少	指在家庭中不干事，也不与人说话的情况	多数日子至少每天2小时什么都不干	几乎整天什么都不干
家庭职能	指日常家庭活动中应起的作用，如分担家务、参加家庭娱乐、讨论家庭事务等	不履行家庭义务，较少参加家庭活动	几乎不参加家庭活动，不理家人
个人生活自理	指保持个人身体、衣饰、住处的整洁，大小便习惯，进食等	生活自理差	生活不能自理，影响自己和他人
对外界的兴趣和关心	了解和关心单位、周围、当地和全国的重要消息和新闻	不太关心	完全不闻不问
责任心和计划性	关心本人及家庭成员的进步，努力完成任务，发展新的兴趣或计划	对进步和未来不关心	完全不关心进步和未来，没有主动性，对未来不考虑

2. 功能活动问卷（FAQ）　又称 Pfeffer 门诊病人功能缺损调查表（POD），于 1982 年按西方国家的社会标准设计，经修改后也适用于我国。FAQ 的内容，虽然包括了部分生活自理能力，但更偏重于社会适应能力，适合评估老人能否在社会上独立生活。每项评分为 0~2 分：0 分为没有任何困难，能独立完成，不需要他人指导或帮助；1 分为有些困难，需要他人指导或帮助；2 分为本人无法完成，完全或几乎完全由他人代替完成。如项目不适用，记 9，不计入总分。FAQ ＜ 5 分为正常；FAQ ≥ 5 分为该患者在家庭和社区中不可能独立，但不等于痴呆，仅说明社会功能有问题。FAQ 调查内容：①使用各种票证（正确地使用，不过期）。②按时支付各种票据（如房租、水电费等）。③自行购物（如购买衣、食及家庭用品）。④参加需技巧性的游戏或活动（如打扑克、下棋、打麻将、绘画、摄影、集邮、书法、木工）。⑤使用炉子（包括生炉子、熄灭炉子）。⑥准备和烧一顿饭菜（有饭、菜、汤）。⑦了解最近发生的事件（新鲜事物、时事）。⑧持续 1 小时以上注意力集中地看电视或小说，或听广播并能理解、评论或讨论其内容。⑨记得重要的约定（如领退休金、朋友约会、家庭事务、接送幼儿等）。⑩能否拜访邻居、自己乘公共汽车。

（四）注意事项

此类量表主要用于评估社会不同角色的功能，如被试者无法完成或不能正确回答问题，应向了解被试者情况的知情者询问；如有项目不适用患者的，需要标注。

七、其他

（一）环境评定

WHO 提出根据 ICF 的环境因素归纳出需要评定的环境有 9 个，包括生活环境、移动环境、交流环境、教育环境、就业环境、文体环境、宗教环境、居家环境和公共环境。如居家环境，参照 ICF 和 ICF 评定量表中"活动和参与"的内容，居家环境评定有五大类 32 项，分级可用"障碍"或"帮助"来判断，每项环境因素都按 5 级评定，采用 0~4 尺度表示（表 4-11）。

表 4-11　环境评定分级

级别（级）	障碍		需要帮助		百分比
	障碍状况	障碍分值	帮助状况	帮助分值	
0	无障碍（没有，可忽略）	0	无需帮助	0	0%~4%
1	轻度障碍（一点点，低）	1	轻度帮助	+1	5%~24%
2	中度障碍（中度，一般）	2	中度帮助	+2	25%~49%
3	重度障碍（高，很高）	3	大量帮助	+3	50%~95%
4	完全障碍（全部）	4	完全帮助	+4	96%~100%

（二）生活质量评定

生活质量（quality of life，QOL）又被称为生存质量、生命质量、生命质素，是康复医学针对患者康复工作中最重要的方面，在患者疾病转归中，更注重关注其功能恢复及生活质量的保持、提高。常用的生存质量的量表可分为 3 类：普适性量表、疾病特异性量表和领域专用量表。其中，领域专用量表是用生活质量构成各领域的量表，专门了解患者某一方面的问题，但不能说明总的生活质量的状况，如 Barthel 指数等，在此不做详述。

1. 普适性量表

（1）WHOQOL-100 量表　是 WHO 在近 15 个不同文化背景国家和地区共同研制而成的跨国家、跨文化的普适性量表。目前国际上使用的语言版本近 30 种，主要涉及 6 个领域 24 个方面，包括生理、心理、独立性、社会关系、环境和精神或宗教信仰。

（2）生活满意指数（the life satisfaction index form-A，LISA）　由 Neugarten 等于 1961 年研究编制，为自评量表，用于调查受试者对生活的满意程度，由 20 项同意 / 不同意式条目组成。分数越高，表示生活满意度越高。

2. 疾病特异性量表

（1）脑卒中专用生活质量量表（stroke specific quality of life scale，SS-QOL）　是由美国学者 William 等人研究编制的专门针对脑卒中患者的生活质量量表，共 12 个方面 49 个条目，包括家庭角色、语言、移动能力、情绪、个性、自理、社会角色、思维、上肢功能、视力和工作能力等。该量表的针对性强，覆盖面广，弥补了其他量表的一些不足。

（2）统一帕金森病评定量表（unified parkinson's disease rating scale，UPDRS）　由 Fahn 等人在 1987 年制定，目前广泛应用于帕金森病临床研究和疗效评估，也是神经内科诊断帕金森病等疾病的参考依据。该量表包括四大项 42 个分项，每一项的计分值分为 0、1、2、3、4 五个等级，评分越高说明功能障碍程度越重，反之则越轻。

（3）慢性呼吸疾病问卷（chronic respiratory disease questionnaire，CRQ）　由 Guyatt 等创立，专门用于 COPD（慢性阻塞性肺疾病）患者的生活质量量表，用于评价 COPD 患者病情的程度及康复治疗的效果。CRQ 采取提问方式，要求患者有一定的文化程度。本量表覆盖 4 个部分 20 个问题：呼吸困难、疲劳、情感和关于呼吸的知识。CRQ 在用于测量慢性气道阻塞患者的生存质量时，其信度、效度和反应度都得到证实，可以用来评价康复或药物治疗的效果。

第三节　康复治疗学

一、物理治疗学

物理治疗学是现代康复技术的核心组成部分。物理治疗指运用电、光、声、磁、水、冷、热、力（运动和压力）等各种物理因子，针对患者局部或全身的功能障碍或病变进行非侵入性、非药物性的治疗，以促进患者功能恢复、改善或重建。物理疗法可以分为两大类，一类是以各种物理因子为主要手段进行的疗法，称物理因子疗法；另一类是以功能训练和手法治疗为主要手段的治疗，称运动疗法或运动治疗。

（一）物理因子疗法

物理因子疗法又称理疗，指用电、光、声、磁、水、冷、热等物理因子进行治疗的方法。物理因子的物理能作用于人体，通过神经、体液、内分泌等生理调节机制进行能量形式转换，产生局部或全身的生理效应，从而发挥治疗作用。理疗对减轻炎症、缓解疼痛、改善肌张力异常、增加局部血液循环、防治瘢痕增生、促进伤口愈合及改善免疫功能等均有较好的效果。常用的物理因子疗法有电疗法、光疗法、超声波疗法、磁疗法、水疗法、传导热疗法、冷疗法和冷冻疗法、生物反馈疗法等。

1. 电疗法　运用电流及其电磁场治疗疾病的方法称电疗法。根据使用电流类型的不同，电疗法可分为直流电疗法和交流电疗法，其中交流电疗法根据电流频率又分为低频电疗法、中频电疗法和高频电疗法。

（1）直流电疗法　运用直流电（电流方向不随时间而变化的电流）治疗疾病的方法称直流电疗法。直流电场可使人体内的离子发生极向迁移，出现电解、电泳等理化反应，改变组织内离子浓度比，引起机体生理功能改变。直流电可明显改善局部血液循环及新陈代谢，促进骨生长，促进静脉血栓机化、退缩等。临床用于神经炎、慢性溃疡、慢性炎症感染、颈椎病、肩周炎、血栓性静脉炎、骨折延迟愈合等的治疗。用直流电将药物离子导入体内治疗疾病的方法称直流电药物离子导入疗法。直流电药物离子导入疗法是利用"同性相斥"的原理使带电荷的药物粒子进行定向移动，带正电荷的药物被直流电场的正极推斥进入人体，带负电荷的药物从负极被推斥进入人体，发挥直流电和药物的双重作用。

（2）低频电疗法　指应用频率在 1kHz 以下的低频电流治疗疾病的方法。低频电疗法具有镇痛、兴奋神经肌肉组织、改善局部血液循环、缓解肌紧张等作用，可用于感觉运动功能障碍、急慢性疼痛等。临床常用的低频电疗法包括神经肌肉电刺激疗法、功能性电刺激疗法、经皮神经电刺激疗法、间动电疗法、低频高压电疗法等。

（3）中频电疗法　指应用 1~100kHz 的中频电流治疗疾病的方法。中频电疗法具有兴奋神经肌肉组织、软化瘢痕、松解粘连、镇痛和促进血液循环的作用，可用于瘢痕、组织粘连、肌肉骨骼神经病变等。临床常用的中频电疗法包括等幅中频电疗法（音频电疗法）、干扰电疗法、调制中频电疗法等。

（4）高频电疗法 指应用 100kHz～300GHz 的高频电流治疗疾病的方法。高频电疗法具有温热效应和非温热效应。温热效应可改善血液循环、镇痛、减低肌肉张力。非热效应可消炎、加速组织生长修复、提高免疫力。大功率高频电可治疗肿瘤。临床常用的高频电疗法包括短波疗法、超短波疗法和微波疗法。

2. 光疗法 应用人工光源或日光辐射治疗疾病的方法称光疗法。临床常用的光疗法包括红外线疗法、紫外线疗法、可见光疗法、激光疗法。临床进行光疗时要保护好眼部。

（1）红外线疗法 红外线在红光之外，是光谱中波长最长的部分，使用红外线治疗疾病的方法是红外线疗法。红外线辐射于人体组织后主要产生温热效应，使局部组织温度升高，加速血液循环，增加新陈代谢，缓解肌肉痉挛、抗炎、消水肿、镇痛。红外线疗法用于软组织扭挫伤恢复期、关节炎、神经痛、伤口愈合迟缓、压疮、肌痉挛等。

（2）紫外线疗法 紫外线位于紫光之外，是光谱中波长最短的部分，应用紫外线治疗疾病的方法称紫外线疗法。紫外线作用于人体主要产生光化学效应，具有增加紫外线红斑区血管通透性，促使炎症吸收消散；降低感觉神经兴奋性以镇痛等功效。小剂量紫外线能促进肉芽和上皮细胞的生长，增强免疫力；大剂量紫外线照射有杀菌作用。临床紫外线全身照射可用于佝偻病、骨质疏松症、免疫功能低下等；局部照射适用于皮肤的化脓性感染、伤口感染、慢性溃疡等。

（3）可见光疗法 应用可见光治疗疾病的方法称可见光疗法，主要利用其温热作用和光化学作用。红光可以提高神经兴奋性，具有兴奋作用；蓝光和紫光则降低神经兴奋性，有镇静作用。临床上蓝紫光常用于治疗新生儿高胆红素血症。胆红素对波长 400～500nm 的蓝紫光段吸收最强，经光化学作用分解成低分子水溶性化合物，从尿液排出。

（4）激光疗法 激光是受激辐射放大的光，具有高亮度、方向性好、单色性好及高相干性的特性。激光疗法是应用激光治疗疾病的方法，具有改善血液循环、加速组织修复、抑制痛觉、提高免疫功能的作用，可用于皮肤皮下组织炎症、伤口愈合不良、窦道、过敏性鼻炎、带状疱疹、关节炎、支气管炎、神经炎等疾病。

3. 超声波疗法 超声波指频率在 20kHz 以上的机械振动波，应用超声波治疗疾病的方法称超声波疗法。超声波作用于人体，对细胞产生细微的"按摩"作用，引起温热效应、空化效应。超声波具有降低神经及肌肉组织兴奋性、镇痛解痉的作用，还可以软化瘢痕、松解粘连；加速局部血液循环，促进渗出吸收，减轻或消除血肿；促进组织再生、加速骨痂的生长愈合。临床可用于软组织损伤、关节纤维性挛缩、血肿机化、神经痛、瘢痕增生、骨折延迟愈合、压疮、慢性溃疡等。

4. 磁疗法 应用磁场治疗疾病的方法称磁疗法。磁场能影响人体电流分布、电荷运动、肠系膜的通透性和生物高分子的磁矩取向，影响神经的兴奋性，改善血液循环，促进致痛物质的迅速清除，具有镇痛作用；磁疗法还有消炎、镇静、降压、软化瘢痕、促进骨痂生长、治疗良性肿瘤的作用。临床可用于软组织损伤、皮下血肿、关节炎、神经痛、盆腔炎、前列腺炎、瘢痕增生等。

5. 水疗法 以水为媒介，用不同温度、压力、成分的水（利用水的温度、机械作用和化学作用）作用于人体，来防治疾病的方法称水疗法。常用的治疗技术有浸浴法，如温水浴、热水浴、冷水浴、药物浴、气泡浴等，临床可用于肢体瘫痪、周围血液循环障碍、关节活动障碍等的治疗。

6. 传导热疗法 指利用各种热源作为介体，接触体表将热直接传输给机体以治疗疾病的方法。传导热疗法常用热源有热的水、泥、石蜡、地蜡、砂、蒸汽、坎离砂等。医用石蜡热容量高、导热系数小、散热时间长，是理想的传导热源。用石蜡治疗疾病的方法称石蜡疗法，包括蜡饼法、浸蜡法、刷蜡法等。

7. 冷疗法和冷冻疗法 指利用比人体温度低的物理因子（冷水、冰等）刺激皮肤或黏膜以治疗疾病的一种物理治疗方法。而低于体温与周围空气温度，在 0℃ 以上的低温治疗疾病的方法为冷疗法；在 0℃ 以下的低温治疗疾病的方法称冷冻疗法。常用的技术包括冷敷、冰水浴、冷吹风、冷气雾喷射等。低温有降温、镇痛、消肿、缓解肌肉痉挛、止血等作用。临床可用于高热、急性软组织损伤、关节炎急性期、骨关节术后肿痛、肌肉痉挛、出血等。

8. 生物反馈疗法 是一种借助外部仪器帮助采集人体的生理变化过程，把采集到的生理变化信息（心率、呼吸、血压、血流量、脑电波、皮肤温度等）转变为视觉、触觉、听觉等方式反馈给患者，患者再利用接收到的信息进行有意识地控制和调节自身各种非自愿变化的生理活动，从而治疗许多慢性疾病和运动功能障碍的治疗方法。常用的生物反馈类型包括神经生物反馈、肌电生物反馈、心率变异性生物反馈和血压生物反馈等。临床常应用于神经肌肉系统的康复再训练治疗。

（二）运动疗法

运动疗法是采用主动和（或）被动的运动形式（运动、徒手或借助器械操作、手法操作）来改善或代偿运动功能的治疗方法。运动疗法强调对力的应用，是物理疗法的重要组成部分。常用运动疗法包括肌力训练、软组织牵伸训练、关节活动度训练、耐力训练、平衡训练、协调性训练、步行训练、心肺功能训练、牵引疗法、神经生理治疗技术（如 Bobath 技术、Brunnstrom 技术、Rood 技术、本体神经肌肉促进技术等）、运动再学习疗法和强制性运动疗法等。这些运动疗法技术能有效地改善或代偿患者的运动功能，改善不正常的运动模式，增强肌肉力量，改善机体的协调性和平衡性及对运动的耐力等，同时也可防治肌肉萎缩、关节挛缩、骨质疏松等并发症。

1. 肌力训练 指通过肌肉的主动收缩来改善或增强肌肉的力量的训练，主要用于各种原因导致的肌力减退、肌肉萎缩等，也适用于健康人健身、运动员增加运动表现等情况。肌力指骨骼肌收缩时产生的最大的力。临床上肌力可以分为 6 级，0 级为完全瘫痪，5 级为正常肌力。康复治疗师可根据肌力评定结果，选用适合的肌力训练技术。

（1）被动运动 肌力 0~1 级时，可采用被动运动或者冲动传递训练的方式诱发肌肉收缩活动，以预防肌肉萎缩和关节粘连，为主动运动做准备。

（2）助力运动（主动辅助活动） 肌力 1~2 级时，可采用助力运动，即在治疗师或器械辅助下，患者通过主动的肌肉收缩来完成的活动。助力运动是由被动运动到主动运动之间的一种过渡形式。

（3）主动运动 肌力为 3 级时，患者肌力较弱，刚刚足以抵抗肢体自身重量或地心引力的吸引，但不能抵抗额外阻力。可以让患者将需要训练的肢体放在抗重力的位置上进行主动运动，运动时无外力参加。

（4）抗阻力运动 肌力在 3 级以上时，患者肌肉主动地进行对抗外来阻力的活动称抗阻力运动，可分为抗等长阻力运动、抗渐进阻力运动、抗等张阻力运动和等速运动。外来阻力可以来自患者自身健肢、治疗师徒手或器械（如沙袋、杠铃、弹力带等）。肌力训练的运动量以训练后第 2 天不感到疲劳和疼痛为宜。心血管疾病患者不能在做等长抗阻运动时过度用力或屏气。

2. 关节活动度训练 指通过特定训练（患者的主动和被动运动，以及治疗者的牵引和手法治疗）来维持或（和）改善关节活动范围，减轻关节活动障碍的运动治疗方法，主要用于骨科术后及软组织损伤后的康复训练。关节活动度训练主要有 4 种方式。

（1）主动关节活动训练　指患者主动用力进行主动关节活动度训练，包括徒手体操和器械活动等。

（2）主动助力关节活动训练　指在患者主动运动的基础上，配合外力（治疗师、水的浮力、引力、器械、悬吊等）进行的关节活动度训练。

（3）被动关节活动训练　由经过专门培训的治疗人员（如康复治疗师）对患者关节进行的被动运动，包括关节可动范围内的运动和关节松动技术等。

（4）被动助力关节活动训练　指患者借助器械等外力辅助完成的被动运动，如滑轮练习、关节牵引、持续性被动活动等。

3. 软组织牵伸技术　是对挛缩或短缩的软组织进行牵伸延长的训练方法，用于改善或重建关节周围软组织的伸展性，降低肌张力，改善关节的活动度。软组织牵伸技术主要用于治疗肌痉挛、肌腱、韧带或关节囊挛缩、痉挛性疼痛等。

4. 耐力训练　耐力包括肌肉耐力和心肺耐力，前者指肌肉对抗疲劳的能力，后者是机体运输利用氧气的能力。耐力训练是采用中等强度、大肌群、动力性、周期性的运动，持续一定时间，能提高机体氧化代谢运动能力或全身耐力的运动方式，常用的运动方式包括步行、健身跑、游泳、滑雪、登山等。

5. 牵引疗法　是应用牵拉力（手法、器械或电动牵引装置）对身体某一部位或关节施加牵拉力，使关节面发生一定的分离，周围软组织得到适当的牵伸的疗法。根据牵引部位分为颈椎牵引、腰椎牵引、关节功能牵引等。

6. 平衡训练　恢复或改善人体平衡能力的训练称平衡训练。平衡指在不同环境和情况下，维持身体姿势的能力，根据是否受到外力影响可以分为动态平衡和静态平衡。人体平衡的维持需要躯体感觉系统、视觉系统和前庭系统的协调配合。稳定极限指正常人站立时身体倾斜的最大角度，受到支持面的大小和性质的影响，是判断平衡功能的重要指标。平衡训练包括感觉训练和肌肉骨骼训练，用于各种原因引起的平衡功能障碍。

7. 协调性训练　协调功能障碍又称共济失调，多出现在中枢神经系统损伤的患者，表现为动作不稳定、笨拙、不平衡等。协调性训练指恢复患者平稳、准确、高效运动能力的一系列方法。常用的协调性训练技术有上肢协调训练如轮替动作练习、手眼协调练习、方向性训练（指鼻练习、对指练习）、下肢协调训练及 Frenkel 体操等。协调性训练按照卧位、坐位、站立位、步行和增加符合步行的顺序进行训练。临床适用于神经系统疾病和运动系统疾病引起的协调运动障碍，如脑卒中、帕金森病等。

8. 步行训练　是通过步行或者模拟步行的状态来进行恢复步行功能的运动训练方法。恢复步行是康复治疗的基本目标之一。步行需要躯干、骨盆、髋膝踝关节、下肢肌肉力量及上肢的共同参与，根据影响步行的具体因素、步态分析的结果等，在保证安全的前提下，进行步行训练。对于下肢力量不足的患者，可以借助矫形器、助行器具、平行杠、腋拐等循序渐进地开展步行训练。近年来减重步行训练（悬吊减重步行及反重力减重步行）、水中平板步行训练、计算机一体化步行训练等也受到越来越多的关注和应用。

9. 神经发育学疗法（neuro-developmental treatment，NDT）　是以神经系统作为治疗重点对象，将神经发育学、神经生理学的基本原理和法则应用到中枢神经损伤后运动障碍康复的一类治疗方法，也被称为易化技术或者促通技术。常用的 NDT 技术包括 Bobath 技术、Brunnstrom 技术、Rood 技术、本体神经肌肉促进技术等。

（1）Bobath 技术 该技术运用运动发育控制理论，强调可以通过抑制不正常的肌张力和反射，以及大量的重复学习易化或促通正常的运动模式，适用于中枢神经系统病损引起的运动功能障碍，如偏瘫、脑瘫。常用治疗技术有控制关键点、反射性抑制、促进正常姿势反应和感觉刺激。

（2）Brunnstrom 技术 指利用各种原始反射促进运动的控制。不同于 Bobath 技术，Brunnstrom 技术认为应该利用而非抑制瘫痪早期出现的共同运动和联合反应，作为促进手段诱发肢体的运动反应，再对其进行修正，最终脱离异常模式，形成正常模式。常用的原始反射有紧张性颈反射、紧张性迷路反射、支持反射，但要注意切不可过度利用。该技术主要用于评估和治疗脑卒中偏瘫。

（3）Rood 技术 该技术是利用有控制的感觉刺激反射性地兴奋或抑制肌肉活动，获得的肌肉反应可以发展脊髓上中枢对这些反应的控制能力。常用的感觉刺激包括触觉刺激、温度刺激、本体感觉刺激和特殊感觉刺激等。Rood 技术根据个体发育规律总结出 8 个运动模式：仰卧屈曲模式、转体或滚动模式、俯卧伸展模式、颈肌协同收缩模式、俯卧屈肘模式、手膝位支撑模式、站立模式和行走模式。该技术适用于脑瘫、偏瘫、脑损伤运动控制障碍等中枢神经系统病变。

（4）本体神经肌肉促进技术（proprioceptive neuromuscular facilitation，PNF） 是利用牵伸、关节压缩、牵引及施加阻力等刺激本体感觉，应用螺旋、对角线的主动、被动、抗阻力的运动模式，促进神经肌肉功能的恢复。PNF 技术共有 91 种基本运动模式，有 15 种治疗手法。临床应从运动控制的活动度、稳定性、受控的运动和技巧 4 个方面综合考虑，选择合适的手法进行治疗。PNF 可用于神经系统疾患、肌肉骨骼损伤的治疗。

10. 运动再学习技术（motor relearning program，MRP） 是以神经生理学、运动科学等为理论基础，以脑损伤后的可塑性和功能重组为理论依据，把中枢神经系统损伤后运动功能的恢复训练视为一种再学习或再训练的过程。MRP 技术主张通过多种反馈（视、听、皮肤、体位、手的引导）来强化训练效果，充分利用反馈在运动控制中的作用。MRP 的训练由 7 部分组成，包括上肢功能、口面部功能、卧位到床边坐起、坐位平衡、站起和坐下、站位平衡、步行。每一部分又分为 4 个步骤，分别是分析作业、练习丧失的成分、练习作业和训练的转移。MRP 技术强调训练对象的主动参与和反复练习，可用于脑卒中等中枢神经功能障碍者。

二、作业治疗学

（一）概述

作业治疗是以康复对象为中心，通过有选择的作业活动和（或）适当的环境干预来改善躯体、心理和社会功能，促进活动和参与，提高生活质量的治疗方法。作业是人类的根本特质和发展基础，作业治疗重视整体的人的生活，关注活动和参与，充分考虑人与环境的互动，与 ICF 理念高度契合，受到越来越多的关注。参与作业活动，有助于帮助患者恢复功能障碍，提高生活自理能力，缩短其回归家庭和社会的过程。作业活动存在复杂性和多维性的特点，人—环境—作业模式（the person-environment-occupation model，PEO）是作业治疗实践中的重要模式。

（二）分类

按照不同标准，作业治疗有多种不同的分类方法。根据作业名称可分为金工作业、木工作业、皮工作业、书法作业、绘画作业、手工文艺作业、园艺作业、文书类作业、日常生活活动作业、认知作业等；根据作业活动对象和作业性质可以分为功能性作业治疗、心理性作业治疗、精神疾患作业治疗、儿童作业治疗和老年人作业治疗。

（三）常用设备

由于作业治疗内容多、覆盖面广，所需的训练器具和设备种类繁多，一方面，康复医疗机构可以购买相关系统和设备；另一方面，作业治疗师可以根据患者的具体需要制作一些简易作业康复用具。一般来说，作业治疗的常用器械可分为运动技能训练器械、日常生活活动训练器械、文娱活动训练器械、职业技能训练器械和矫形器的制作用具。

（四）作业治疗流程

作业治疗流程（chinese OT process，COTP）（2019 版）包括 9 个步骤：以康复对象为出发点（client-centred）、查阅病史及个人史（history）、进行访谈（interview）、挖掘需要（needs）、作业评估与分析（evaluation &analysis）、目标设定（setting goals）、循证方案（evidence-based plan）、作业治疗实施（occupational therapy）、目标管理（targeting of outcomes）。所有步骤的第一英文字母连起来为 chinese OT。该流程强调要注重参与（participate）、反馈与反思（reflection）、结局导向（outcome-oriented）、沟通与合作（communication & cooperation）、环境干预（environmental intervention）、确保安全（safety）和提供支持（support）。

（五）常用作业治疗技术

1. 日常生活活动训练 日常生活活动（ADL）指人们为了维持生存及适应生存环境而进行的一系列最基本的、最具有共性的活动。ADL 可以分为基本日常生活活动、复杂性或工具性日常生活活动两类。生活自理是患者回归家庭、回归社会、提高生活质量的基本保证和重要前提。ADL 训练是作业治疗中非常重要的组成部分。ADL 训练一般在真实场景下进行，必要时可以借助自助具或辅助装置。

（1）**基本日常生活活动（BADL）** 指个体维持最基本的生存、生活所必需的每日反复进行的活动，是基本的自理和躯体活动，包括床上训练、转移训练、进食训练、修饰动作训练、如厕训练、更衣动作训练。

1）床上训练：①良好体位：保持良好功能位，能防止肢体挛缩畸形，避免不良体位对疾病恢复产生不利影响。②翻身训练：翻身可以改变对血管的压力，促进血液循环，防止压疮、关节挛缩、静脉血栓的形成；也有助于改善呼吸功能和排出呼吸道分泌物。③坐起训练：在病情允许时，长期卧床的患者可练习从卧位到坐位、再从坐位到卧位，反复训练。

2）转移训练：转移是完成日常生活中各种动作的基础。转移训练包括床与轮椅之间、轮椅与座椅之间、轮椅与坐便器之间、轮椅与浴盆之间及轮椅与汽车座之间的转移，床上移动，卧坐站之间的转换等。根据患者的实际情况，可以独自或在家属及器械辅助下完成转移训练。

3）进食训练：包括吞咽动作训练和摄食动作训练，可使用自助餐具或加用辅助装置完成上述训练。

4）修饰动作训练：包括洗脸、刷牙、漱口、洗澡、梳头、化妆、刮胡子、修剪指甲等。

5）如厕训练：如厕是人类生存最基础的技能，自行解决如厕问题对于维护患者自尊有重要意义。如厕训练的内容涉及穿脱裤子、自我清洁等。除了进行上述内容的训练，也可以建议患者对居家环境进行改造，比如增加厕所空间、安装抓握扶手、改造坐便器即冲水器等，便于患者使用厕所。如厕训练适用于脑瘫、自闭症等有如厕障碍的患者。

　　6）更衣动作训练：训练时首先应选用宽松、简单的衣物，有利于患者便捷地学会穿脱衣物，必要时可对现有的服装略加修改以帮助患者穿脱（比如纽扣改为尼龙扣、标记服装正反面等）；其次应让患者坐于稳定性好的凳子上进行训练，防止跌倒。穿衣动作训练中，可使用自助具，如用带长柄的钩子拉拉链或上提裤子、袜子等。

　　（2）复杂性或工具性日常生活活动（IADL）　指个体维持在家庭和社区中独立生活所进行的活动，常需要借助工具完成，包括以下方面：①家庭劳动训练和指导，如清洁卫生、烹饪炊事、财务管理、门户安全、使用电器、抚育幼儿、收听广播、看电视、阅读书报、信件处理等。进行以上家务劳动时必须以保证安全为前提，必要时可进行家居环境改造的指导，帮助患者实现最大限度地生活自理。②购物支付训练。③打电话、使用电脑及网络训练。④服药训练。⑤交通工具使用训练。⑥突发事件处理训练。⑦休闲娱乐活动训练等。

　　2. 职业技能训练　指恢复工作前或就业前的训练。通过该训练帮助患者重返工作岗位，减轻患者受伤风险和提升伤病患者的工作能力，是作业治疗的重要内容之一。职业技能训练的内容包括基本劳动和工作的技巧，如木工作业、金工作业、机械装配与维修、车缝或皮工作业、纺织作业、办公室作业等。

　　3. 感知训练　包括感觉训练和知觉训练。感觉训练主要是对周围及中枢神经系统损伤患者进行浅感觉、实体觉、运动觉及感觉运动觉的训练，包括补偿技术、脱敏治疗、感觉再教育。知觉训练主要针对知觉障碍进行的训练。知觉障碍指在感觉传导系统完整的情况下，大脑皮质特定区域对感觉刺激的认识和整合障碍，包括视觉失认、触觉失认、听觉失认、意念性失用及意念运动性失用等。

　　4. 认知训练　认知是认识和知晓事物过程的总称，是大脑为解决问题而摄取、重整和处理信息的基本功能。大脑中枢神经损伤会导致认知功能障碍，可表现为注意、记忆、理解、定向、抽象思维、推理判断等一项或多项功能受损。认知训练包括注意力、记忆力、理解力、复杂操作能力、解题能力等方面的训练，比如猜测游戏、删除作业、数目顺序练习用于注意力训练，PQRST练习（预习、提出问题、再阅读、复述和测验）、代偿法、使用记忆辅助工具等促进记忆力训练。

　　5. 手工艺和园艺疗法　手工艺疗法通过各种手工艺，如黏土、陶艺、工艺编织、插花、折纸、串珠制作等作业进行治疗。园艺疗法包括种植花草、栽培盆景、园艺设计等作业。手工艺和园艺疗法具有优秀的身心治疗价值，不仅有助于改善患者的手功能活动，也可以帮助转移患者对疾病的注意力，改善负面情绪。

　　6. 休闲文娱疗法　指通过游戏等文娱休闲活动提高患者的主动性和趣味性，从而改善患者的身心状况，是身体、精神心理及社会三方面的有机协调统一的体现。休闲文娱疗法包括主动划船、钓鱼、下棋、绘画、摄影、弹琴等，被动欣赏戏剧表演、听音乐、看电影等。在促进功能恢复的同时，休闲文娱疗法能有效促进患者的"参与"意识，增进人际沟通与交往的意识和能力，转移对疾病的注意力，增强战胜伤残的信心。注意在治疗过程中要确保患者的安全。

　　7. 康复辅助用具、矫形器的训练和指导　治疗师对需要使用康复辅具的患者进行专业指导，指导内容包括但不限于康复辅具（轮椅、助行器等）、矫形器的选购、改造和使用等，以产生积极的康复辅助作用。具体可参见本书康复工程的相关章节。

　　8. 改造生活、工作环境的指导　对于行走不便及需要借助助行器、轮椅助行的患者，康复医师和作业治疗师应根据患者的病情及需求，针对性地对其房屋设施、布局、通道等给予专业的环境改造指导（包括门口、通道、楼梯、坐便器、洗手池、浴盆、室内布置、环境条件等），以满足患者无障碍通行的需求。

近年来随着科学技术的发展和康复理念的创新，新兴康复治疗技术应运而生，如悬吊技术、筋膜手法、强制性运动疗法、动态神经肌肉稳定技术、呼吸训练技术、脉冲整脊技术、聚焦超声、体外冲击波疗法、经颅磁刺激、肌内效贴等；此外，随着虚拟现实、元宇宙、脑机接口、康复机器人、体感游戏、镜像神经元等高科技的助力与融入，为患者功能障碍的康复治疗和预防提供了更多新思路。这些将极大地促进康复医学的发展。

三、言语治疗学

（一）概述

在我国现阶段的人口健康状况下，需要进行言语康复的相关疾患包括失语症、构音障碍、吞咽障碍、口吃、腭裂、儿童语言发育迟缓，以及听力障碍所致的言语障碍、发声障碍等。另外，认知功能损害、精神心理障碍均会对语言交流产生影响，口颜面失用、痴呆和孤独症等也会产生言语障碍，需要进行言语康复评估和治疗训练。言语治疗学是康复医学的重要组成部分，是研究各种言语障碍、听力障碍及吞咽障碍的康复、评价和治疗的学科。

（二）言语治疗的方法

1. 言语治疗的途径　言语治疗的途径包含言语训练、指导、手法介入和辅助器具替代。其中言语训练是言语治疗的核心，包含口语表达训练、阅读理解训练、构音运动训练、言语交流替代系统的应用训练、吞咽障碍的治疗和训练等；指导包括对患者和患者家属进行指导，使之能有效配合治疗师的训练，也可对患儿所在幼儿园和学校的老师进行指导；手法介入通常针对一些运动性构音障碍的患者和重度神经性吞咽障碍的患者；辅助具是为了补偿相关疾病的功能受限而装配，而如果发生重度言语障碍则需要言语交流器进行功能替代。

2. 言语治疗的注意事项　早期患者通常在床边进行训练，恢复转移功能后可以移至训练室进行训练。训练室内应保持整洁、安静，避免过多的视觉刺激。训练形式以一对一训练为主，有时也可以根据实际情况进行集体训练。训练时要重视患者本人的训练，给患者留作业，让患者家属进行协助。注意观察患者训练中的反馈和异常反应，对于重症患者要使用交流工具建立非语言的交流方式。与患者建立充分的信赖关系，尊重患者的人格，让患者对自身的障碍有正确的认识。通过积极引导和鼓励，增强患者的训练信心，在言语功能改善的同时，提升患者的心理－社会状态。

3. 言语治疗的辅助设备　包含辅助诊断设备、辅助康复设备和辅助交流设备。

（三）常见相关临床疾患的言语治疗

1. 失语症的言语治疗　失语症（aphasia）指因脑部器质性损伤，使原已掌握的语言功能受损或丧失，可表现为对语言符号的感知、理解、组织运用或表达等某一方面或几个方面的功能障碍。临床症状包含语义理解障碍和语音辨识障碍构成的听觉理解障碍；发音障碍、说话费力、命名障碍等口语表达障碍；形、音、义失读导致的阅读障碍；构字障碍、镜像书写、象形书写等构成的书写障碍。失语症的言语治疗离不开患者本人的努力，必须最大限度地增加其交流能力。在患者度过急性期，病情相对稳定能够耐受治疗 30 分钟即可开始言语训练。由于失语症本身极为复杂，治疗很难标准化，通常先进行发音器官的基本练习，如咳嗽和清嗓训练、缩唇和鼓腮练习、发音练习、吹口哨练习等。刺激疗法在失语症的治疗中具有重要的作用，如 Schuell 失语症刺激疗法可以治疗多种失语症；另外可以根据患者的不同情况制定计划教学法，通过评估制定具体的计划，循序渐进地实现言语最大程度的恢复。

2. 构音障碍治疗　构音障碍（dysarthria）指因构音器官的结构异常，或神经肌肉功能障碍所导致的发音障碍和言语障碍，主要表现为完全不能说话或输出语言时的发声困难、构音异常、语音不清、音调和音量异常、言语连贯性障碍、语速过慢等形式，不能形成清晰明了的语言，但词义和语法正常。构音障碍的言语治疗目的是促进患者发声说话，使构音器官重新获得运动功能。根据评定结果选择治疗程序，由于治疗主要针对异常的言语表现，按照类型不同设计治疗方案。具体方法有针对呼吸气流的量和控制的呼吸训练；构音相关咽喉肌群及四肢张力异常肌群的放松训练；改善构音的促进下颌、舌、唇控制的动作训练；以先元音、后辅音的顺序逐渐增加难度的发音训练；使用节拍器来控制言语速度的节奏训练；为准确发音做准备的辨音训练；促进腭肌运动功能的克服鼻音化训练；防止声带过分内收的克服费力音训练；解决声门闭合不充分的克服气息音训练；提升音调和音量变化的韵律训练。对于重度构音障碍患者除了治疗师的手法辅助外，还可以设计相应的交流辅助用具进行交流训练。

3. 吞咽障碍的治疗　吞咽障碍（dysphagia）是由脑血管病、神经肌肉疾病和肿瘤等疾病导致的口腔、咽、食管等吞咽器官发生功能障碍时，患者的饮食出现障碍或不便而引起的一系列症状。吞咽障碍的治疗主要包括吞咽器官的运动训练、温度刺激训练、摄食直接训练、电刺激和对患者及家属的健康教育指导。吞咽器官运动训练是为了改善吞咽的生理功能，可以通过训练来增强下颌、腮部、面部、唇部、舌部、咽部、喉部、腭咽部相关肌肉的运动控制、力量和协调功能。温度刺激训练主要通过吞咽前给予各种感觉刺激来触发吞咽，包含了冷刺激训练、感觉促进综合训练、嗅觉刺激、黑胡椒刺激、薄荷脑刺激。摄食直接训练包含对以下方面采取的训练措施：进食体位和姿势、食物的形态、食物的性状、食物入口时的位置、一口量、进食速度、吞咽辅助手法、进食时给予提醒、进食环境、进食前后清洁口腔和排痰。电刺激治疗吞咽障碍主要使用神经肌肉低频电刺激和肌电生物反馈治疗。对患者及家属的健康教育指导包含对患者进行预防吞咽障碍并发症的教育和指导家属如何协助治疗师提供要求性状的食物，监督患者的进食程序，确认患者的进食完成度，在治疗过程中支持和鼓励患者，做好和工作人员的沟通。

四、心理治疗和认知治疗学

（一）心理治疗

心理治疗指心理治疗师通过观察、试验、谈话和心理测试对临床上大多数因身体残疾导致心理创伤而存在种种异常心理状态的患者进行心理学的评价、咨询和治疗。常用的心理治疗有精神支持疗法、暗示疗法、催眠疗法、行为疗法、松弛疗法、音乐疗法等。通过心理治疗的干预，改善患者精神心理状态，增强患者康复意识及信心，以心理康复促进全面康复。

1. 康复患者的心理活动特点　康复患者在患病后，由于疾病影响相关的基本生理需求，使得患者在患病期间需要得到医疗方面的服务以快速康复，同时也会产生一些特别的心理需求。根据马斯洛的人类需要层次理论，患者在患病期间主要表现为康复的需要、安全的需要、爱与归属的需要、尊重的需要和自我实现的需要。

在患者患病后，运动功能、感觉功能和器官功能的下降和缺损，会出现异于常人的心理反应，如感知觉异常、记忆力减退和思维能力下降。当患者的心理需要不能得到很好的满足，就会出现以下情绪心理特点。

（1）否认　患者无法接受残疾的事实，多发生于急性致残的患者中，如已截肢者不相信自己丧失肢体，常伴情绪淡漠，不接受任何劝解，亦称"情绪休克"。此种心理状态维持的时间较短，一旦患者认识到幻想的健康不能实现，其心理状态就会发生改变。

（2）抑郁　患者认识到自己存在某些不易康复的功能缺损，表现为情绪低落、悲伤沮丧，程度因人而异。轻者压抑、苦闷、郁郁寡欢、心灰意冷；重者痛不欲生，终日流泪，自觉前途渺茫，频繁出现自杀意念，甚至行动。

（3）愤怒　将自己致残原因归因于他人，因而对他人产生怨恨、责怪、气愤，甚至企图报复的想法和行为。这是一种不健康的外投射的心理应对机制，是需要通过心理治疗纠正的。

（4）自责与愤怒　过多的谴责自己和自卑，认为一切过错都怪自己，同时感觉自己由于残疾而功能缺失，导致不能很好地照顾家庭，完成工作而内疚，也可能因此加深抑郁情绪。

（5）依赖　患者变得以自我为中心，认为自己残疾，别人照顾自己理所应当。凡事即使自己力所能及也不想做，也不想自己努力适应，指望别人代劳。自私自利，妄自尊大。

（6）多疑　患者由于身体功能缺损，开始特别敏感多疑，怀疑环境对他不利，比如担心别人议论、耻笑他，看他笑话，捉弄他，使他上当受骗。

（7）补偿　此为最佳心理状态，患者经过治疗，与有缺陷的身体自洽，变得更加自信和坚强。因此可见，坚强而良好的心理状态足以弥补生理上的缺陷。

2. 心理治疗的方法

（1）支持性心理治疗　通过治疗师利用言语和动作对患者进行劝慰、鼓励和疏导的方法来影响和协助患者，使其适应所面对的现实环境，解除心理矛盾。治疗师倾听患者的陈述，协助分析发病及预后情况，告知恢复的路径和可行性，调动患者的主观能动性，鼓励患者通过自己的努力改善功能。以上干预措施能帮助减轻患者的焦虑和其他情绪障碍，达到治疗的目的。

（2）精神分析治疗　由著名精神病学家弗洛伊德所创建的一种心理治疗技术，目的是帮助康复患者了解自己心理困扰的来源，发展和提升自知力与自觉性。通过治疗师分析患者语言描述的思想、联想、梦境等，来发现患者潜意识中的症状与人格问题，使患者通过自省得到改变。精神分析治疗常用技术包括"催眠与暗示""自由联想""梦的解析"与"直接分析疗法"，既适用于某些精神疾病，也可用于解决某些心理行为问题。

（3）行为治疗　又称条件反射疗法，是以学习理论为指导，按一定治疗程序消除或纠正患者异常或不良行为的一种心理治疗方法，常用的方法包括肌肉放松训练、系统脱敏治疗、厌恶疗法、阳性强化法、角色扮演法和生物反馈疗法。

（4）艺术治疗　作为心理治疗的新的门类应用逐渐广泛，是通过治疗师指导患者应用治疗性的艺术创作来帮助患者提升自我意识、认知能力，同时在艺术创造过程中享受愉悦，改善情绪问题和不适应性行为。艺术治疗包含音乐治疗、绘画治疗、书法治疗和舞蹈治疗等。

（5）心理治疗新技术　现代科技的发展使得计算机多媒体技术和自动化控制技术发展迅速，通过三维摄影和角色动态捕捉，结合三维动画的计算机建模，可以将现实增强（AR）技术和虚拟现实（VR）技术应用于心理治疗。通过自动化控制将声、光、动、影、气味和触觉应用到虚拟现实的环境中，通过体感游戏交互技术，让患者在注意力缺陷、空间感知障碍、记忆障碍等方面得到康复训练，同时对焦虑、抑郁、恐惧等情绪障碍的心理康复都有很好的治疗效果。

（二）认知治疗

脑损伤患者会出现以知觉、注意、记忆计算、思维解决问题及语言等方面为主的认知障碍。

认知康复是针对认知缺陷的患者，为改善和提高其认知功能和日常生活能力而进行的综合管理。采用改善注意、记忆、计算、思维、问题解决和执行功能及知觉障碍的康复治疗，是认知障碍康复的主要治疗手段。根据障碍诊断，制定针对性康复训练计划，适用于有认知障碍存在的各种脑损伤患者，包括脑外伤、脑卒中、各种痴呆、脑肿瘤术后、脑瘫、精神疾患等。

1. 改善特殊认知缺陷的治疗　该治疗把继发于脑损伤后的特殊认知缺陷作为治疗目标（如记忆缺损、半侧空间忽略等），分为恢复策略和补偿策略。

（1）恢复策略　认知矫正策略是丧失能力的恢复，或丧失能力通过结合未受损或残余功能重组丧失的功能，主要目的为恢复人的能力。鼓励患者更加有效地使用其残存的认知功能，通过认知的代偿机制建立认知活动的新模式，仍可获得功能的进步。

（2）补偿策略　涉及一套动作整合后的表现，利用功能重组或功能替代的方法。

2. 常用认知康复方法　记忆障碍康复、注意障碍康复、知觉障碍康复（视觉空间认知障碍、失用症的康复等）。

3. 机能整体康复方法　脑损伤患者的机能整体康复方法采用强调意识、情感上承认残留缺陷、补偿或矫正认知残损的系统治疗。一般在急性期后采用这种方法，需要家庭完全参与。对脑损伤的患者提供的机能整体性认知康复，在患者社会心理、独立生活、雇佣状况、减少卫生保健的费用方面均获得了显著的效果。

五、康复工程学

（一）概述

康复工程学（rehabilitation engineering）是在康复医学临床实践中，通过应用现代工程学的原理和方法，制作假肢、矫形器和康复辅助用具等康复工程技术产品来帮助患者矫治畸形，弥补功能缺陷和预防功能退化，使功能障碍者能最大限度地实现生活自理和回归社会的一门康复医学与工程学相结合的新兴交叉学科。康复工程学包含所有为达到康复目的而进行的功能评定、诊断、代偿、训练、护理等设施的原理研究和设备开发，还包括利用现代工程技术去改造功能障碍者所处的环境，使之与其需要相适应，进而克服身体缺陷和改善行动上的困难。随着科技的不断发展，更多工程学的最新研究应用在康复医学临床中。最新的外骨架机器人已经可以让本来只能卧床的脊髓损伤患者能够自主完成起立、坐下、行走和上下楼梯，故康复工程学的发展在康复医学的发展中起着越来越重要的作用。

（二）假肢

假肢（prosthesis）是利用工程技术的手段和方法，为弥补截肢者或肢体不全者缺损的肢体而专门设计制造和装配的人工肢体，是一种用于弥补结构缺陷和功能缺陷的体外装置，穿戴假肢可以使他们恢复或重建绝大部分生活自理、工作和社交能力。

1. 良好假肢的定义　一具良好假肢要求功能完备、穿着舒适、轻便耐用、外观逼真。使用者能够最大限度地使用好假肢需要满足很多条件，包含截肢术中残肢的恰当保留，假肢的正确设计、制造、配置及使用训练。这需要临床医生、康复医生与假肢制作师的密切配合，根据截肢部位、残肢条件及全身情况，结合其年龄、职业、居住环境及既往使用假肢的习惯等特点，因人而异、因病而异地制定假肢处方和训练计划。

2. 假肢的分类　假肢的分类方法很多，按截肢部位划分为上肢假肢和下肢假肢；按假肢结构分为壳式假肢和骨骼式假肢，其中骨骼式假肢又称现代假肢，是临床常见的能够满足日常功能需求的假肢形式；按假肢的驱动力源划分为自身力源假肢、外部力源假肢和混合力源假肢；按假肢的主要用途划分为装饰性假肢、功能性假肢、作业性假肢和运动型假肢。

3. 假肢处方　康复团队成员在对患者进行假肢诊断后，对患者所需假肢的品种、结构及有关注意事项等做出的书面处理意见称假肢处方。假肢处方可帮助全面、深入地了解截肢者的现状与需求，有利于截肢者了解假肢制作技术现状，配合假肢安装与训练。

假肢处方的主要内容：①一般情况。②截肢情况。③医学情况。④社会情况。⑤假肢结构、主要部件。⑥假肢接受腔选择式样、材料、悬吊方式等。⑦必要的辅助用具。⑧装配中特殊的医学要求和注意事项。

4. 假肢安装过程　包括样式选择、材料选择、测量、制取残肢模型、制作装配、临时配置、试穿调整、适合检查、最后配置、交付使用等步骤。一般截肢后两周可安装临时假肢，经过康复治疗后等待肌肉定型（一般在手术后 3 个月）即可安装永久性假肢。假肢制成后，还需对患者进行使用训练，使其能正确、熟练地使用，充分发挥假肢的代偿功能。

随着电子计算机技术、精密机械、生物医学工程的发展和新型材料的应用，最新型的智能下肢假肢除了可以对每一步的步行参数实时测量并做出及时反馈，还可以自我学习，实时调整关节的阻尼参数，还原出最逼真的步态和完成左右交替上下楼梯的革命性动作。

（三）矫形器

矫形器（orthosis）指装配在人体四肢和躯干等部位，用于改变神经肌肉和骨骼系统的结构和功能特性的体外使用装置。它的作用是预防、固定和矫正四肢、躯干的畸形，治疗神经肌肉骨骼系统疾病，并起到支持免荷作用或代偿相关功能。

随着康复医学、材料学和生物力学的发展，现代矫形器的开发、制造、装配都有了很大进步。矫形器的装配和使用已成为现代康复治疗技术的重要组成部分，在神经系统与骨关节病损的中早期，适时合理地选用适配的矫形器，能够有效预防、矫正或代偿可能造成的功能障碍，提高患者的独立日常生活活动能力，帮助患者早日回归社会。我国卫生主管部门也发文明确要求全国三级甲等医院康复科必须建立矫形器室。

1. 矫形器的基本功能　包含对躯干、肢体的损伤导致结构功能受损的保护功能；保持肢体、关节的正常对线关系或功能位的稳定功能；对因疾病下降或丧失的运动功能起到代偿作用；通过给身体一定部位施加压力来矫正畸形或防止畸形的加重；通过将部分肢体悬空，转移承重部位，减轻肢体所受负荷，帮助关节或肢体的修复的免负荷功能；通过下肢矫形器或矫形鞋的作用，补偿肢体长度的功能。一些矫形器同时具备两个和两个以上的基本功能，如截瘫步行器，可以辅助脊髓损伤患者步行。

2. 矫形器的命名　临床上有关矫形器的名称，如矫形器械、矫形装置、支具、支架、夹板等，都应归入矫形器。我国目前已经发布国家标准统一规范使用矫形器一词，并根据国际假肢矫形器统一术语，根据矫形器应用部位的关节名称英文首字母，加上矫形器英文单词的首字母来命名不同的矫形器。比如，踝足矫形器的英文名称"ankle-foot orthosis"，故踝足矫形器的英文名称为AFO，以此类推。

3. 矫形器的分类　目前临床按照身体结构将矫形器分为上肢矫形器、下肢矫形器、脊柱矫形器三大类；按矫形器的动力源将矫形器分为自身力源矫形器和体外力源矫形器；按矫形器的作用和目的将矫形器分为固定性矫形器、矫正性矫形器、免荷性矫形器、功能训练性矫形器、站立矫形器、牵引矫形器、夜间用矫形器等；按主要制作材料将矫形器分为热塑板材矫形器、金属框架式矫形器、皮制矫形器、碳纤矫形器、树脂矫形器、布制矫形器等；按产品状态将矫形器分为成品矫形器、订制成品矫形器、订制矫形器。

4. 矫形器的安装流程 订制矫形器往往需要假肢矫形技师通过对照矫形器处方后，对患者的订制肢体部位进行尺寸测量、使用石膏绷带取阴型、制作和修阳型、加热板材、抽真空、组装矫形器半成品、试样、加工成品。利用真空泵对加热板材进行抽真空技术的使用使矫形器和肢体更加吻合，是矫形器发展的重大突破之一。其中比较重要的过程是临床适配性检查，对制作的矫形器穿戴前后均需评估，一方面观察矫形器功能是否达到处方要求；另一方面观察患者穿戴后是否存在磨损骨性突起处皮肤等质量问题；并且了解穿戴后是否影响患者功能活动和训练，做好定期的回访。

最后需要注意矫形器的副作用。矫形器使用后虽然可以消除或减轻疼痛，便于站立和行走，预防和矫正畸形。但是另一方面，矫形器也有一定的副作用，比如长期穿戴矫形器可能会出现相关部位肌肉功能下降，长期使用固定性矫形器还有可能引起关节挛缩。为了预防上述副作用的产生，穿戴矫形器时一定要注意观察，如有异常需及时停止穿戴并寻求医生的帮助。

（四）康复辅助器具

康复辅助器具（简称康复辅具）是为功能障碍者开发，来预防、补偿、监护、减轻或抵消患者损伤、活动受限和参与局限的产品总称，包含器械、仪器、设备、工具和软件。康复辅具可以帮助功能障碍者预防损伤，保护、支撑、训练、测量或替代功能障碍者的身体功能（结构）和活动，提高其参与性。

1. 个人移动的康复辅具 可以提高患者运动能力、日常生活活动能力，还可提升患者的社会参与度，扩大患者的活动范围。这类辅具包含辅助人体支撑体重、保持平衡和行走的助行器，通常有手杖、肘杖、前臂支撑杖、助行架等；功能障碍者用来代步，进行身体锻炼和参与社会活动的轮椅，通常有手动轮椅和电动轮椅，还有一些特殊用途的轮椅，如各类竞技轮椅；利用患者残存功能，帮助患者利用自身力量独立完成日常生活活动的自助器具，主要包括进食类、洗澡用具类、修饰类、穿着类、如厕类、阅读书写类、通讯交流类、取物类、文娱类的自助器具；辅助严重的躯干控制功能障碍患者的躯干保持坐姿稳定的坐姿系统和坐垫，分为躯干坐姿系统、头躯干坐姿系统、躯干下肢坐姿系统、头躯干下肢坐姿系统、躯干下肢足坐姿系统、头躯干下肢足坐姿系统，可以根据需要选择固定型和可调节型。

2. 交流与智力障碍的康复辅具 可以帮助相关功能障碍者改善和代偿缺失的功能，帮助患者完成日常生活活动和重返社会。这类辅具包含听力障碍的康复辅具、视力障碍的康复辅具、言语障碍的康复辅具和智力障碍的康复辅具。其中听力障碍的康复辅具主要指助听器和人工耳蜗，帮助听力言语障碍患者改善听觉，防止语言分辨率的下降；视力障碍的康复辅具主要指助视器和义眼，前者可以帮助低视力患者看清楚本来看不到或者看不清的东西，后者严格意义上来说是一种假肢产品，并不能够使患者的视力得到恢复，而是用来改善外观容貌。言语障碍的康复辅具包含言语增强与交流替代系统和人工喉，前者通过各种辅助沟通工具或者特定的表达形式进行交流，后者是一种能发出近似人类声音的人工装置，全喉切除术后患者可以用它作为辅助发声说话的工具。智力障碍的康复辅具包含多感官训练系统、多媒体智能认知训练系统、卫星跟踪定位系统、可视音乐训练及提高生活质量的辅助器具等，广泛应用于智力障碍、孤独症、学习障碍及感觉障碍者的临床治疗。

（五）康复工程中的新技术运用

康复工程学是一门涉及专业领域广泛、多学科交叉的新兴边缘学科，伴随着材料科学、信息技术、人工智能等新技术的应用，康复工程学取得了飞速的发展。康复机器人、虚拟现实、3D打印、环境控制、物联网等新兴技术已经广泛地应用到康复护理、假肢和矫形器的开发生产和康复治疗等方面，不仅促进了康复医学的发展，也帮助了相关领域的新技术和新理论在医学临床方面的应用。

六、其他

（一）中国传统康复治疗

中国传统康复治疗是在中医理论指导下，运用针灸、推拿、气功、中药、太极拳等方法，以保存、改善和恢复患者身心功能，提高生活质量为目的方法。这些治疗方法在调节机体整体功能、缓解疼痛、改善身体平衡与协调功能，以及运动与养生等方面具有独特作用。中西医结合的康复治疗在全球范围内越来越受到重视和推崇。

（二）文体治疗（recreational therapy，RT）

体育和文娱活动不但可以增强肌力和耐力，改善平衡和运动协调能力，还能增强患者的信心，使其得到娱乐，从而改善患者的心理状态。

第四节　临床康复学

临床康复学是综合采用各种康复治疗手段，对各类病、伤、残者的病理、生理异常及功能障碍进行相应的康复医疗实践，并根据对临床各专科各类病、残、伤所致功能障碍的特点进行有针对性的康复评定和康复治疗的一门学科。随着康复医学的迅速发展，康复已渗透到养生保健领域及临床医疗的全部过程。专科康复的开展，促进了与临床专科相应的临床康复学的发展。近几年来，在一些国家出现了临床专科康复医师，如神经康复医师、骨科康复医师、内科康复医师、儿科康复医师等。临床康复学在专科康复学和专科康复医师队伍发展的推动下已深入临床，体现了康复医学与临床治疗的密切关系。临床医师既是临床专科医师，也可以通过学习成为该专科的康复医师。临床康复学已成为康复医学的重要组成部分，是康复医学和临床治疗医学密切结合的学科，并受到康复医师和临床医师的重视。临床康复学的基本领域主要包括神经系统疾病康复、肌骨系统疾病康复、心肺疾病康复、儿童疾病康复、其他疾病康复及临床常见问题康复。

一、神经系统疾病康复

神经系统疾病康复主要是针对神经系统疾患所致的功能障碍进行相关的康复预防、康复评定和康复治疗。神经康复的治疗方法主要有神经生理学和神经发育学方法、脑功能重建方法和相关临床方法。神经康复的目标是采用以功能训练为主的多种有效措施加快神经功能恢复的进程，减轻或消除神经系统病损后所导致的功能障碍，使患者回归家庭和社会，提高患者的生活质量。神经康复已成为神经系统疾患在临床治疗中不可分割的重要组成部分。

(一)脑卒中

1. 概述

(1)概念 脑卒中(stroke)又称脑血管意外(cerebral vascular accident,CVA),指起病迅速,由脑血管病变引起的局限性或全脑功能障碍,持续时间超过24小时或引起死亡的临床症候群。临床上将其分为两大类:缺血性脑卒中和出血性脑卒中。缺血性脑卒中包括短暂性脑缺血发作、脑血栓形成及脑栓塞;出血性脑卒中包括脑出血及蛛网膜下腔出血。

(2)流行病学 脑卒中是导致人类死亡的三大疾病之一,在全球范围内,每年约460万人死亡,其中1/3在工业化国家,其余发生在发展中国家,患病和死亡主要发生在65岁以上的人群。

2. 临床特征 脑卒中后往往表现出运动功能障碍、感觉功能障碍、平衡功能障碍、认知障碍、言语障碍、吞咽障碍、协调运动障碍、反射亢进、心理障碍等。脑卒中的各种功能障碍,均可导致患者的日常生活活动能力和功能独立性不同程度的下降,严重影响其生活质量。

3. 康复评定 脑卒中康复评定是脑卒中康复的重要内容和前提,对康复治疗目标、康复治疗方案起着指导作用,且有利于康复效果的预测。康复评定涉及的内容很多,主要评定包括以下几种。

(1)神经功能损伤程度的评定 格拉斯哥昏迷量表(Glasgow coma scale,GCS)、脑卒中患者临床神经功能缺损程度评分、美国国立研究院脑卒中评分表(NIH stroke scale,NIHSS)等。

(2)运动功能评定 主要有Brunnstrom偏瘫功能评定法、Fugl-Meyer法、上田敏法、运动功能评定量表、Rivermead运动指数、改良Ashworth肌张力分级评定法等。

(3)平衡功能评定 主要有三级平衡检测法、Berg平衡量表、平衡测试分析系统检测等。

(4)日常生活活动能力评定(ADL评定) 主要有Barthel指数和功能独立性评定。

(5)生活质量评定 常用的量表有生活满意度量表、WHO-QOL100和SF-36等。

(6)其他功能障碍的评定 包括感觉功能评定、认知功能评定、失语症评定、构音障碍评定和心理评定等。

4. 康复治疗 大量临床康复实践表明,早期康复有助于改善脑卒中患者受损的功能,减轻残疾的程度,提高生活质量。通常主张在生命体征稳定48小时后、原发神经病学疾患无加重或有改善的情况下开始进行康复治疗。脑卒中的康复应遵循以下基本原则:①选择合适的康复时机。②康复评定贯穿脑卒中治疗的全过程,包括急性期、恢复早期(亚急性期)、恢复中后期和后遗症期。③康复治疗计划是建立在康复评定的基础上,由康复治疗小组共同制定,并在治疗方案实施过程中逐步加以修正和完善。④康复治疗注意循序渐进,要有脑卒中患者的主动参与及其家属的配合,并与日常生活和健康教育相结合。⑤采用综合康复治疗,包括物理治疗、作业治疗、言语治疗、心理治疗、传统康复治疗和康复工程。⑥常规的药物治疗和必要的手术治疗。

(二)颅脑损伤

1. 概述

(1)概念 颅脑损伤(traumatic brain injury,TBI)指致伤外力作用于头部导致头皮、颅骨、脑膜、脑血管和脑组织发生机械性改变,从而引起暂时性或永久性的神经功能障碍。颅脑损伤的康复指利用各种康复手段,对颅脑损伤患者的运动、认知、言语等功能障碍进行康复治疗,消除或改善功能障碍,使患者最大限度地恢复正常的生活、工作能力并参与社会活动。

(2)流行病学 颅脑损伤是危害人类生命健康的重要疾病之一。在我国,年发病率为55.4/10万,仅次于四肢创伤,但病死率居首位。在美国,年发病率为100/10万。经研究发现,颅脑损伤的男性发病率高于女性，男女比例约为 2：1，青年多见，老年患者死亡率高。

2. 临床特征 虽然颅脑损伤的临床表现差异较大，但其功能障碍具有一定的共性，主要表现为认知功能障碍、运动功能障碍、言语功能障碍、心理及行为功能障碍、日常生活活动能力障碍、职业能力障碍等。

3. 康复评定 对颅脑损伤患者的功能障碍进行早期、全面的康复评定，对确定患者病情的严重程度、制定康复目标和具体的康复治疗计划、评定康复治疗效果、判断预后及临床研究等均有重要意义，主要包括以下几方面内容。

（1）损伤严重程度的评定：常用的有格拉斯哥昏迷量表（GCS）和盖尔维斯顿定向力及记忆遗忘检查（Galveston orientation and amnesia test，GOAT）。

（2）认知功能障碍评定：常用的方法有 Rancho Los Amigos（RLA）认知功能分级，神经行为认知状态测试（neurobehavioral cognitive status examination，NCSE），LOTCA 及记忆力、解决问题能力评估，感觉功能评估等。

（3）言语功能障碍评定：常采用北京医科大学汉语失语症成套测验和中国康复研究中心版的失语症检查法；构音障碍的常用评定方法有 Enderby 构音障碍评定。

（4）运动功能障碍的评定：主要有 Brunnstrom 偏瘫功能评定法、Fugl-Meyer 法、Rivermead 运动指数等。

（5）行为障碍的评定：颅脑损伤患者行为障碍的评定主要依据症状判断和观察记录，如攻击、冲动、丧失自知力、无积极性、严重的强迫观念、癔症等。

（6）情绪障碍评定：常用汉密尔顿抑郁量表（Hamilton depression scale，HAMD）、抑郁自评量表（self-rating depression，SDS）、汉密尔顿焦虑量表（Hamilton anxiety scale，HAMA）和焦虑自评量表等。

（7）前庭功能障碍评定。

（8）日常生活活动能力评定：常用 Barthel 指数和功能独立性评定。

（9）电生理评定：如体感诱发电位（SEP）、事件相关电位（ERP）等。

（10）颅脑损伤结局的评定：常采用格拉斯哥结局量表。

4. 康复治疗 颅脑损伤的康复治疗应全面、早期介入，贯穿急救、外科手术、NICU、医院康复、社区康复、家庭康复全过程，分为 3 个阶段，即急性期、恢复期和后遗症期。主要目的是促进功能恢复、预防各种并发症、改善日常生活活动能力，使患者能早日重返社会及工作岗位。目前国际上一致强调颅脑损伤的康复治疗要从急性期开始介入，及早给予患者各种良性刺激以尽快促醒，预防各种并发症的发生等。颅脑损伤引起的功能障碍是多方面的，故康复治疗必须采取综合治疗方法，如运动疗法、物理疗法、作业疗法、言语治疗、认知治疗、心理治疗、针灸疗法等，才能取得良好的康复治疗效果。在进行各种治疗和训练的过程中，要遵循治疗时间由短到长、难度由简到繁，使患者逐渐适应。由于每位患者损伤的部位、程度不同，患者的体质、性格不同，在制定治疗方案时，应因人而异，采取个性化的治疗方案。颅脑损伤的康复治疗没有一个明确的终点，随着时间的推移，康复治疗效果会逐渐减弱，但不会停止。

（三）脊髓损伤

1. 概述

（1）概念 脊髓损伤（spinal cord injury，SCI）是由于各种致病因素引发的脊髓结构和功能的损害，造成损伤平面以下运动、感觉、括约肌和自主神经功能障碍。颈段脊髓损伤表现为上肢、躯干、下肢及盆腔脏器的功能损害称四肢瘫；胸段以下脊髓损伤造成躯干、下肢及盆腔脏器功能障碍而未累及上肢称截瘫。

（2）流行病学 脊髓损伤的发病率因各国情况不同而有所差别，发达国家比发展中国家发病率高。美国的发病率为（25～45）/100万，日本发病率约为39.4/100万。中国北京地区调查资料显示，年发病率约为68/100万。在国外，SCI的主要原因为车祸、运动损伤等，我国主要是高处坠落、砸伤、交通事故等。

2. 临床特征 脊髓休克、运动障碍（四肢瘫或截瘫）、感觉障碍、体温控制障碍、痉挛、排便障碍、性功能障碍等。不完全脊髓损伤具有特殊表现：中央束综合征、半切综合征、前束综合征、后束综合征、脊髓圆锥综合征、脊髓震荡。

3. 康复评定 脊髓损伤引起多种多样的功能障碍，与损伤的水平、程度密切相关，在临床康复中必须对脊髓损伤患者进行全面细致的康复评定。

（1）神经学检查 包括感觉功能检查、运动功能检查及神经平面的评定。神经平面通过运动关键肌和感觉关键点检查来确定。

（2）脊髓损伤程度的评定 包括美国脊柱损伤协会（American Spinal Injury Association，ASIA）残损分级、部分保留带（zone of partial preservation，ZPP）等。

（3）脊髓休克的评定 临床常用球海绵体反射是否出现来判断脊髓休克是否结束。

（4）痉挛评定 临床多采用改良Ashworth评定标准来评定痉挛程度。

（5）神经电生理评定 常用的神经电生理检查包括运动诱发电位（motor evoked potentials，MEP）、体感诱发电位（somatosensory evoked potentials，SEP）、F波和H反射。

（6）心理评定 脊髓损伤患者多表现为抑郁、焦虑等，临床多采用汉密尔顿焦虑量表、汉密尔顿抑郁量表、抑郁自评量表等进行评定。

（7）日常生活活动能力评定 截瘫患者可用改良的Barthel指数，四肢瘫患者用四肢瘫功能指数（quadriplegic index of function，QIF）评定。运用较广泛的还有功能独立性评定量表。

（8）其他评定 脊髓损伤患者还需进行神经源性膀胱与神经源性大肠的评定、性功能障碍评定、心肺功能评定等。

4. 康复治疗 脊髓损伤的康复治疗包括急性期的康复治疗和恢复期的康复治疗，采用物理治疗、作业治疗、康复工程、心理治疗、中医康复方法等康复措施，并需注意及时处理并发症。

（1）急性期的康复 一般情况下，患者伤后急性期在脊柱外科（骨科）住院期间，患者生命体征和病情基本平稳、脊柱稳定，即可开始康复训练。急性期住院采取床边训练的方法，主要目的是及时处理并发症、防止废用综合征。

（2）恢复期的康复 恢复期的康复治疗指患者进入康复医学科住院或门诊后，依据患者的病情进行的训练。骨折部位稳定、神经损害或压迫症状稳定、呼吸平稳后即可进入恢复期治疗。

（3）并发症的处理 脊髓损伤常见的并发症有中枢性疼痛、深静脉血栓、异位骨化症、压疮、神经源性膀胱、神经源性大肠、骨质疏松症、泌尿系统感染等。对这些并发症的处理尤为重要，若处理不当会严重影响患者的康复，甚至危及生命。

（四）周围神经损伤

1. 概述

（1）概念 指周围神经丛、神经干或其分支受到外界直接或间接力量作用而发生的损伤。主要病理变化是损伤远端神经纤维发生瓦勒变性。损伤后表现为运动障碍、感觉障碍和自主神经功能障碍。常见周围神经损伤有臂丛神经损伤、尺神经损伤、桡神经损伤、正中神经损伤、胫神经损伤、腓总神经损伤等。

（2）流行病学 周围神经损伤临床非常多见，上肢神经损伤较下肢损伤多见，占四肢损伤的 60%~70%。骨、关节损伤可伴发神经损伤，如肱骨干骨折可伴桡神经损伤，腓骨颈骨折可伴腓总神经损伤等。

2. 临床特征 周围神经损伤可因受损神经、部位、病因、病程早晚等差别，临床表现多种多样。主要临床表现：运动障碍表现为弛缓性瘫痪、肌张力降低、肌肉萎缩；感觉障碍表现为感觉减退或消失、感觉过敏等；反射障碍表现为腱反射减弱或消失；自主神经功能障碍表现为皮肤发红、皮温低、无汗、少汗或多汗等。

3. 康复评定 周围神经损伤后，通过详细的病史采集和体格检查，初步判断神经受损的部位和程度，为进一步确定神经受损的性质，确定康复目标，制定康复计划，还必须进行一系列的康复评定。

（1）运动功能评定 包括肌力评定、关节活动范围测定、患肢周径测量、运动功能恢复等级评定。

（2）感觉功能评定 感觉检查包括浅感觉、深感觉和复合感觉，还要根据病例特点询问有无主观感觉异常；还可以做 Von Frey 单丝压觉试验。周围神经损伤后感觉功能恢复的评定可参考英国医学研究会的分级评定表。

（3）自主神经功能评定 常用发汗试验，包括碘淀粉试验、茚三酮试验。

（4）反射检查 常用肱二头肌反射、肱三头肌反射、肱桡肌反射、腱反射、踝反射等。

（5）神经干叩击试验（Tinel 征） 对神经损伤的诊断和神经再生进程判断有较大意义。

（6）日常生活活动能力评定 包括躯体的日常生活活动能力（PADL）、复杂性或工具性日常生活活动能力（IADL）。常用的 PADL 评定有 Barthel 指数、Katz 指数等。常用的 IADL 评定有功能活动问卷（FAQ）等。

4. 康复治疗 康复治疗的目的是早期防治各种炎症、水肿等并发症，晚期促进受损神经再生，促进运动功能和感觉功能恢复，防治肢体挛缩畸形，改善患者日常生活和工作能力，提高生活质量。治疗则根据疾病不同时期进行有针对性的处理。

（1）早期康复 一般为发病后 5~10 天。此期治疗重点首先要去除病因，减少神经损害，预防关节挛缩，为神经再生做好准备。具体措施有运动疗法、关节保持功能位、物理因子疗法、肢体出现肿胀的处理、受损部位的保护等。

（2）恢复期康复 早期炎症水肿消退后，即进入恢复期，早期的治疗措施仍可选择性地应用。此期的治疗重点是促进神经再生、保持肌肉质量、增强肌力和促进感觉功能恢复。

（五）帕金森病

1. 概述

（1）概念 帕金森病（Parkinson's disease, PD）是一种常见的中老年慢性、进行性中枢神经变性疾病，临床表现为静止性震颤、运动迟缓、肌强直和姿势步态异常等。

（2）流行病学 本病是中老年常见的中枢神经系统退行性疾病，目前我国患病人数已超200 万，65 岁以上人群总体患病率为 1700/10 万，随年龄增加而升高，男性稍高于女性，发病年龄一般在 50~70 岁。但在不同生活环境、不同地区的相同人种，患病有差异。在北京、上海等一线城市，患者治疗率低于 40%，偏远地区则更低。

2. 临床特征　该病起病缓慢，初发症状以震颤居多，症状从一侧上肢开始，逐渐波及同侧下肢、对侧上肢及下肢，四肢症状常不对称。临床常表现为运动功能障碍、认知功能障碍、构音障碍、自主神经功能障碍。

3. 康复评定　先了解患者的临床特点和分级，用药前后的症状变化，通过综合性评估确定患者的各种功能障碍。

（1）运动功能评定　包括肌力评定、肌张力评定、关节活动度评定、平衡功能评定、姿势评定、步行能力评定。

（2）言语功能评定　Frenchay 评定法是国际常用的构音器官功能检查法。

（3）吞咽功能评定　包括饮水试验、反复唾液吞咽测试、超声检查等吞咽障碍辅助检查。

（4）认知功能评定　包括简明精神状态检查法、长谷川痴呆量表、LOTCA 等。

（5）日常生活活动能力评定　包括 Barthel 指数、功能独立性评定量表。

（6）帕金森专科量表　包括 Yahr 分期评定法、统一帕金森评定量表等。

4. 康复治疗　在本病的综合治疗中占有重要的地位，对于改善患者的运动能力、减少意外损伤、提高患者的生活质量具有重要临床意义。本病的康复治疗遵循"方式分级选择、难度宜简、运动量宜小、运动时间宜短"的原则。运动疗法通过被动活动、肌肉牵伸与放松、步态训练、耐力训练等缓解、改善躯体功能，作业疗法通过针对性上下肢练习、日常生活能力训练，改善患者日常生活能力，预防废用综合征，预防跌倒。其他治疗方法还包括物理因子疗法、构音训练、吞咽训练、认知训练、心理疗法及中医康复方法等。

（六）其他

临床上，神经康复还涉及阿尔兹海默病、多发性硬化、脊髓炎、急性炎症性脱髓鞘性多发性神经病、面神经炎、癫痫、脑炎、脑膜炎等疾病及神经系统常见病症（眩晕、睡眠障碍、神经病理性疼痛、共济失调、植物状态等）的康复。

二、肌骨系统疾病康复

肌骨系统疾病康复主要是进行骨与关节、肌肉和软组织损伤、畸形、疾病所致的功能障碍评定及康复处理。康复治疗手段包括必要的手术治疗、手术前后的功能训练、物理因子疗法、假肢和矫形器的装配等。骨科康复的原则是使用综合的、循序渐进的训练程序，注重对日常生活能力的恢复。

（一）骨折

1. 概述

（1）概念　骨或骨小梁的完整性或连续性中断，称骨折。骨折是临床常见的创伤，由直接暴力、间接暴力、肌肉牵拉和累积性劳损等原因造成的骨折称创伤性骨折。因骨本身病变致使骨质疏松、破坏，在轻微外力或正常活动下而发生的骨折，称病理性骨折。

（2）流行病学　现代社会，随着工农业、交通运输业迅速发展及社会老龄化，或由于年龄、健康状况等因素的差异，会产生不同类型的骨折。如婴幼儿易发生青枝骨折，18 岁以下的青少年易发生骨分离，老年人易引起自发骨折等。

2. 临床特征　骨折后可导致各种功能障碍，常见的有损伤后炎性反应、肢体肿胀、局部肌肉萎缩、肌力下降、关节活动障碍、关节稳定性减弱等。

3. 康复评定　骨折评定内容包括骨折对位对线评定、骨痂形成情况检查、关节活动范围评定、肌力评定、肢体长度及围度测量、感觉功能评定、ADL 评定。

4. 康复治疗 骨折愈合是骨连续性的恢复，最后完全恢复原有的骨结构和性能，是骨再生的过程。骨折愈合期间要求患肢制动，但长时间制动会造成患者心血管、呼吸、消化、泌尿等系统的功能下降，制动肢体的肿胀、肌肉萎缩、肌力和耐力下降、关节僵硬等诸多并发症。康复治疗的作用是协调骨折长期制动与运动之间的矛盾，预防或减少并发症，控制减轻肢体肿胀、减轻肌肉萎缩、防止关节粘连僵硬，促进骨折愈合，早日重返社会。骨折的康复治疗可分为早期和后期两个阶段。骨折固定期（早期）疼痛和肿胀是骨折复位固定后最主要的症状和体征，持续性肿胀是骨折后致残的最主要原因，因此要及早开始治疗。骨折愈合期（后期）康复目标主要是消除残存的肿胀，软化和牵伸挛缩的纤维组织，增加关节活动范围和肌力，训练肌肉的协调性和灵巧性。

（二）手外伤

1. 概述

（1）概念 手外伤指不同程度的手部皮下组织、筋膜间隙、肌腱周围组织的损伤和肌肉、血管、神经的挫伤，导致不同程度的运动功能和感觉功能障碍。创伤后遗留的功能障碍与创伤类型密切相关，如切割伤的切面较整齐，组织破坏少，早期修复后遗留的功能障碍较轻；压伤、撕脱等创伤，组织损伤较多，愈后因瘢痕、粘连等因素可遗留严重功能障碍。

（2）流行病学 随着工业化发展，手外伤发病率明显增加。骨科急诊手术中手外伤占就诊人数的 1/4，发病率占创伤总数的 1/3 以上，右手受损为 91.2%，男女受伤比例为 3.5∶1，16~30 岁为高发年龄，平均年龄为 23.5 岁，多发生于机器制造业、木工、建筑业等体力劳动者，人为因素占 70% 以上。

2. 临床特征 有外伤史，临床表现为手部疼痛、局部肿胀、畸形等，手部压痛或叩击痛，有异常活动或骨擦音，运动障碍或感觉异常，出现肌肉萎缩、关节僵硬等。骨关节损伤需 X 线摄片检查，肌肉麻痹需做电生理检查。

3. 康复评定 手外伤的评定内容主要包括外观形态评定、运动功能评定、感觉功能评定及神经电生理检查 4 个方面。

（1）外观形态评定 通过视诊、触诊及患手的动作，评定手部总体功能，包括上肢及手的完整性，运动和感觉情况，有无瘢痕、僵直、畸形等。骨骼可借助 X 线片，软组织可用磁共振评定。

（2）运动功能评定 包括肌力评定、关节活动范围评定、灵活性及协调性评定。灵活性及协调性评定常用 Jebson 手功能测试、明尼苏达操作等级测试、Purdue 钉板测试。

（3）感觉功能评定 包括浅感觉、深感觉、复合感觉评定、Moberg 拾物试验。

（4）神经电生理检查 包括电诊断、肌电图、神经传导速度及体感诱发电位等。

4. 康复治疗 手外伤的康复包括手部骨折康复、周围神经损伤康复、肌腱修复术后康复、肌腱松解术后康复等。手外伤康复治疗能够提高运动功能，预防和减轻水肿，预防畸形，预防肌肉误用、失用和过度使用，帮助组织愈合，减轻疼痛，避免关节损害。康复治疗计划的制定受多因素影响，应遵循三大基本原则：渐进性原则、全面性原则、个体化原则。

（三）人工关节置换术

1. 概述

（1）概念 关节置换术（total joint replacement）指用人工关节替代和置换病伤关节。关节置换术后康复可以减少术后并发症，增加患者的关节活动，提高日常生活活动能力。常见的可进行关节置换的关节包括膝关节、髋关节、肩关节、踝关节等。

（2）流行病学 关节置换术的开展数量在各国呈上升趋势。随着老年人口的增加和年轻人更多采用关节置换术，翻修手术的数量也会增加。我国开展的人工关节置换术的数量和国外一样，也呈上升趋势。

2. 临床特征 接受关节置换术的患者术前长期患有关节疾患，如骨关节炎等出现关节的反复、进展及活动后加重的慢性疼痛，药物和保守治疗效果不明显；关节置换术后，由于手术等创伤，术后早期疼痛仍是最常见的并发症。术后短期的关节制动和疼痛使关节活动受限，肌力低下，常见骨折、脱位、深静脉血栓、假体松动等并发症。

3. 康复评定

（1）术前评定 包括全身整体状况和肢体的功能状态评定，如上下肢肌力、关节活动度、步态评定，以及肢体长度测量，拍摄 X 线片测定等。

（2）术后评定 可在术后 1～2 天、1 周、2 周、1 个月、3 个月、半年。评定内容包括以下几方面：伤口情况、关节情况、肌力、活动及转移能力及综合评估。评估膝关节置换术可采用 HSS 膝关节评分，髋关节置换术后可采用 Harris 髋关节功能评分标准。

4. 康复治疗

（1）术前康复治疗 术前康复教育对患者了解手术、并发症和术后康复有重要意义。术前康复训练包括肌力训练；深呼吸及咳嗽，预防卧床引起肺部感染；使用辅助器具，如手杖等；了解术后康复训练方法，如床上转移活动、关节主动活动等。

（2）术后康复治疗 关节置换术后第 1 周，康复目的是减轻患者症状，促进伤口愈合，防止肌肉萎缩，改善关节活动度。术后第 2 周加强患侧下肢不负重下的主动运动，改善关节活动范围，进一步提高肌力，增加床上自主活动能力。术后第 3 周继续巩固以往训练效果，患腿逐渐恢复负重能力，加强步行训练。术后第 4 周～3 个月，进一步改善和提高康复效果，增加患肢活动范围和负重能力，提高日常生活自理能力。人工关节活动范围有限，患者需要特别注意避免关节移位。

（四）颈椎病

1. 概述

（1）概念 颈椎病（cervical spondylosis）是颈椎间盘退变、颈椎骨质增生、韧带钙化、颈部软组织痉挛或损伤等，导致颈部脊柱内外平衡失调，刺激或压迫颈神经根、椎动脉、脊髓或交感神经等组织产生的一系列临床症状和体征。

（2）流行病学 颈椎病是常见病、多发病，患病率报道不一，可高达 20% 以上。随着年龄增长，患病率增加，其中 20～29 岁年龄组发病率为 36.61%，40～49 岁组的发病率为 67.63%，60～69 岁年龄组的发病率为 91.49%，男女患病率无显著差别。随着电脑、手机的广泛使用，颈痛的发生率明显增多，颈椎病的患病率也不断上升，发病年龄呈年轻化趋势。

2. 临床特征 颈椎病临床上主要分为颈型、神经根型、椎动脉型、脊髓型、交感神经型和混合型。

（1）颈型 以颈后疼痛、发僵为主要症状。主要体征为颈椎活动受限，颈背部肌肉紧张、压痛。

（2）神经根型 表现为颈神经根支配区感觉和运动障碍。主要症状为颈肩部疼痛，一侧上肢、手背、手指等部位出现放射性疼痛或麻木。主要阳性体征为颈部僵直、活动受限，颈部肌肉痉挛，受累节段棘突压痛。椎间孔挤压试验阳性，颈神经根牵拉试验阳性。

（3）椎动脉型　症状为转头时突发眩晕、恶心、呕吐、四肢无力、共济失调，甚至倾倒，但意识清醒。主要阳性体征为椎动脉扭转试验阳性。

（4）脊髓型　大多数以慢性、进行性四肢感觉运动功能障碍为特征。查体四肢肌张力可能增高，可出现病理反射、屈颈试验阳性。

（5）交感神经型　临床症状多样，可为头晕、头痛、颈肩背痛，眼部胀痛、干涩或流泪，视物不清，耳聋或耳鸣，面部麻木，无汗或多汗，心动过速或过缓，心律不齐，心前区疼痛，恶心，呕吐，腹胀腹泻，失眠，情绪不稳等。

（6）混合型　两种或两种以上类型并存，通常是以某一型临床表现为主。

3. 康复评定

（1）身体功能评定　包括颈椎活动范围评定、肌力评定、感觉和反射评定、疼痛评定。

（2）ADL 评定　对进食、洗澡、修饰、穿衣、大小便、平地行走等功能的评定。

（3）专项评定　如颈部功能不良指数（neck disability index，NDI）、日本骨科学会（JOA）评定法。

4. 康复治疗　颈椎病康复治疗的目的是消除疼痛，尽可能维持日常生活活动，防止脊髓和神经的永久损伤。卧床休息适用于症状比较严重的患者，减轻颈椎负荷，放松局部肌肉，减少颈椎间盘压力。物理因子治疗可改善颈部组织的血液循环，具有消除炎症及水肿、镇痛等作用，可促进神经功能恢复。颈椎牵引有助于解除颈部肌肉痉挛，改善颈椎生理弯曲，解除神经根刺激，减轻椎间盘压力。推拿、关节松动术的手法治疗可减轻疼痛、麻木，缓解肌肉紧张，整复滑膜嵌顿及小关节半脱位等。牵伸运动、肌力训练、协调性训练、有氧运动等运动疗法具有增加颈椎活动的柔韧性、增强颈椎的稳定性、提高局部血液循环、预防复发等作用。其他治疗方法还包括矫形支具疗法、药物治疗及手术治疗。

（五）腰椎间盘突出症

1. 概述

（1）概念　腰椎间盘突出症（lumbar disc herniation，LDH）指腰椎间盘纤维环部分或全部破裂，髓核向外突出，刺激或压迫硬膜囊、神经根、马尾神经所引起的一种综合征。

（2）流行病学　青壮年发病居多，20 ~ 50 岁者占患病人群的 70% 以上，男性多于女性。从事重体力劳动，特别是弯腰劳动者，发病率高。

2. 临床特征　腰骶部和骶髂部疼痛，呈针刺样、触电样疼痛或钝痛。病变的椎板间隙、棘突间隙、棘突上及棘旁有压痛，压痛点可出现在受累神经分支或神经干上。80% 以上可引起根性下肢痛，重压或叩击时疼痛向同侧臀部及坐骨神经方向放射。腰部、小腿前侧、足背部等处常有异常发凉或灼热感等感觉障碍，神经根受压侧常有下肢麻木感。运动障碍表现为腰背部板滞，腰椎各方向活动均受限，脊柱侧弯畸形，下肢发僵、无力，行走缓慢不灵活。查体直腿抬高试验和加强试验阳性，挺腹试验阳性等。

3. 康复评定　治疗前后及治疗过程中运用合适的康复评定方法对患者病情及疗效进行评估。

（1）腰椎活动范围评定　包括腰椎屈伸、侧屈及旋转等方向的活动度评定。

（2）肌张力和肌力评定　测试腰背部及双下肢的肌张力，徒手肌力检查包括双下肢肌力、足大趾背伸及跖屈的肌力。

（3）ADL 评定　包括卧位翻身、起坐、弯腰等项目。

（4）疼痛与压痛点评定　评定内容包括疼痛程度、压痛点位置。采用 VAS 或 McGill 疼痛量表评定。

（5）感觉和反射评定　感觉评定对神经支配部位浅感觉进行检查。反射评定主要为双侧膝反射、踝反射。

（6）腰痛评定量表（JOA score）　主要从主观症状、体征、ADL 受限、膀胱功能 4 个方面进行评定。

（7）其他　X 线片、CT 及 MRI 影像学评定，肌电图和强度 – 时间曲线评定。

4. 康复治疗　本病的康复治疗原则是要求患者积极配合，坚持足够疗程，从而缓解和治愈临床症状。急性发作期绝对卧硬板床休息 1~2 周，佩戴腰围保护腰部，通过治疗减轻椎间盘压力，促使突出物缩小、还纳，缓解神经根水肿及受压症状；恢复期通过增强腰背肌、腹肌肌力训练，恢复脊柱的运动功能，提高脊柱稳定性，巩固疗效，防止复发。

（六）肩关节周围炎

1. 概述

（1）概念　肩关节周围炎指肩关节囊和关节周围肌腱、韧带、腱鞘和滑膜囊等软组织的急慢性损伤或退行性改变而致局部慢性无菌性炎症，引起肩部疼痛、活动功能障碍和肌肉萎缩为主的一种疾病，简称"肩周炎"，又称"五十肩""冻结肩"等。本病为具有自愈倾向的自限性疾病，经过数月乃至数年时间，炎症可逐渐消退，症状缓解。

（2）流行病学　肩关节周围炎好发于 40~70 岁的中老年人，女性发病率高于男性，冬春两季多发。本病常发生在单侧肩部，左右侧患病率无明显差异，约有 10% 的患者在第一次患病的 5 年内对侧肩关节也会罹患该病。

2. 临床特征　肩部疼痛和肩关节活动受限，主动和被动关节活动同时受累是本病主要临床特征。疾病进展过程分 3 个阶段。

（1）急性期（凝结期）　病变主要位于肩关节囊，肩关节造影显示关节囊紧缩、关节下隐窝闭塞、关节腔容积较少、肱二头肌肌腱粘连，肱二头肌肌腱伸展时，有不适束缚感，肩前外侧疼痛，可扩展至三角肌止点。本期症状与体征无明显特异性。

（2）慢性期（冻结期）　关节囊严重挛缩，关节周围大部分软组织均受累。此期肩痛为持续性，疼痛夜间加重，影响睡眠。肩关节外旋、外展和屈曲活动受限达高峰，以外旋为重，影响穿脱衣服、洗澡等日常活动；长期疼痛和制动可继发上臂肌肉失用性萎缩无力。

（3）功能康复期（解冻期）　发病后 7~12 个月，炎症逐渐消退，疼痛逐渐减轻，肩部粘连缓慢进行性松解，活动度逐渐增加。

3. 康复评定　以疼痛和活动受限为主要依据，多种方法结合对肩关节周围炎的临床疗效进行科学、客观、全面的综合功能评定。

（1）身体功能评定　包括关节活动范围评定、肌力评定、肌围度评定、疼痛评定、心理评定。

（2）肩关节特殊评定　包括疼痛弧试验、落臂试验、Neer 撞击征、卡压征、Yergason 测试、Hawkins–Kennedy 撞击征、空罐试验。

（3）日常生活活动能力评定　Constant–Murley 评分、肩关节疼痛与功能障碍指数、牛津肩关节评分等。

4. 康复治疗　本病的康复治疗原则是针对急性期患者，应着重减轻疼痛，严重者可使局部暂时制动，患肩可做热敷、理疗或封闭等治疗；慢性期和恢复期患者，强调解除粘连，恢复肩关节活动，以功能锻炼和手法为主，配合理疗。康复治疗可以改善肩部血液循环，促进新陈代谢，加速炎症吸收，减轻肌肉痉挛，牵伸粘连和挛缩的组织，减轻和消除疼痛，恢复肩关节正常功能。

（七）运动损伤

1. 概述

（1）概念　运动过程中所发生的各种损伤，统称运动损伤（sports injuries），是日常生活中的常见病症。运动损伤的部位与运动项目、损伤原因等密切相关，如赛跑运动员容易发生下肢肌肉、肌腱损伤，疲劳性骨膜炎或骨折等；篮球、足球、排球运动员容易发生膝关节韧带、半月板的损伤等。

（2）流行病学　在运动损伤中，骨折、脱位等急性严重的损伤较少，两者合计约占3%。慢性损伤以韧带、肌肉、肌腱的损伤较为多见，约占74%。慢性损伤多是微小损伤累积所致。关节软骨损伤也是慢性损伤，表现为关节的退行性改变；滑囊和脂肪组织也可因慢性微小创伤产生炎症，如膝关节脂肪垫损伤、股骨大粗隆滑囊炎等。

2. 临床特征　运动损伤急性期，损伤局部渗出、水肿，表现为剧烈疼痛，皮下可见瘀血、血肿，有明显压痛，伴活动受限和姿势异常。运动损伤恢复期，表现为局部酸胀、钝痛或刺痛，无力或沉重感，休息或变换体位后可减轻，劳累后加重；治疗不当可出现肌肉、肌腱的粘连、挛缩等病理改变，关节功能障碍等临床症状。

3. 康复评定　运动损伤的康复评定包括肌力评定、肢体围度测量、关节活动范围评定、疼痛评定、日常生活活动能力评定、肌电图评定及影像学评定。

4. 康复治疗　运动损伤的康复治疗需要临床基础治疗与康复训练有机结合。在运动损伤康复治疗过程中需注意分期治疗原则。

（1）急性期　伤后48～72小时以内，治疗重点是止痛、止血、防止肿胀。常规治疗以"PRICE（protect、rest、ice、compression、elevation）"为基础，即保护、休息、冰敷、加压包扎、抬高患肢。有骨折或韧带、肌肉、肌腱断裂的患者，应进行适当的外固定。

（2）稳定期　运动损伤48～72小时后，出血渗出基本停止，治疗重点是促进血肿和渗出液的吸收，可使用物理因子治疗、针灸、推拿、中药外敷等方法促进损伤恢复。对于有骨折或韧带、肌肉、肌腱断裂的患者，应注意支具保护、局部制动至损伤愈合。

（3）恢复期　局部肿痛消失后，应对患者进行损伤肢体的肌力、关节活动度、平衡、协调、柔韧性的渐进训练，辅以物理因子治疗，促进瘢痕软化，防止挛缩。

对非专业运动员，重点恢复日常生活工作能力；对于专业运动员，力争达到原有竞技水平；对专项运动员，针对运动项目的要求，着重进行平衡性、协调性和柔韧性等方面的训练。

（八）其他

临床上，肌骨康复还涉及截肢术后、断肢与断指再植、关节炎（骨关节炎、类风湿关节炎等）、慢性运动系统疾患（肱骨外上髁炎、狭窄性腱鞘炎、跟痛症、肌筋膜疼痛综合征）等疾病，以及特殊问题康复（关节挛缩、复杂性局部疼痛综合征、异位骨化、骨折延迟愈合与骨不连、骨筋膜室综合征等）。

三、心肺疾病康复

心肺康复通过采用综合的康复治疗措施消除或减轻因心肺疾病引起的体力和心理限制，减轻症状，提高功能水平，使患者身体、心理和社会活动等方面恢复正常或接近正常，即最大限度地恢复生活和工作能力。

（一）冠心病

1. 概述

（1）概念 冠心病（coronary heart disease，CHD）为冠状动脉粥样硬化性心脏病的简称，是临床最常见的心脏病之一。冠心病是由于血脂增高和多种危险因素综合作用，脂质沉积在冠状动脉壁形成粥样斑块，逐步发展为血管狭窄乃至闭塞。冠心病的病理生理核心是心肌耗氧和供氧失衡。在应激或运动时心肌耗氧量增加，导致心肌缺血。狭窄部位的血栓形成或粥样斑块脱落可造成血管闭塞，导致心肌梗死。

（2）流行病学 冠心病多发生于40岁以上的成年人，男性多于女性，经济发达地区发病率较高，近年来发病呈年轻化趋势。目前我国冠心病发病率为120/10万，年平均病死率男性为90.1/10万，女性为53.9/10万。近年来，随着人们生活水平的提高，我国冠心病的发病率和病死率持续升高。

2. 临床特征 患者心脏功能障碍表现为心绞痛或心肌梗死。患者继发性躯体和心理障碍包括患者心血管系统的适应性下降导致循环功能障碍；肺循环功能障碍，肺血管和肺泡气体交换效率降低，导致呼吸功能障碍；机体吸氧能力减退，肌肉萎缩，引起全身运动耐力减退；脂肪和能量物质摄入过多而缺乏运动，导致脂代谢和糖代谢障碍等；患者不良生活习惯、心理障碍等影响日常生活和治疗，导致行为障碍。

3. 康复评定 冠心病的康复评定包括病史询问、体格检查、实验室检查（心肌酶、胆固醇、血糖等）、特殊检查（胸部X线、心电图等）、冠心病危险因素评估、社会心理学、心肺功能专项评定。心脏功能评定可采用6分钟步行试验、心电图运动负荷试验、超声心动图试验。行为类型指患者的行为特征，其评估有助于制定个体行为治疗策略。

4. 康复治疗 根据冠心病病理和康复治疗的特征，国际上将康复治疗分为3期。

（1）Ⅰ期 指急性心肌梗死或急性冠脉综合征住院期，发达国家此期为3~7天。康复措施主要是通过适当活动，减少或消除绝对卧床休息带来的不利影响。治疗方案以循序渐进地增加活动量为原则。根据患者的自我感觉，进行可以耐受的日常活动，如床上活动、呼吸训练、坐位训练、步行训练、上楼等。

（2）Ⅱ期 指患者出院开始至病情稳定性完全建立为止，时间为5~6周。康复主要措施是要保持适当的体力活动，逐步适应家庭生活，等病情完全稳定，准备参加Ⅲ期康复。治疗方案包括散步、医疗体操、家庭卫生、园艺活动等。

（3）Ⅲ期 指病情处于长期的稳定状态，或Ⅱ期过程结束，包括陈旧性心肌梗死、稳定型心绞痛及急性冠心病患者。康复时间2~3个月，自我锻炼持续终生。康复方案包括有氧训练、循环抗阻训练、柔韧性训练、医疗体操、行为治疗、心理治疗等。

（二）慢性阻塞性肺疾病

1. 概述

（1）概念 慢性阻塞性肺疾病（chronic obstructive pulmonary disease，COPD）是一组呼吸道疾病，包括具有气流阻塞特征的慢性支气管炎及合并的肺气肿。其特征是持续存在的气流受限，气流受限进行性发展，与肺部对有害颗粒或气体的异常炎症反应有关，可伴气道高反应性。当慢性支气管炎、肺气肿患者肺功能检查出现气流受限并不完全可逆时，可诊断为COPD。

（2）流行病学　因大气污染及吸烟人数增加等因素，COPD 的发病率逐渐增加，居当前全世界死亡原因的第 4 位。近年我国北部和中部地区对 102230 成年人进行调查，成人 COPD 患病率为 3.17%，45 岁以后随年龄增加患病率增加，本病的死亡率也在逐年增加。

2. 临床特征　呼吸困难早期在劳力时出现，后逐渐加重，日常活动甚至休息时也感到气短。进行性加重的呼吸困难是 COPD 的标志性症状。呼吸系统和循环系统对运动的适应能力减弱，四肢肌力下降，活动耐力下降，最终发生肌力、耐力下降的恶性循环。

3. 康复评定

（1）呼吸功能评估　气短、气急症状分级采用改良 Borg 量表。呼吸功能改善或恶化程度评定采用分值半定量化方法。肺功能测试指标包括肺活量、FEV_1。

（2）运动能力评定　可采用 6 分钟或 12 分钟步行试验、往返步行试验递增、运动平板试验、功率自行车试验。

（3）日常生活活动能力评定　采用 COPD 患者日常生活能力评定。

（4）其他　还包括呼吸肌力量评估、上下肢肌肉力量评估、心理状态评估、营养状态评估、生活质量评估等。

4. 康复治疗　COPD 康复治疗的目标是改善顽固和持续的功能障碍、提高生活质量、降低住院率、延长生命、减少经济耗费、稳定或逆转肺部疾病引起的病理生理和精神病理学改变，以期在呼吸障碍程度和生活条件允许的条件下恢复至最佳功能状态。治疗过程强调放松、自然、量力而行、持之以恒。康复治疗主要包括呼吸训练，如建立腹式呼吸模式、胸廓畸形的姿势练习；排痰训练，如体位引流、胸部叩击、震颤、咳嗽训练、物理因子治疗；运动训练，如上下肢训练、呼吸肌训练；中国传统康复方法，如医疗体操、穴位按摩、针灸拔罐等；自然物理因子治疗，如日光浴、冷水浴；日常生活指导，如能量节约技术、营养、心理行为矫正；健康教育，如氧气的使用、感冒预防、戒烟。

（三）其他

临床上，心肺疾病康复还涉及周围血管病、淋巴系统疾病、静脉血栓栓塞、先天性心脏病、冠状动脉搭桥术后、心脏起搏器术后、心脏介入治疗术后、心脏移植术后等循环系统疾病和肺源性心脏病、支气管哮喘、坠积性肺炎、肺移植术后等呼吸系统疾病。

四、儿童疾病康复

儿童康复是康复医学的亚专科，从特殊需求儿童功能障碍预防、评定和处理的角度，成为具有基础理论、评定方法和治疗技术的独特医学学科。儿童康复在疾病种类、临床特点、康复理论与技术、预后及家长期待等方面与成人康复有很大差别。儿童康复的服务对象是各种特殊需求儿童，包括发育障碍、先天性疾病、后天性疾病、急性疾病、慢性疾病、各类损伤及个人或环境因素导致的功能障碍者。生长发育是儿童不同于成人的重要特征，要遵循不同年龄阶段生长发育特点及生理、心理、社会发展特征和规律开展康复治疗。

（一）脑性瘫痪

1. 概述

（1）概念　脑性瘫痪（cerebral palsy，CP）简称脑瘫，是一组持续存在的中枢性运动和姿势发育障碍、活动受限综合征，是由于发育中的胎儿或婴幼儿脑部非进行性损伤所致。脑瘫儿童的运动障碍常伴有感觉、知觉、认知、交流和行为障碍，以及癫痫和继发性肌肉、骨骼问题。

（2）流行病学 脑瘫的发病率在世界范围内平均约为2‰。我国脑瘫流行病学调查显示，1~6岁儿童的脑瘫发病率为2.48‰，患病率为2.46‰；脑瘫发病率及患病率在不同地域存在一定差别；我国男性患病率高于女性，男性患病率为2.64‰，女性患病率为2.25‰；脑瘫发病率各国差异不大，城乡差别不大，男性略高于女性。

2. 临床特征

（1）临床表现 不同病因的脑瘫患儿的临床表现不同，即使同一患儿在不同时期、不同阶段，临床表现也不同。典型临床表现主要为运动功能障碍、姿势及运动模式异常、反射和姿势反应异常、肌张力和肌力异常、继发性损伤。

（2）分型标准 按运动障碍类型及瘫痪部位分为痉挛型四肢瘫、痉挛型双瘫、痉挛型偏瘫、不随意运动型、共济失调型、混合型。

（3）分级标准 按粗大运动功能分级系统分为5级。

（4）其他问题 70%脑瘫患儿还伴有其他症状及共患疾病，包括智力发育障碍、学习困难、癫痫、言语障碍、视觉障碍、听觉障碍、饮食困难、心理行为异常、流涎、直肠膀胱问题等。

3. 康复评定 确立脑瘫发病高危因素的存在，了解患儿发育水平及年龄相对应的功能水平状态，明确脑瘫的严重程度，制定规范和个体化的康复计划。

（1）发育水平评定 常用量表有 Peabody 运动发育量表、Gesell 发育量表等。

（2）反射评定 包括原始反射、姿势反射、平衡反应、肌腱反射、病理反射等。

（3）肌张力评定 常用改良的 Ashworth 痉挛评定量表。

（4）肌力评定 包括徒手肌力评定、器械肌力评定。

（5）关节活动度评定 包括头部侧向转动试验、臂回弹试验、围巾征、腘窝角、足背屈角等。

（6）姿势与运动能力评定 常用 Gesell 发育量表、粗大运动功能分级、粗大运动功能评定、PALCI 评定法、Peabody 运动发育评定、步态分析等。

（7）感知与认知评定 根据儿童发育不同阶段的关键年龄所应具备的感知、认知发育标准，参考和应用各类量表进行评定。

（8）日常生活活动能力评定 常用日常生活活动能力评定量表和儿童功能独立检查量表（the functional independence measure for children，WeeFIM）。

（9）其他 根据不同时期患儿具体存在的问题，进行言语、构音、吞咽、心理行为等有针对性的评定，还包括环境、辅具和亲属态度的评定等。

4. 康复治疗 脑瘫儿童的康复遵循早发现、早确诊、早治疗的原则。采用综合的康复治疗手段，如运动疗法、作业疗法、言语治疗、物理因子疗法、康复工程、中医康复方法等，结合心理康复、教育康复和社会康复，最大限度地降低患儿残疾程度，提高其生活自理能力。治疗中多采用适合儿童年龄及发育特点，多变化、有趣味，家庭共同参与的方式，提高康复治疗效果，达到预期目的。

（二）儿童孤独症

1. 概述

（1）概念 儿童孤独症（childhood autism 或 autistic disorder）也称儿童自闭症，是一类起源于3岁前，以社会交往障碍、沟通障碍、刻板性、重复性为主要特征的心理发育障碍，是发育障碍中最有代表性的疾病。病程可持续一生，难以逆转，且患病率逐年升高。康复治疗已成为改善孤独症患儿功能障碍的主要途径之一。

（2）流行病学　儿童孤独症是一种日益常见的心理发育障碍性疾病。第二次全国残疾人抽样调查结果显示，我国0～6岁精神残疾儿童占0～6岁儿童总数的1.10‰，其中孤独症导致的精神残疾儿童占36.9%，列各类精神残疾的首位。儿童孤独症以男孩多见，男女比例为4：1，其患病率与种族、文化、经济发展水平无关。

2. 临床特征　儿童孤独症的症状涉及认知、情感、社交、交流、自主神经功能、整合功能及适应行为等多方面。临床表现为社会交往障碍、交流障碍、兴趣范围狭窄及刻板重复行为模式、感知觉异常、认知和智力缺陷。前三类症状有诊断价值，后两类症状特异性不强。

3. 康复评定　需要把握患儿的生长发育史、游戏史，目前的行为特征和能力；其次，从患儿家长那里获得相关资料。目前对儿童孤独症评定主要采用量表检查的方法。

（1）婴幼儿孤独症筛查量表（checklist for autism in toddler，CHAT）　适合18个月以前孩子的筛查量表。

（2）孤独症的行为评定量表　常用量表包括孤独症儿童行为评定量表、儿童孤独症评定量表（child autism rating scale，CARS）、克氏孤独症行为量表（clancy autism behavior rating scale，CBRS）。

（3）感觉统合功能评定　常用量表为孤独症儿童的感觉统合能力综合测试量表、爱尔丝博士孤独症儿童13项检查，还有北京大学第六医院神经卫生研究所研制的感觉统合发展评定记录。

（4）智力检测　采用不同版本的韦氏智力量表进行检测。另外，孤独症患儿还需进行发育方面的检测。

4. 康复治疗　儿童孤独症采用综合性康复治疗，辅以药物，可显著改善孤独症儿童的预后，相当一部分可获得独立生活、学习和工作的能力。康复目标是提高孤独症儿童的交流能力，改善其问题行为，提高生活自理能力，创造机会使其参与社会生活。

（1）作业疗法　包括触觉体系训练、前庭体系训练、听觉统合训练、协助语言发展的基础行动训练。

（2）教育训练　包括结构化教育、应用行为分析疗法。

（3）行为治疗　包括行为干预方法、教育矫治。

（4）其他　包括家庭支持与指导、中医康复方法等。

（三）其他

临床上，儿童康复涉及残疾儿童、发育障碍儿童和各类疾病及功能障碍者。残疾儿童包括视力残疾、听力残疾、肢体残疾、智力残疾、精神残疾、多重残疾等。发育障碍儿童包括发育指标延迟、智力发育障碍、发育性协调障碍、全面性发育迟滞、多重复杂发育障碍及言语语言发育障碍、学习技能发育障碍等。各类疾病及功能障碍者，包括先天性疾病，如先天性颅脑发育畸形、先天性脑积水、先天性脊柱裂等；围生期疾病，如早产及低体重儿、新生儿脑病、胆红素脑病等；后天性疾病，包括急慢性疾病、各类损伤及个人或环境因素导致的功能障碍者；亚专科疾病，包括重症新生儿、先天性心脏病、儿童骨科疾病、儿童遗传性疾病、儿童糖尿病、儿童肿瘤等。

五、其他疾病康复

其他常见疾病的康复包括糖尿病的康复、原发性高血压的康复、烧伤康复、重症康复、女性产后盆底功能障碍性疾病康复、老年病康复学、肿瘤康复学、精神病康复学等。

（一）糖尿病

1. 概述

（1）概念　糖尿病（diabetes mellitus，DM）是一组以糖代谢紊乱为主要表现的临床综合征，以血浆葡萄糖增高为特征的代谢内分泌疾病。糖尿病分为四大类型，即1型糖尿病、2型糖尿病、特殊类型糖尿病和妊娠糖尿病。

（2）流行病学　我国糖尿病患者中，90%以上者属于2型糖尿病。我国20岁以上人群中，男性和女性糖尿病患病率分别为10.6%和8.8%，总患病率为9.7%，糖尿病患者总数达9240万。随着经济发展、人口老龄化及饮食生活习惯的改变，今后中国糖尿病的患病率将会明显增加。

2. 临床特征　糖尿病为慢性进行性疾病，特征为高血糖、尿糖、葡萄糖耐量减低及胰岛素释放试验异常。临床早期一般无症状，症状期会有多饮、多食、多尿、烦渴、消瘦或肥胖、疲乏无力等症状。久病者常伴发心脑血管、肾、眼及周围神经等病变。

3. 康复评定　糖尿病的康复评定主要包括生理功能评定、心理状况评定、日常生活活动能力评定及社会参与能力评定。

（1）生理功能评定

1）生化指标测定：包括血糖、糖化血红蛋白A1、血脂、肝肾功能等。

2）靶器官损害程度评定：主要包括视网膜、周围神经、心、脑、肾、足等靶器官功能水平的评定。

3）糖尿病康复疗效评定：康复治疗的疗效评定与临床治疗疗效评价一致。

（2）心理状况评定　糖尿病患者心理状况主要因缺乏相应的知识产生的焦虑、抑郁等，一般选择相应的量表进行评定，如汉密尔顿焦虑量表（HAMA）、汉密尔顿抑郁量表（HAMD）、简明精神状态评定量表、症状自评量表（SCL-90）等。

（3）日常生活活动能力评定　可采用改良Barthel指数分级量表，高级日常生活活动能力的评定可采用功能独立性评定量表。

（4）社会参与能力评定　主要进行生活质量、劳动能力和职业能力评定。

4. 康复治疗　糖尿病的康复处理主要包括饮食治疗、运动疗法、药物治疗、健康教育、自我监测血糖及心理治疗等。饮食治疗是糖尿病治疗的基础，应严格长期执行。每日总热量及营养素的组成确定后，根据各种食物产热量确定食谱。运动疗法适用于轻度和中度2型糖尿病患者，尤其是肥胖患者。常采用较多肌群参加的持续性周期性运动，低至中等强度的有氧运动。药物治疗主要包括口服降糖药和胰岛素的应用。糖尿病教育和自我血糖监测是保证治疗方法正确发挥作用的必要手段。健康教育包括疾病知识、饮食指导、运动指导、药物指导、血糖自我监测等。

（二）原发性高血压病

1. 概述

（1）概念　高血压指以体循环动脉收缩压和（或）舒张压的持续性升高为主要临床表现的心血管综合征。

（2）流行病学　高血压患病率、发病率、血压水平随年龄增加而升高，在老年人中较常见，以单纯收缩期高血压多见。我国高血压患病率北方高于南方，华北和东北属于高发区；沿海高于内陆；城市高于农村；高原少数民族地区患病率较高。男、女性高血压总体患病率差异不大，青年男性略高于女性，中年女性稍高于男性。

2. 临床特征 高血压起病缓慢，缺乏特殊临床表现，主要表现为血压高于正常值。常见症状为头晕、头痛、疲劳、心悸等，也可以出现视力模糊、鼻出血等较重症状，还可以出现受累器官症状，如胸闷、气短、心绞痛、多尿等。临床上需全面了解患者病史，包括家族史、既往史、病程、生活方式等，可进行饮食评定、体格检查、实验室检查、靶器官损害的检查。

3. 康复评定 高血压患者重点对其血压及心血管危险因素、心功能、肺功能等进行评定。

（1）血压值及心血管危险因素评定 包括血压评定、高血压分级、高血压心血管分层。

（2）功能评定 包括心功能、肺功能、自主神经功能、认知功能评定，自理能力评定，职业能力评定等。

4. 康复治疗 高血压康复的基本原则是控制血压的水平、改善紊乱因素、预防或逆转靶器官的损害。在综合治疗的基础上，以药物治疗为主，积极进行康复治疗。高血压康复遵循循序渐进、持之以恒、及时调整、个体化的原则。康复治疗方法包括运动疗法、物理因子疗法、作业疗法、心理治疗、中医康复方法等。

（三）烧伤

1. 概述

（1）概念 烧伤一般指人体受热力（火焰、沸液、蒸汽、高温金属）、电流、化学物质及放射线等作用而引起的深部组织的损伤，主要指皮肤、黏膜，严重者也可伤及肌肉、骨、关节、内脏。烧伤按原因可分为热力烧伤、化学烧伤、电烧伤、放射性烧伤4类。严重烧伤可引起全身性反应，如感染、休克甚至危及生命。

（2）流行病学 我国烧伤年发生率为每年百万人中有5000~10000人，5%~10%需要住院治疗，3.5%~5%有暂时或永久性的功能损害。热力烧伤占烧伤的85%~90%，男女比例约为3∶1，30岁以下占78%，中小面积烧伤占多数，为80%~85%，以头颈、四肢暴露部位居多。

2. 临床特征 烧伤所致的功能障碍主要有皮肤瘢痕及色素沉着、关节功能障碍、肌萎缩和肌力下降、压疮、心肺功能下降、脏器功能衰竭、日常生活活动能力障碍、工作能力下降、心理障碍等。

3. 康复评定

（1）烧伤面积评定 常用中国新九分法、手掌法。

（2）烧伤深度评定 普遍采用三度四分法，即分为Ⅰ度、浅Ⅱ度、深Ⅱ度、Ⅲ度。

（3）烧伤严重程度分类 可分为轻度、中度、重度、特重度烧伤。

（4）烧伤后肥厚性瘢痕评估 分为临床评定和仪器测定。

1）临床评定：记录患者受伤时间，通过肉眼观察和照相比较增生性瘢痕的面积、厚度、色泽、弹性、质地，询问患者是否有瘙痒、疼痛等症状。可采用Vancouver烧伤瘢痕评估表对瘢痕进行评估。弹性也可用弹力计测定。

2）仪器测定：可采用超声波测量、激光多普勒、瘢痕硬度计、红外线温度仪、经皮氧分压测定、血尿羟脯氨酸测定。

（5）其他功能评定 包括关节活动范围评定、肌力评定、日常生活活动能力评定、心肺功能评定、心理评定、职业能力评定等。

4. 康复治疗 烧伤后由于皮肤等组织器官的损害，患者长期制动、并发症的出现等，会引起一系列的问题，需要康复处理。烧伤康复的处理原则是促进创面愈合、保护关节功能、减少挛缩、抑制肥厚性瘢痕形成、预防并发症等，最终目标是提高烧伤患者的生活自理能力和生活质量。

（1）**早期创面治疗**　烧伤创面愈合之前，康复治疗的目的是预防和控制感染，促进肉芽组织和上皮组织生长，加速创面愈合，为功能训练奠定基础。治疗方法包括水疗、光疗、短波及超短波治疗等。

（2）**早期关节功能障碍预防**　包括体位保持、关节活动范围的运动。注意关节功能训练的慎用情况，如关节或肌腱暴露时，皮肤移植术后5~7天内等。

（3）**后期创面治疗**　后期烧伤创面已基本愈合，主要存在新生上皮水疱、裂开、糜烂、溃疡，肥厚性瘢痕增生、粘连，瘢痕区疼痛、瘙痒等问题。可采用物理治疗，如音频治疗、蜡疗，超声波、红外线、紫外线治疗等。

（4）**后遗症的康复治疗**　烧伤后遗症主要是肥厚性瘢痕和挛缩。挛缩可采用运动疗法、作业疗法、手术治疗。肥厚性瘢痕可采用压力治疗、支具、硅胶治疗、手术治疗、放射治疗、药物治疗、激光治疗、心理疗法等方法。

（四）重症康复

1. 概述　重症患者往往存在多器官功能衰竭，需要抢救及各种生命支持，生命体征需要密切监护，带有各种置管，活动能力明显受限，大部分重症患者经抢救后可保住性命，但往往遗留严重的后遗症，如昏迷、瘫痪、认知障碍等，严重影响患者的生活质量。重症患者的康复主张早期进行，只要不加重病情，不影响抢救，即可进行床旁治疗。

2. 临床特征

（1）**制动带来的不良改变**　重症患者往往处于卧床制动体位，制动会给人体带来各系统的不良改变。例如：心动过速、直立性低血压、心肌萎缩、每搏量减少等心血管系统的影响；骨骼肌萎缩、肌肉力量降低、骨质疏松、关节挛缩等骨骼肌肉系统的影响；潮气量及残气量减少、气道分泌物增加、误吸肺炎风险增加等呼吸系统影响；便秘、肠梗阻等消化系统影响；尿潴留、泌尿系感染、结石等泌尿系统的影响；焦虑、抑郁等精神神经系统的影响；压疮等皮肤的影响。

（2）**常见并发症**　包括生理功能障碍（ICU获得性肌无力、重症肺炎、深静脉血栓）、认知功能障碍、心理障碍。

3. 康复评定

（1）**一般评定**　了解患者病史、目前治疗情况、患者营养状态。进行专科体格检查，了解化验检查结果。量表检查包括生理功能、生活能力、精神状态等。

（2）**特殊评定**　重症患者要随时关注生命体征变化，康复治疗前，对患者的呼吸、循环、神经系统等情况进行评估，主要评估何时开始早期康复治疗，判断患者是否存在早期康复治疗的风险。同时治疗过程中严密观察患者的反应，出现异常立即停止治疗。

4. 康复治疗　重症患者康复治疗原则是先确保患者安全，改善患者的功能障碍要分主次、先后。意识清楚者以脱机、坐位、站立位、提高日常生活活动能力为目标；意识不清者以促醒，以预防压疮、水肿、深静脉血栓、关节挛缩、肌肉萎缩等并发症为目标。康复治疗方法包括体位管理、运动疗法、作业疗法、中医传统康复方法、物理因子疗法、营养支持管理、心理治疗和健康宣教。其中运动疗法包括抗阻训练、关节活动度训练、气道廓清技术、胸廓放松训练、呼吸训练等。

（五）女性产后盆底功能障碍性疾病

1. 概述

（1）**概念**　女性产后盆底功能障碍性疾病（pelvic floor dysfunctional disease，PFD）是女性

产后由于盆底支持结构缺陷、损伤及功能障碍造成的疾患，表现为压力性尿失禁（stress urinary incontinence，SUI）、盆腔脏器脱垂（pelvic organ prolapse，POP）、女性性功能障碍（female sexual dysfunction，FSD）的一组妇科问题。

（2）流行病学　PFD 临床表现为一组疾病综合征，SUI 在妊娠中常见，我国初产妇妊娠尿失禁发病率是 26.7%，其中 SUI 是 18.6%，妊娠 32 周是发病高峰。产后 SUI 症状有很大的改善，产后 6 周 SUI 缓解率是 76.9%，剖宫产高于阴道分娩。第 1 次分娩使子宫脱垂和阴道前后壁脱垂的风险增加 1 倍，每增加 1 次分娩，脱垂的风险增加 10%～21%。产后 3 个月内，70.59% 的妇女存在性问题，产后 3～6 个月降至 55.63%，产后 6 个月降至 34.17%，仍未恢复到妊娠前水平。PFD 发病率随年龄增加而增加。

2. 临床特征　本病主要表现为二便失禁、盆底疼痛、性功能障碍、便秘或肛门痉挛等。

3. 康复评定

（1）一般情况评定　包括全面评估和妇科检查。全面评估主要是盆底功能障碍有关症状及严重程度、本次分娩情况、既往史、产科病史等。妇科检查包括会阴体弹性、会阴有无伤口及愈合情况等。

（2）盆腔脏器脱垂检测　可采用盆腔脏器脱垂定量（POP-Q）分度法对受试者盆腔脏器脱垂程度进行量化。

（3）盆底功能评定　包括盆底肌力检查和低频电诊断检查。盆底肌力检查包括检测肌力、手测肌力、直肠测压。低频电诊断使用肌电图进行记录和分析。

（4）女性性功能障碍诊断　采用女性性欲低下、性交疼痛和产后性功能障碍诊断量化评分量表，同时进行阴道动态压力测量。

（5）排尿功能评定　包括尿动力学检查、尿垫试验。

（6）影像学评定　主要有超声、X 线排便造影或膀胱造影、盆底 MRI 等。

4. 康复治疗　部分产后 PFD 呈自限性，预后较好，一般轻中度患者首选非手术治疗方案，包括生活方式干预治疗、盆底康复、子宫托及药物治疗等。盆底康复是治疗和预防 PFD 病最有前景的方法，包括盆底肌肉锻炼、功能性电刺激和生物反馈疗法。具体治疗包括凯格尔盆底康复锻炼、阴道康复器治疗、盆底生物反馈治疗等，盆底肌肉电刺激治疗，中药、针灸、传统功法等中医康复方法，认知行为疗法。

（六）其他

1. 老年病康复学　是研究老年病致残的康复处理的学科。

2. 肿瘤康复学　是以研究肿瘤康复治疗与养生为主的临床康复学。因肿瘤患者常残留不同程度的健康损害、功能障碍、心理障碍，因此，不仅需要对患者提供支持性康复，也要提供预防性和功能性康复，以延长存活时间，改善功能，消除心理障碍，从而提高生活质量。

3. 精神病康复学　是研究通过采取各种措施，改善精神病患者功能，侧重心理和社会功能训练，改善或维持现有的功能水平，从而提高精神病患者的生活质量的一门学科。

六、临床常见问题的康复

临床常见问题的康复，主要涉及痉挛、挛缩、神经源性膀胱、神经源性大肠、压疮、言语功能障碍、吞咽功能障碍、瘢痕、慢性疼痛、失认症、局部感染和性功能障碍等临床康复。

第五节　社区康复

一、社区康复基本原则

2010 年由 WHO、联合国教科文组织、国际劳工组织等机构出版的《社区康复指南》指出，社区康复的原则是基于《残疾人权利公约》提出的，即尊重残疾人的尊严和个人自主权利，包括有自我选择和个人独立的自由；没有歧视；在社会中完全和有效地参与和融入；尊重差别，将残疾人作为人的多样性和人类的一部分予以接受；平等的权利；可获得权；男女平等；尊重残疾儿童能力的进步或变化，尊重残疾儿童的身份受保护的权利。此外，还要坚持自我主张的赋权原则和可持续性原则。不论采取何种模式，这些原则应该用于指导社区康复工作。

（一）社会化

坚持社会化的工作原则是社区康复不可忽视的基本原则之一。政府职能部门各司其职，密切合作，挖掘和利用社会资源，发动和组织社会力量，共同推进工作，主要体现在以下 5 个方面：①成立由政府领导负责，卫生、教育、民政等多个部门参加的社区康复服务组织，制定政策、编制规划、统筹安排、监督实施，使社区康复服务计划能够顺利、健康实施。②政府各相关职能部门应该将社区康复服务的有关内容纳入本部门的行业职能中，共同承担社区康复服务计划的落实。③广泛动员社会力量，充分利用各种传统的和新兴的传播媒介，动员和宣传社会团体、民间组织、慈善机构、志愿者积极参与社区康复服务，在技术、资金、科研、服务等各方面提供支持。④创造良好的社会氛围，宣传和发扬助人为乐、无私奉献的精神，为残疾人和其他康复对象提供积极的服务。⑤充分挖掘和利用康复资源，在设施、设备、人力、财力等方面打破部门界限，实现资源共享，为残疾人和其他康复对象提供全面的服务。

（二）以社区为本

社区康复服务的生存与发展必须从社区实际出发，适应社区特点，满足社区需要，立足于社区内部力量，使社区康复服务做到社区组织、社区参与、社区支持、社区受益。主要体现在以下 5 个方面：①根据社区残疾人及其他康复对象的康复需求提供服务。每个社区的康复对象不同，需求也不尽相同，只有根据社区内康复对象的具体需求制定的社区康复服务计划，才是切实可行的。②社区康复服务应纳入社区建设和发展之中，政府统筹规划，加强领导，协调相关职能部门各司其职。③充分利用社区内部资源，实现资源利用一体化，要打破部门、行业界限，实现社区资源共享，这是使社区康复持久发展的主要物质基础。④社区内所有人员积极参与，包括康复对象本身及亲属、陪护等。⑤根据本社区病、伤、残者的特点及康复问题，有针对性地开展诊断、治疗、预防、保健、康复等一系列康复教育，并普及相关知识，使社区人群素质不断提高。

（三）低成本、广覆盖

遵循"低成本、广覆盖"的原则，以较少的人力、物力、财力投入，使大多数服务对象能够享有服务，即获得较大的服务覆盖面。具体来说，在社区康复服务中，以低成本的投入，保障康复对象的康复需求，使广大康复对象享有康复服务。当前，我国是一个发展中大国，仍处于社会主义初级阶段，正在经历广泛而深刻的社会变革，推进改革发展、调整利益关系往往牵一发而动全身。全面建成社会主义现代化强国前途光明，任重道远，不能盲目追求康复机构在规模和数量上的发展，而是要加强康复资源的有效利用，提高康复服务质量，走低成本、广覆盖、低投入、高效益的道路。社区康复服务可以就地、就近，甚至在家庭中开展训练，避免了机构康复医疗疗程的限制，可长期进行，且成本较小。

（四）因地制宜，分类指导

不同地区在经济发展水平、文化习俗、康复技术及资源、康复对象的康复需求等方面有很大的差异，只有根据实际情况，因地制宜地采取适合本地区的社区康复服务模式，才能解决当地的康复问题。例如，在经济发达地区，可以设置专门的训练场所，现代化的康复评定、康复治疗和康复训练等设备；以专业人员、全科医师、护士为康复对象提供服务为主，以家庭指导康复训练为辅。欠发达地区的社区可利用现有场所或采取一室多用的方式提供康复服务；在设备方面，以经济适用、安全简便训练器具为主；采取以家庭训练为重点，在康复人员的指导下，辅导康复对象进行自我训练，提高康复对象的生活质量。

（五）适宜康复技术

为使广大康复对象享有康复服务，必须使广大康复相关从业人员、康复对象及亲属、陪护人员掌握适宜康复技术，这就要求康复技术必须易懂、易学、易会。因此，康复技术应该进行适当的转化，使机构康复技术向基层社区、家庭方向转化；复杂康复技术向简单、实用化方向转化；城市康复技术向广大农村方向转化；外来的康复技术向适用于本地的传统技术转化。同时也要大力发展中医非药物疗法，使中医康复适宜技术向基层社区、家庭方向转化。

（六）康复对象主动参与

社区康复服务的基本原则之一就是康复对象角色的改变，即由被动参与、接受服务变为主动积极参与。康复对象及其亲属、陪护等应该参与康复计划的制定、目标的确定、训练的开展及回归社会等全部康复过程。康复对象要积极配合康复训练，树立自我康复意识，尽可能地参与社区康复服务工作，根据自身恢复情况及残存功能学习掌握新的劳动技能，争取自食其力，回归社会。

二、社区康复主要内容

社区康复涉及残疾的预防、普查、医学康复、教育康复、职业康复、心理康复、社会康复等多个方面。根据 WHO 提出的模式和我国社区康复实际工作经验，社区康复应包括以下内容。

（一）残疾预防

落实有关残疾预防的措施，如开展康复咨询、健康知识讲座、预防接种，发放普及读物，增强残疾预防和康复意识，开展环境卫生、精神卫生、营养卫生、保健咨询、安全防护措施及卫生宣传教育等工作，预防残疾的发生。

（二）残疾普查

在社区范围普查残疾情况，了解残疾人员分布，做好详细的统计，包括残疾人总数、残疾种类、残疾原因等，为制定残疾预防和康复计划提供资料。

（三）医学康复

在社区康复场所，对有康复需求的残疾人及其他康复对象提供诊断、康复评定，制定康复目标和康复计划，开展必要的、可行的康复服务，如步行训练、平衡能力训练、生活自理训练、语言沟通训练、康复护理、辅助器具适配指导、心理咨询疏导等。对复杂、疑难或病情加重者需要转诊到上级医院或康复中心进行诊治。

（四）教育康复

帮助残疾儿童和其他有教育需求的康复对象解决教育问题，或组织社区内的残疾人进行特殊教育。

（五）职业康复

对社区内有一定劳动能力、有就业潜力的残疾人及康复对象，进行就业前评估，提供就业咨询和辅导，给予必要的职业培训，指导其学会自谋生计的本领和方法，并尽可能促进就业。

（六）社会康复

组织社区内康复对象和非康复对象一起参与文娱和体育活动；建设、改造和维护社区无障碍环境，方便残疾人及其他康复对象的生活。帮助残疾人及其他康复对象解决医疗、住房、交通等方面的困难；对社区内所有成员进行宣传教育，帮助残疾人及康复对象融入社会生活中。

（七）独立生活指导

提供有关残疾人及其他康复对象独立生活的咨询和服务，如相关的经济、法律、权益的咨询和维护，有关的用品用具的购置、使用和维修服务，独立生活技能咨询和指导等。

（八）转介服务

转介服务指根据残疾人及其他康复对象的病情变化或恢复情况，向医疗、教育、就业、养老等机构转送康复对象的过程。转介服务是维持社区康复生存和发展不可缺少的内容，是社区康复能够进行良性循环的基本保证。

三、社区康复服务的网络与管理

社区康复的实施，依靠社会化的工作体系，这一体系由组织管理网络、技术指导网络和训练服务网络组成。

（一）组织管理网络

加强政府领导，完善省、市、县（区）残疾人康复工作办公室，将"人人享有康复服务"的目标纳入社会经济发展规划，列入政府及相关部门工作考核目标，制定康复保障措施，组织制定并实施社区康复计划。街道、乡镇残联协调有关单位，统筹考虑康复对象的康复需求和康复资源，因地制宜开展社区康复工作。社区居委会、村委会配备专职或兼职的社区康复员，为残疾人及其他康复对象提供就近方便的康复服务。

（二）技术指导网络

调整和充实各级社区康复技术指导组，在制定常见康复疾病的技术标准、推广实用适宜康复技术、培训人员和评估康复效果等方面发挥作用。建立和完善省级、地（市）级残疾人康复中心，加强规范化管理，不断扩展康复业务，扩大服务领域，发挥技术示范和指导作用。整合当地康复资源，县（区）建立康复技术指导中心和残疾人辅助器具供应服务站，为残疾人及其他康复对象提供服务，并发挥普及知识、人员培训、社区家庭指导、咨询转介等服务作用。

（三）训练服务网络

以社区为基础、家庭为依托，充分发挥社区服务中心、社区卫生服务中心（站）、乡镇卫生院、学校、幼儿园、福利企事业单位、工作治疗站、残疾人活动场所等现有机构、设施、人员的作用，资源共享，形成社区康复训练服务网络，为残疾人提供就地就便、及时有效的康复训练与服务。

第六节　中医康复学

中医学源远流长，数千年的发展历史记载了我国人民与疾病做斗争的丰富实践经验和前辈医家的学术成就。中医康复学也不断得到充实和发展，积累了大量的理论知识，形成了独特的理论体系。

中医康复学是中国传统康复学体系中最重要的组成部分和典型代表，具有独特的理论体系和治疗手段。它是以中医理论为指导，突出应用中医康复疗法，在伤病的早期介入，以恢复功能为目的，研究、应用传统中医方法结合各种运动治疗技术促进伤、病患者身心功能恢复的一门学科。中医康复学既以中医基本理论为指导，又有自身独特的理论基础和治疗体系，在康复医学中具有特殊的地位和意义。

一、中医康复学基本理论

中医康复学的基本理论是以阴阳五行、脏腑经络、病因病机、气血津液、精气神和情志理论等为基础，以中医学整体观念和辨证论治为指导，在强调整体康复的同时，主张辨证康复。康复方法的选择应用均在上述理论指导下进行，创造出中药、针灸、推拿、气功、导引、食疗等行之有效的方法。

阴阳理论是通过中医康复治疗，调整机体阴阳平衡的理论。中医康复学主要通过阴阳理论认识和概括整个理论体系，如患者的生理、病理、诊断和康复治疗方案制定、实施及预后处理等全过程。

五行理论则以整体观为依据，依托五行归类方法，利用生克乘侮、亢害承制规律，重新调节五行系统之间的协调平衡，以期达到康复的目的。

脏腑经络理论以五脏为中心，以经络为联系途径，阐释脏腑之间、经络之间、脏腑与经络之间的联系与影响，揭示疾病的病理变化，指导临床诊断和康复治疗。

中医病因病机理论研究和阐释人类疾病的起因及其发生、发展、转归规律，为诊断和康复治疗提供依据和指导。

气血津液理论从整体角度研究构成人体生命活动的基本物质（气、血、津液）的生成、输布、功能及其相互关系，揭示人体脏腑、经络等生理活动和病理变化，是中医康复辨证诊断和治疗的理论依据。

精气神理论阐述了精、气、神三者之间的关系。精是神产生的基础，气为化精的动力，神是精气的外在表现，三者紧密联系，不可或缺，是人体生命活动的根本，也是中医康复学中常见疾病发生的根本机制。因而，中医康复治疗重视调摄精、气、神。

情志理论主要阐述情志与脏腑气血、康复病机和康复疗法的关系，在精、气、神理论的基础上，强调在康复治疗中重视患者的精神调摄、怡心养神、调畅情志。

二、中医康复学特点

中医康复学作为康复医学的一种治疗手段，所指的"康复"已不是"伤病的痊愈"和"健康的恢复"等简单的同义词。疾病的痊愈和健康的恢复指患者在经过治疗后病理发生逆转、症状得以消除、健康恢复到病前的正常状态。而"康复"指残疾者的残存功能和潜在能力通过治疗和训练后获得最大限度的发挥。因此，在理解中医传统康复医学思想时，不能简单地将如针灸、传统功法、推拿、药物等同于以功能恢复为中心的传统康复。传统康复方法虽然来自中医临床各科，但是在应用中医临床各科的治疗手段时，前提是必须以"功能"为导向，在积极治疗病因病机、逆转病理、消除症状的同时保存、改善及恢复患者受伤病影响的身心功能。只有这样，才能真正体现出中医传统康复医学的思想。

中医康复学是在前人经过长期的康复医疗实践中，以唯物论和辩证法为指导思想逐步总结出来的，对康复治疗在临床上的应用具有重要的指导作用。中医康复学的目标主要针对各种病残带来的身心障碍，起到减轻和消除作用，恢复病患机体功能，使之重返社会。它的主要服务对象多是由于损伤、急慢性疾病、老龄化引起的功能障碍，以及发育障碍的残疾人。中医康复学有其独特的理论观点和特色，主要特点有辨证康复、整体康复、功能康复、"正气为本""杂合而治""治未病"等。这些特点一方面来自中医药的独特优势，同时也与我国传统文化有关，对中医康复学的临床应用具有重要的指导意义。

（一）辨证康复

辨证论治是中医学认识疾病和治疗疾病的基本原则，是中医学的灵魂，而辨证康复思想亦贯穿于中医康复之中。辨证是决定康复的前提和依据，康复根据辨证的结果来确定相应的康复原则和中医康复方法。在中医康复临床中，辨证与康复之间相互联系，密不可分。这种通过临床辨证结果来确定康复治疗原则，选择正确的中医康复方法，使患者得以康复的思想，称辨证康复观。

1. 体质不同，辨质康复　同一种疾病，由于疾病的不同阶段、致病因素、季节、地区及患者体质的差异，会产生不同的病机变化，出现不同的证候。在临床中，通过辨别这些不同的证候，从而确定适宜的康复原则，选择行之有效的康复方法。例如，偏瘫患者有的表现为脾虚痰湿，伴形体肥胖、胸闷腹胀、食欲减退、倦怠神疲、大便溏泄、舌淡苔白腻、脉弦滑等症；有的表现为肝肾亏虚，伴腰膝酸软、耳鸣耳聋、眩晕、舌红少苔、脉弦细等症。在康复治疗中，前者应以健脾化痰、疏通经络为原则；而后者应以补养肝肾、疏通经络为原则。这种方法是病虽相同但证型不同，选用的康复治疗方法也不同。又有不同疾病可以表现出相同证型者，病虽然不同，但病机变化相同，在临床中往往出现相似的证候。又如腰痛与偏瘫，这是两种不同的疾病，但都有肝肾亏虚的表现，在康复治疗阶段，如证候表现一致，就可采用相同的中医康复原则和方法进行干预治疗。

2. 病证结合，辨证康复 中医康复医学不仅重视辨证，对于辨病也很重视，提出辨证与辨病要相互结合。辨病的目的主要为了更好地辨证，建立在辨病基础上的辨证是为了更准确地认识病证、病机。因此，要特别注意掌握好病和证的关系。在康复阶段，辨病已较明确，临床中应在此基础上进行辨证，正确把握患者病机变化，选择适宜的康复原则和中医康复方法进行治疗。若只知患的什么病、用何康复方法治疗，而不知怎样辨证，则难以收到预期的康复效果。因此，既要辨证又要辨病是中医辨证康复观的意义所在，也是中医康复学的特色所在。

（二）整体康复

在中医康复医学理论体系中，整体康复是其重要内容。中医学认为，人体是一个有机的整体，人与自然环境、社会因素密切相关。因而，人体康复的主要途径除了指导或者帮助需要康复的对象顺应自然，适应社会外，还要使人体的各组成部分之间达到协调统一。这种顺应自然、适应社会、达到人体形神协调统一的康复思想，称整体康复观。整体康复观一般包括人体形体与精神康复的统一、人体康复与自然的统一、人体康复与社会环境的统一。

1. 人体形体与精神康复的统一 中医学认为，人体是一个高度复杂而完善的统一体，由"形"与"神"组成。"形"指形体结构，包括五脏六腑、四肢百骸、经络等组织结构和气血津液精等营养物质；"神"是人体精神、意识、知觉、活动等一切生命的最高主宰，是机体生命及情感意识的体现。人体是形与神的统一体，神是形的产物，而形为神的物质基础；反之，形的功能被神所制，神在协调脏腑、气血、阴阳变化的同时，也维持着人体内环境的平衡，在调节组织并使之适应自然界的变化的同时，又缓冲由外部因素引起的情志刺激，而维持人体与外部环境间的协调关系。这种脏腑、精气神之间的有机联系，形体与精神的结合，形态与功能的辨证统一，就是传统中医康复医学形神一体的全面康复观。

脏腑、经络、肢体等组织器官构成了人体，各组织器官不是孤立存在的，脏腑与脏腑之间、经络与经络之间、脏腑经络与肢体之间都存在着多种联系，这就使人体各部分形成了一个完整的有机体，维持协调人体正常的生理活动。同时，人体各部分之间在病理上也相互影响，人体某一部分病理变化，都与脏腑、气血、阴阳的盛衰有关。正是由于人体各部分之间在生理、病理上的相互联系，决定了康复治疗时对局部的问题也必须要从整体出发，采取适当的中医康复治疗措施。

2. 人体康复与自然的统一 即天人相应观，其核心内容为人与自然都是由"气"构成，人处于天地间，生活在自然环境中，是自然界组成的一部分；人与自然紧密相连，人的所有活动都受制于阴阳五行的自然法则，并遵循着这一运动变化规律。

天人相应观在传统中医康复医学中体现在两个方面：适应自然和利用自然，以利于康复。自然界四时更替、昼夜变化、月之盈亏、子午更迭，使得人体的阴阳、气血、脏腑、经络、精神、情绪也随之产生相应的规律性变化。传统中医康复医学不仅强调天地自然规律对人体的影响，以及人体对自然变化规律的适应能力，更重要的是人类应当遵循自然运动规律的法则，避免其不利因素，利用有利因素来保持人体的健康，促进疾病康复。因此，顺应自然、因时因地制宜成为中医康复医学的一个重要法则。《素问·四气调神大论》论述了"春夏养阳，秋冬养阴"的顺时养生康复规律，并指出对慢性阳虚患者，应当借助春夏自然阳气的升发达到扶助阳气的目的；对于慢性阴虚患者，应当借秋冬阴气敛藏的作用来滋养阴精。这一养生原则，不仅适用于防病强身，同样也适合于疾病的康复治疗。《灵枢·岁露论》指出："人与天地相参也，与日月相应也。"说明中医康复医学的整体观念强调人的生理活动、病理变化受自然因素的影响。因此，顺应自然环境的变化，是促进患者得以康复的重要途径。

自然界气候的改变对人体的康复有较大影响，康复治疗的同时必须顺应季节气候的改变。《素问·金匮真言论》认为"五脏应四时，各有收受"。说明五脏的功能活动与四时阴阳要相适应。另外，精神活动也与四时气候的影响有关，《素问·阴阳应象大论》指出："天有四时五行，以生长收藏，以生寒暑燥湿风。人有五脏化五气，以生喜怒悲忧恐。"自然界气候变化的影响与人体的康复密切相关，因时制宜是中医康复治疗过程的一个重要原则。顺从四时的变化来调理脏腑、调畅气血，以适应自然界生、长、化、收、藏的变化，保持人体内外的阴阳平衡，最终达到康复的目的。

3. 人体康复与社会环境的统一　人与社会是一个统一的整体。人是社会的一员，生活在社会中。因此，复杂、不断变迁的社会因素都会直接或者间接地影响人的性格、思想、嗜好和一些疾病的发生及康复过程。社会环境包括人在社会中的地位、职业、经济情况、文化程度、人际关系，以及社会对康复医疗提供的条件和帮助等方面。个人地位的高低、贫富的变化、个人的欲望、人际关系等都影响着人体的精神活动，产生喜、怒、忧、思等情绪，进而影响脏腑气血的生理功能及病理变化。有关社会因素导致精神和形体疾病者，古代医家都不乏记载。例如，《王氏医存》记载了因错误教育方法导致小儿心智残障的病例，其载："伶俐子弟，授读严师，敏慧童妇，归奉恶姑，诟责日甚，则变为痴呆。"《素问·疏五过论》载："圣人之治病也……从容人事，以明经道，贵贱贫富，各异品理。"《素问·著至教论》指出："而道上知天文，下知地理，中知人事……"这些都是要求医生要注意观察地位、家境及教育、人际关系等对患者的影响，在中医康复治疗中综合考虑，并采取适当的方法促进患者回归家庭和社会。此外，社会能为康复医疗机构提供设备的好坏和帮助的多少，也影响患者能否顺利回归家庭和社会。

（三）功能康复

功能康复是中医康复医学的重要理论基础。中医学认为，精气是构成人体生命活动的物质基础，人体的脏腑、四肢、五官、精神意识、思维活动，都以精气为源泉。精气流通是生命活动的基本特征，人体精气流通畅行、正常升降出入，生命活动才能得以继续。若精气流通停止，人体的生命活动也就中断。《素问·六微旨大论》云："出入废则神机化灭，升降息则气立孤危。故非出入，则无以生、长、壮、老、已，非升降，则无以生、长、化、收、藏。"因而，人体康复应当注重功能训练、形体运动，以促进精气流通。形体运动促进精气流通，便于脏腑组织恢复生理功能，促使患者恢复日常生活、社会生活和职业工作能力的思想，称功能康复观。这种观点与现代康复医学相似，也是康复医学有别于临床医学的重要思维。功能康复观不仅重视脏腑的功能康复，更强调患者日常生活能力和职业能力的提高。为了使患者最大限度地恢复日常生活能力和职业工作能力，在采取综合调理康复治疗措施中，尤其重视采取多种方式进行功能训练，保存和恢复身体运动、感知、语言交流等方面的功能。进行功能训练时，要注意年龄、职业及患者身体的具体情况。对于体力劳动者要注意体力，特别是肌力、关节活动度等功能的训练；脑力劳动者应当重视智力方面的训练。通过有效的功能训练，促使患者获得一定程度的功能恢复，进而重新参加社会生活，履行社会职责。

（四）正气为本

正气指人体的正常功能活动，是抵御邪气、修复病理损伤、适应外界环境、维持人体正常生理活动的能力和物质的总称。人体内的正气，包括阴精阳气、脏腑经络及形、神等正常的生理活动与物质基础。而邪气则是存在于外在环境中，或是人体内部产生的一切致病因素的总称。中医学认为，正气旺盛则人体阴阳才会协调、形神才能相统一、脏腑经络的功能才得以正常、气血营卫才能充盛强固，人体的发病也正是由正气虚弱开始的。《素问·刺法论》指出的"正气存内，邪不可干"，以及《素问·评热病论》提到的"邪之所凑，其气必虚"，都概括了这种发病观点。人体在发病的过程中，正气是发病的根据，也是发病的内因；邪气是致病的外因，也是致病的条件。正气的强弱决定了疾病的发生、传变、转归及预后。正气强则病势由重转轻，向康复的方向转变；正气弱则病势由轻变重，病情转向恶化。因此，患者能否康复的关键是由正气的盛衰所决定的。

中医康复学的服务对象大多是因为正气不足，正气失调而发病的人群。例如，残疾多是由于气血失和，形神功能出现障碍所致；再如慢性病，也多是以病程较长、病久体虚伤正为主要特点的病理状态；又如老年病，则大多因肾气衰弱、机体脏器组织功能衰退而致。以上都存在着正气不足的问题。

正气为本，就是充分发挥和加强脏腑功能，使精微生生不息，废物排泄有序，人体机能协调统一。中医康复学服务宗旨是恢复人体的正气，调动人体正气的抗邪能力和适应能力，对促进疾病的康复起着一定的作用。在怎样扶养正气、如何恢复正气功能等方面，古人积累了丰富的经验。孙思邈在《千金翼方·养性禁忌第一》中提出"一曰啬神，二曰爱气，三曰养形，四曰导引，五曰言论，六曰饮食，七曰房室，八曰反俗，九曰医药，十曰禁忌"10个保养正气的要领。在传统康复治疗和训练方法中，都有"养"和"治"两个方面的作用。其中"养"指保养正气，增强体质，提高康复能力的措施。例如，用药物和食物以养正，就是遵循"形不足者，温之以气"和"精不足者，补之以味"的原则。药物与饮食康复法是扶养正气的主要方法。传统康复医学强调在利用药物与饮食两种康复方法的同时，配合气功、针灸、按摩等各种补益疗法，疏通经络、调畅气血，达到保养正气的目的，使疾病得以康复。叶天士在《临证指南医案》中指出："只要精气（正气）复得一分，便减一分病象。"因此，重视正气，保养正气，是中医康复学的基本原则。

（五）杂合而治

杂合而治又称综合治疗。中医康复学从整体出发，以辨证论治为基础，要求康复的措施要针对不同的体质和病情，采取综合性的康复医疗手段。很多需要康复治疗的病症，都是由多种因素所致，并多个系统受累，因而具有多属性的特点。对于这种复杂的康复对象，只用单一的或者固定的方法治疗是无法解决的，只有"杂合而治"，采用综合性的康复治疗措施才能取得好的治疗效果。

杂合而治的康复医学观点，在中医传统康复学领域中多体现在综合协调地应用于医学、社会、职业及其他一切措施中。也就是说，在采取传统康复医疗治疗疾病的同时，还要配合职业、社会等方面的康复措施，使病、伤、残者在身体、精神、社会、职业和经济能力等多方面都能获得最大限度的恢复，并且最大限度地回归社会。就传统康复医学而言，也要求能够采取综合性的医疗方法，如中药、食疗、针灸、推拿、气功等各种传统康复方法的综合应用。在康复治疗中，只要是对患者的康复有利，一切治疗方法都可以应用。但是，对于以各种功能障碍为对象的康复医疗，应该依旧以传统的功能训练方法为主。此外，在"杂合而治"的康复治疗方案中，应该掌握以下几个基本点。

1. 标本结合　即急则治其标，以缓解病患的病痛、抢救生命为主要目的；缓则治其本，则以消除病因、逆转病理状态、恢复患者身心功能为主要目的。

2. 内外治相结合　通过药物及饮食的内服法和熏、洗、擦、敷等外治法相结合，各得其宜。

3. 医疗与自身疗法相结合　医疗指通过医务人员施行的一种康复方法；自身疗法指充分发挥病患自身所拥有的潜在康复力量，配合康复治疗的过程。传统康复医学绝大多数方法都是通过扶养正气、发挥人体自身治疗能力，从而达到康复目的的；传统康复医学同时也强调在疾病的康复过程中要充分发挥病患参与治疗的能动性，如气功的练习、功能活动的训练、合理的生活安排方式等。只有将医疗与自身疗法相结合，才能最终达到高水平的康复。医疗与自身疗法的结合，是传统中医康复医学区别于其他各科临床的重要特征之一。

4. 调养和治疗相结合　传统中医康复医学强调"治""养"结合。"必养必和，待其来复"的康复原则，在传统中医康复医疗中大多数的方法也都有"治"与"养"两个方面的作用。通过调养的方法，可以起到恢复体内正气的作用。正气来复，才能形盛神旺，机体才能达到康复的最佳状态。

（六）治未病

中医康复学认为防病重于治病。《黄帝内经》最早提出了"治未病"的概念。《素问·四气调神大论》曰："圣人不治已病治未病，不治已乱治未乱，此之谓也。夫病已成而后药之，乱已成而后治之，譬犹渴而穿井，斗而铸锥，不亦晚乎。"《灵枢·逆顺》亦云："上工刺其未生者也……故曰：上工治未病，不治已病。"《黄帝内经》提出的"治未病"理论，经过历代医家的发挥和弘扬，已成为传统康复医学用来防治疾病的重要原则。"治未病"思想，主要体现在未病先防和已病防变两个方面。

1. 未病先防　指在疾病还未发生之前，采取一定的预防措施避免其发生。在这方面，古代医家有许多行之有效的方法和经验，如汉代医家华佗创造了"五禽戏"，通过对动物动作的模仿来锻炼身体。此外，人们还用太极拳、八段锦等健身方法锻炼身体，以增强体质，提高抵抗疾病的能力。

2. 已病防变　指患病之后特别是患病最初的时候，针对疾病发展过程中可能出现的病情加重及已萌芽的先兆症状，尽早采取有效的治疗措施加以干预，阻止并扭转病情的发展与传变，使疾病朝着痊愈的方向转变。《金匮要略》云："适中经络，未流传脏腑，即医治之。四肢才觉重滞，即导引、吐纳、针灸、膏摩，勿令九窍闭塞。"说明经络在最开始受邪时，趁邪气尚未深入脏腑，及早治疗，如四肢刚感觉重着不适时，用导引、吐纳、针灸、膏摩等方法使机体气血通畅，达到提高抗病能力的目的。中医传统康复学"治未病"理论和现代康复"三级预防"理论不谋而合，都具有极其重要的科学价值和实践意义。

三、中医康复学方法

中医传统康复方法是传统康复医学的重要组成部分之一，以中医基础理论为核心，以整体观念和辨证论治为康复特点，对残疾者应用中医传统疗法进行康复治疗活动，是我国人民在长期与疾病做斗争的过程中的独创性发明。经过历代医家的不断总结和提高，日趋完善，具有完整的理论和治疗体系。这些独特疗法在保障人民健康、增强体质方面发挥了独特作用。

（一）中药疗法

中药疗法指在疾病康复过程中，采用制成各种剂型的中药进行内服、外用，以减轻或消除患者形神功能障碍，促进其身心康复的方法，是传统康复疗法中最常用、内容最丰富的方法之一。临床中药多为植物药，也有动物药和矿物药，多制成中药饮片、中成药等使用。中药疗法在康复医学中的应用，主要体现在疾病的预防、疾病过程中脏腑功能失调的调理及疾病后期功能障碍的改善等方面。中药疗法分为内治法和外治法。中药内治法是以中医辨证论治为指导，针对病、伤、残者的病情，应用中药方剂进行内服调治，促使其身心康复的一种疗法。传统中药内服常用剂型有汤剂、酒剂、散剂、丸剂、膏剂、丹剂等。内服康复治疗多以丸、散、膏剂或酒剂为宜。汤药速效而不持久，许多煎剂如系久用者，皆可依法制备，改汤为丸、散、膏等服用。中医学认为，外治之理即内治之理，中药外治法形式多样，如热敷疗法、熏蒸疗法、熏洗疗法、敷贴疗法、膏药疗法等。中药外治疗法可和现代物理疗法相结合，综合多种理化作用，以增强疗效。内治法和外治法都是以中医理论为指导，通过选择合适的药物和给药方式，达到调理阴阳、协调脏腑功能，促进机体功能障碍恢复，实现康复的目的。

（二）针灸疗法

针灸是中医针法和灸法的总称，是中医学的宝贵遗产。针法指在中医理论指导下把针具（通常指毫针）按照一定的角度刺入患者体表穴位，运用捻转、提插等手法对人体穴位进行刺激，从而激发经气、疏通经络、调和阴阳，以达到治疗疾病的目的。临床常用的有体针、头皮针、电针、三棱针、梅花针、皮肤针、火针等。灸法指用艾绒或其他药物放置在人体的穴位皮肤上进行烧灼、温熨，借助艾火的温热作用和（或）药物作用，发挥温经通络、散寒除湿、升阳举陷、扶阳固脱、消肿散结等功效，达到防治疾病的目的。临床常用的方法有艾炷灸、艾条灸、温针灸、温灸器灸、天灸等。针灸疗法作用于人体的经络或腧穴，通过针刺、艾灸的刺激调节，可产生兴奋与抑制效应。这两种效应可双向调节人体脏腑经络功能，最终发挥康复治疗的作用。

（三）推拿疗法

推拿又称"按摩"，是以中医学脏腑、经络学说为理论基础，是通过手法刺激机体体表的一定部位或者穴位达到治疗疾病目的的一种方法。推拿疗法针对不同病情，运用不同的手法，调整人体阴阳、调和营卫、疏通经络、活动关节，起到整骨复位、活血化瘀、消肿止痛、松解粘连、通利关节等作用。因其安全、有效、舒适、无害、无副作用而被广泛接受。推拿的基本手法有滚法、揉法、摩法、擦法、推法、搓法、拿法、捏法、点法、抖法、拍法、摇法、扳法等。

（四）拔罐疗法

拔罐疗法古称角法，是以罐为工具，借助热力排除其中的空气，造成负压，使之吸附于腧穴或应拔部位的体表产生刺激，使局部皮肤充血、瘀血，以达到治疗某种疾病的目的。中医学认为，拔罐有抵抗外邪、保卫机体、活血化瘀、疏通经络、调整气血、平衡阴阳的作用。拔罐时罐内空气热胀，随之冷却，罐内压力下降，形成负压，产生一定的吸引力，从而使局部组织充血，甚至局部毛细血管破裂，从而产生瘀血，起到一种良性刺激作用。这种刺激可使该部位皮肤组织代谢旺盛，吞噬作用增强，有利于机体功能的恢复，促使疾病好转。

（五）传统运动疗法

传统运动疗法，古时称导引术。传统运动疗法以中医理论为指导，根据患者的病情，运用传统运动形式，如太极拳、八段锦、易筋经、五禽戏等运动健身术，强调意念锻炼和引导呼吸、引导肢体活动和锻炼，以活动筋骨、疏通气血、调节气息，达到治病强身目的的方法。常用方法有气功、五禽戏、八段锦、太极拳等。这些疗法在防治疾病方面具有一定的价值，并已成为国内外广泛采用的一种治疗手段，是中医康复的重要措施之一。

1. 气功　是呼吸、意念、姿势相结合的练气、练意、练身的一种功夫，患者通过意识不断地调整呼吸及姿势，以意引气、循经运行、增强元气、调和气血与脏腑功能，恢复机体的阴阳平衡，从而达到身心健康，疾病康复。几千年来，各家气功流派的练功方法可以概括为"调身、调息、调心"，从而达到"内练精、气、神""外练筋、骨、皮"的健身祛病方法。气功作为一项有益于身心健康，整体、系统调整人体内外环境平衡的锻炼技术，被越来越多的人认识和接受，并且气功与现代心理疗法、运动疗法、自然疗法等均有着密切的联系和相似之处，气功是这些疗法的综合运用，故在中医康复医学中能发挥独特作用。

2. 太极拳　是我国传统的健身拳术之一，是以"太极"哲理为依据，以太极图形组编动作的一种拳法。太极拳强调整体观念，要求身心合一，以意领气，气随意行，意到气到。由于其动作舒展轻柔，动中有静，连贯徐缓，形气相随，故久练太极拳，外可活动筋骨，内可调畅气机、调和脏腑，可达到调整阴阳、疏通经络、强身健体、延年益寿的目的，并且有助于智力开发，使记忆力、反应力和判断力均能得到提高，深受广大群众的喜爱，是一种行之有效的传统运动疗法之一，其中二十四式简化太极拳因易于掌握而被推广。

3. 五禽戏、八段锦和易筋经

（1）五禽戏　指模仿虎、鹿、熊、猿、鸟五种禽兽的动作组编而成的一套锻炼身体的功法。五禽戏要求形、神、气三者有机结合，具有通经络、调气血、柔筋骨、利关节、益脏腑的作用，有助于慢性疾病的康复，如失眠、慢性胃炎、慢性支气管炎、慢性疲劳综合征等。

（2）八段锦　属于古代导引法的一种，是形体活动与呼吸运动相结合的健身法。八段锦由八种不同的动作组成，术式简单，运动量适中，无场地环境限制，年老体弱及慢性病患者均可选择锻炼。

（3）易筋经　源于我国导引术，是以中医阴阳气血理论为指导，通过手足的屈伸开合和脊柱的旋转俯仰，带动内脏和四肢的运动，使全身经络通畅、气血流通而达到强筋健骨的目的。

五禽戏、八段锦和易筋经都具有健骨柔筋、壮力养气、活血行气、调和脏腑的功能，男女老幼皆宜。现代研究证实，五禽戏和八段锦可以改善神经体液的调节功能，加强血液循环，对神经、心血管、消化、呼吸及运动器官有良好的调节作用。此两种功法不仅有强身健体、舒筋活络的作用，对疾病也有一定的治疗作用。

传统功法强调心神宜静而形体则宜动，实质上，心神宜静与形体宜动是紧密联系、不可分割的，只有动静兼修、动静结合，即肢体运动与调神养心相结合、形与神共养，才符合生命的运动规律，才能保持身心健康，从而发挥强身和防病之功，也有利于身体的康复。

思考题

1. 运动系统由哪些部分组成？正常的运动功能除了运动系统本身，还需要哪些系统的参与？

2. 人体运动功能发育的基本规律有哪些？

3. 中枢神经损伤后可否修复，修复途径是哪些？

4. 康复对象的心理变化分为几个心理阶段？

5. 简述肌张力的定义及肌张力异常的表现形式。

6. 感觉功能包括哪些？

7. 进行语言功能评定时有哪些注意事项？

8. 康复医学中常用的心理评定方法主要有哪些？

9. 简述功能独立性评定量表的评分标准。

10. 在实际康复临床工作中，如何将言语治疗应用得当？

11. 简述康复工程学中康复辅具的使用特色和发展要点。

12. 试述康复治疗学的内容。

13. 简述常用的运动疗法。

14. 简述常用作业治疗技术。

15. 简述脑卒中的临床特征。

16. 简述脊髓损伤的康复治疗。

17. 简述骨折的康复评定方法和治疗作用。

18. 简述冠心病各期康复治疗的目标及基本方法。

19. 简述临床康复学的基本领域。

20. 简述临床常见问题的康复。

21. 试述社区康复的基本原则。

22. 简述社区康复的主要内容。

23. 简述中医康复学的主要特点。

24. 简述常用的中医康复方法。

25. 试述中医康复学的理论基础。

第一节　康复医学机构和部门

一、大型康复机构

机构康复是康复服务的三种主要形式之一，相对于社区康复和家庭康复而言，其具有康复诊疗场地大、专业康复人才充足、康复服务内容广泛、康复治疗技术丰富且规范、具有先进的康复医疗设备等优势特点。机构康复主要分为康复医院、康复医学科、康复门诊、疗养院、不完全型（准康复型）机构5种机构形式。

大型康复机构多指二、三级康复医院，二、三级综合医院康复医学科，独立设置的为慢性病、老年病及疾病治疗后恢复期、慢性期康复患者提供医学康复服务的康复医疗中心。

为贯彻落实党的十九届五中全会精神和实施健康中国、积极应对人口老龄化的国家战略，进一步加强康复医疗服务体系建设，加快推动康复医疗服务高质量发展，逐步满足群众多样化、差异化的康复医疗服务需求，2021年，国家卫生健康委、国家发展改革委、教育部、民政部、财政部、国家医保局、国家中医药管理局、中国残疾人联合会联合制定并印发了《关于加快推进康复医疗工作发展的意见》。文件中明确强调，各地卫生健康行政部门要按照分级诊疗工作和医疗卫生服务体系规划要求，结合本地区康复医疗需求等，健全完善覆盖全人群和全生命周期的康复医疗服务体系；推动医疗资源丰富地区的部分一级、二级医院转型为康复医院；支持和引导社会力量举办规模化、连锁化的康复医疗中心，增加辖区内提供康复医疗服务的医疗机构数量；鼓励有条件的基层医疗机构根据需要设置和增加提供康复医疗服务的床位。各地要按照国家印发的康复医院、综合医院康复医学科和中医医院康复科的基本标准和建设管理规范等，加强软硬件建设。原则上，每个省会城市、常住人口超过300万的地级市至少设置1所二级及以上康复医院；常住人口超过30万的县至少有1所县级公立医院设置康复医学科；常住人口30万以下的县至少有1所县级公立医院设置康复医学科门诊。

（一）康复医院

1.概念　康复医院指具有较为完善的康复设施、康复科室，可为患者提供专业的、综合的康复治疗，并具有相关疾病的一般诊疗、处置和急症急救能力的独立康复机构。

2.分类及设置要求

（1）分类　康复医院分为二级康复医院和三级康复医院两个级别，两个级别的康复医院在病床数量、科室设置、人员配比、场地面积和设备配置方面具有一定区别。三级康复医院重点为急危重症和疑难复杂疾病患者提供康复医疗服务。二级康复医院重点为诊断明确、病情稳定或者需要长期康复的患者提供康复医疗服务。

（2）设置要求

1）床位：三级康复医院住院床位总数要求在 300 张以上，二级康复医院要求在 100 张以上，两级康复医院康复专业床位均需占住院总床位的 75% 以上。

2）科室设置

①临床科室：三级康复医院至少设置骨与关节康复科、神经康复科、脊髓损伤康复科、儿童康复科、老年康复科、心肺康复科、疼痛康复科、听力视力康复科、烧伤康复科中的 6 个科室；二级康复医院至少设置骨与关节康复科、神经康复科、儿童康复科、老年康复科、听力视力康复科、疼痛康复科中的 3 个科室，且两级医院均需设置内科、外科、重症监护室。

②治疗科室：三级康复医院至少设物理治疗室、作业治疗室、言语治疗室、传统康复治疗室、康复工程室、心理康复室和水疗室；二级康复医院至少具备物理治疗室、作业治疗室、言语治疗室、传统康复治疗室。

③评定科室：三级康复医院至少设运动平衡功能评定室、认知功能评定室、言语吞咽功能评定室、作业日常生活活动能力评定室、心理评定室、神经电生理检查室、心肺功能检查室、听力视力检查室、职业能力评定室中的 7 个；二级康复医院至少具备运动平衡功能评定室、认知功能评定室、言语吞咽功能评定室、作业日常生活活动能力评定室、神经电生理检查室、听力视力检查室中的 5 个。

④医技科室：三级康复医院至少设医学影像科、检验科、药剂科、营养科、门诊手术室、消毒供应室；二级康复医院至少设置超声科、检验科、放射科、药剂科和消毒供应室。

⑤职能科室（部门）：二、三级康复医院均至少设医疗质量管理部门、护理部、医院感染管理科、器械科、病案（统计）室、信息科、社区康复服务部门等科室（部门）。

3）人员比例

①比例：三级康复医院每床至少配备 1.4 名卫生技术人员，其中医师 0.2 名 / 床，康复治疗师 0.4 名 / 床，护士 0.3 名 / 床；二级康复医院每床至少配备 1.2 名卫生技术人员，其中医师 0.15 名 / 床，康复治疗师 0.3 名 / 床，护士 0.3 名 / 床。

②医师：要求医师中具有副高级及以上专业技术职务任职资格人数，三级康复医院不低于医师总数的 15%，二级康复医院要求不少于 10%。三级康复医院临床各科室中级及以上专业技术职务任职资格的医师要求至少有 3 名，二级康复医院要求至少有 2 名。各临床科室医师结构合理，能够满足二、三级医师责任制等医疗核心制度要求。

③康复治疗师：要求康复治疗师中具有中级及以上专业技术职务任职资格人数，三级康复医院不低于康复治疗师总数的 10%。治疗科室科负责人应当具有中级及以上专业技术职务任职资格，并从事康复治疗工作 5 年以上。二级康复医院对中级及以上康复治疗师的比例及治疗科室负责人的职称无特殊要求。

4）场地要求

①每床建筑面积：三级康复医院不少于 95m²，二级康复医院不少于 85m²，两级医院病房每床净使用面积均需不少于 6m²，床间距不少于 1.2m。

②康复治疗区域总面积：三级康复医院不少于 3000m²，二级康复医院不少于 800m²。

③医院建筑设施：执行国家无障碍设计相关标准。

（二）康复医疗中心

1. 概念　康复医疗中心是独立设置的，为慢性病、老年病及疾病治疗后恢复期、慢性期康复患者提供医学康复服务，促进功能恢复或改善，或为身体功能（包括精神功能）障碍人员提供以功能锻炼为主，基础医疗措施为辅的基本康复评定、康复治疗和残疾预防等康复服务，协助患者尽早恢复自理能力、回归家庭和社会的医疗机构。康复医疗中心以接收经综合医院康复医学科或康复医院住院康复治疗后，病情处于稳定期或后遗症期，功能仍需要缓慢恢复或进一步稳定，虽不需要大量医疗护理照顾，但又不宜直接回归家庭的患者为主。康复医疗中心不包括医疗机构内部设置的康复部门，也不包括以提供医疗康复为主的二、三级康复医院。

2. 分类及设置要求

（1）分类　根据是否提供住院，康复医疗服务分为提供住院康复医疗服务的康复医疗中心和不提供住院康复医疗服务的康复医疗中心；按其规模和性质可分为以提供某种疾病的功能障碍康复服务为主的专科性康复医疗中心，如脊髓损伤康复中心、儿童脑性瘫痪康复中心和以提供两种或两种以上疾病的功能障碍康复服务为主的综合性康复医疗中心。

（2）设置要求

1）床位设置：提供住院康复医疗服务的，设置住院康复床位总数20张以上。不提供住院康复医疗服务的，可以不设住院康复病床，但应设置不少于10张的日间康复床。

2）专业设置

①能够开展以功能促进及残疾评定为目的的功能评测项目，如运动功能、感觉功能、言语功能、认知功能、情感－心理－精神功能、吞咽功能、二便控制功能评定，儿童康复功能评定，日常生活活动能力评定，个体活动能力和社会参与能力评定，生活质量评定等。

②能够开展脑损伤、脊髓损伤、周围神经损伤等神经系统疾患的康复医疗，骨折脱位、截肢、髋膝关节置换术后、运动损伤等骨关节系统疾患或损伤的康复医疗，慢性疼痛的康复医疗，儿童康复医疗，老年康复医疗，肿瘤康复医疗，中医康复治疗（包括针灸、推拿、拔罐、中药熏洗治疗等），以及一些明显功能障碍（如下肢深静脉血栓形成、压疮、肌挛缩、关节挛缩、异位骨化、神经源性膀胱和肠道等）稳定期或后遗症期的康复处理等专业中的一种或多种康复医疗服务，并能够开展与所提供康复服务相关的急救医疗措施。

③能够开展物理治疗、作业治疗、言语治疗和康复辅具应用。

④设置康复床位超过30张的康复医疗中心，可提供亚专科康复服务。设置康复住院床位和只设置门诊康复医疗床位的康复医疗中心，均可提供日间综合性康复医疗服务和家庭康复医疗指导。

⑤能够提供满足所开展康复医疗服务需要的医学影像、医学检验、药事、营养和消毒供应等保障服务。其中，医学影像、医学检验和消毒供应服务等项目可由第三方专业机构提供。

3）人员设置

①设置住院康复床位的，应按每床至少配备0.5人的标准配备卫生专业技术人员，其中医师、康复治疗师和护士比例不低于1：2：3。未设置住院康复床位的，至少应配备5名卫生专业技术人员，其中医师不少于1名，康复治疗师不少于2名。护理员的数量，由康复医疗中心根据实际工作需要确定。

②提供两种或以上专业康复医疗服务的，每个专业至少应有1名康复医师或具有本专业技术任职资格的医师。设置药剂、检验、辅助检查和消毒供应部门的，应当配备具有相应资质的卫生

专业技术人员。

③有条件的康复医疗中心应至少聘有 1 名全职或兼职精神心理专业人员，保证每周提供不少于 1 天的精神心理康复服务。

4）场地要求

①康复医疗业务用房至少应当设有接诊接待（包括入院准备）、康复治疗和生活辅助等功能区域。其中，康复治疗区总面积不少于 200m²。提供住院康复医疗服务的，还应当设有住院康复病区。

②设置住院康复床位的，每床建筑面积不少于 50m²。病室每床净使用面积不少于 6m²，床间距不少于 1.2m。未设置住院康复床位的，康复医疗业务用房建筑面积不少于 500m²。

③中心建筑设施执行国家无障碍设计相关标准。

（三）综合医院康复医学科

详细内容参见本节"二、康复医学科"具体内容。

二、康复医学科

康复医学科是开设于二级或三级综合医院，在康复医学理论指导下，应用功能评定和物理治疗、作业治疗、言语治疗、心理康复、传统康复治疗、康复工程等康复医学诊断和治疗技术，为患者提供全面、系统的康复医学专业诊疗服务的临床科室。

我国现代康复医学起步较晚，但经过 40 多年的发展，已逐渐形成具有中国特色的康复医疗体系，即中西医结合康复医疗体系。从最初 1949 年荣军疗养院和荣军康复院等康复机构的设立，到 2011 年颁布《综合医院康复医学科建设与管理指南》和《综合医院康复医学科基本标准（试行）》，我国康复医学科经历了从无到有、从小到大、从大到全的发展过程。

我国社会目前正处于老龄化阶段，老龄人口已突破 2.6 亿，老年病的发病率也与日俱增，同时，我国还有约 8500 万残疾人和 3 亿多慢性病患者。随着社会发展和人民生活水平的不断提高，患者对功能障碍恢复要求的不断提高与康复医学发展不充分之间的矛盾日益显现。因此，大力发展康复医学事业，进一步完善康复医学科建设是提高人类健康和生活质量的重要途径。

（一）康复医学科的功能与作用

1. 综合医院康复医学科

（1）康复重点和服务形式　各级医院要按照分级诊疗要求，结合功能定位按需分类提供康复医疗服务。公立三级医院要承担辖区内康复医疗学科建设、人才培训、技术支持、研究成果推广等任务，发挥帮扶和带动作用，鼓励社会力量举办的三级医院积极参与。三级综合医院康复医学科重点为急危重症和疑难复杂疾病患者提供康复医疗服务。二级综合医院康复医学科重点为诊断明确、病情稳定或者需要长期康复的患者提供康复医疗服务。

康复医学科需与其他临床科室建立密切协作的团队工作模式，选派康复医师和治疗师深入其他临床科室，提供早期、专业的康复医疗服务，提高患者整体治疗效果，为患者转入专业康复医疗机构或回归社区、家庭做好准备。同时，综合医院应当与专业康复机构或者社区卫生服务机构建立双向转诊关系，实现分层级医疗，分阶段康复，使患者在疾病的各个阶段均能得到适宜的康复医疗服务，提高医疗资源的利用率。

（2）康复诊疗活动　综合医院康复医学科应该采取适当技术开展以下康复诊疗活动。

①疾病诊断与康复评定：包括伤病诊断，肢体运动功能评定、活动和参与能力评定、生存质量评定、运动及步态分析、平衡测试、作业分析评定、言语及吞咽功能评定、心肺功能评定、心理测验、认知与感知评定、肌电图与临床神经电生理学检查等。

②临床治疗：针对功能障碍及其他临床问题，由康复医师实施医疗技术和药物治疗等。

③康复治疗：在康复医师组织下，由康复治疗师、康复护士、康复工程师等专业人员实施康复专业技术服务，包括物理治疗、作业治疗、言语治疗、认知治疗、传统康复治疗、康复工程、心理治疗等。

（3）科研创新和人才培养　除了为患者提供全面康复诊疗服务外，康复医学科还具有科研、技术指导、人员培训的功能和作用。科研创新是提高临床诊疗水平的关键，科研创新离不开临床实践，康复医学科的发展和建设离不开科研创新。康复医学科作为区域性康复资源中心，要为所在社区卫生服务网络提供康复医学技术咨询和培训，以提高该行业医护人员的整体专业水平。此外，康复医学是一门应用性和实践性极强的临床专业，与其他临床科室一样，康复医学科承担着培养康复医学生临床实践的教学任务，是培养康复医学人才的重要基地。

2. 中医医院康复科　为在中医理论指导下，结合西方康复医学理论，以功能障碍为主要内容，应用功能评定和康复方法（中药、针法、灸法、罐疗、推拿、中医运动疗法、中医情志疗法、物理疗法、作业疗法、言语疗法、认知治疗、心理治疗、康复工程等），为患者提供全面、系统的康复医学专业诊疗服务的临床科室，也称"康复科"。2018年，全国中医医院数量达到3977家，其中三级中医医院为448家、二级中医医院为1848家、一级中医医院为874家，二级以上中医医院普遍设置了康复科。中医传统康复技术在预防、保健、养生、治疗等方面应用广泛，广受人民群众的欢迎。但在康复医学快速发展的过程中，也逐渐暴露了部分地区中医医院康复科设置不规范、康复专业人才较匮乏、场地设施配置欠合理、中医康复技术应用不规范等弊端，阻碍了康复科的发展，无法满足人民群众日益增长的康复医疗服务需求。中国康复医学会为进一步规范中医医院康复科建设与管理，系统总结了中医医院康复科建设与管理经验，于2021年在参考《综合医院康复医学科建设与管理指南》《康复医疗中心基本标准（试行）》《康复医院基本标准（2012年版）》《中医医院康复科建设与管理指南（试行2018版）》的基础上，结合专家咨询、实地调研等多种研究方法，根据《执业医师法》《医疗机构管理条例》及《护士条例》等相关法律法规，制定了《中医医院康复科建设标准（试行）》，规范了中医医院康复科建设与管理，拓展中医康复服务能力。

（1）康复重点和服务形式　社区医院及二级中医医院康复科应能开展科室常见疾病的康复诊疗工作；三级中医医院康复科应在社区医院及二级中医医院服务能力基础上，建设专病门诊，开展康复特色突出、临床疗效确切的疑难病症的康复诊疗工作，针对疾病损伤导致的功能障碍，以急性期临床康复为重点，提供早期、专业的康复医疗服务。

各级中医医院康复科应具备相应疾病与功能障碍的康复评定和诊治能力，应借助媒体技术开展康复医学知识的科普教育，应与相关临床科室建立密切联系，选派康复医生与治疗师进驻其他临床科室，开展相关疾病床旁康复评估与治疗，应建立双向转诊关系，实施分层级、分阶段康复，加强业务协作；上级医院康复科在科室管理与专科技术方面应加强对下级医院康复科的指导，努力构建三级康复医疗体系，实现疾病的全周期康复管理。高效利用医疗资源，提高患者整体康复效果，改善康复服务质量，为患者尽早回归社会和家庭做好准备。

（2）康复诊疗活动

①疾病的诊断与康复评定：包括运用中医理论知识及相关辅助检查开展康复科常见疾病及疑

难病的中西医诊断（包括中医疾病诊断、中医证候诊断、西医疾病诊断），运用中医辨证论治、中医体质辨识和肢体功能评定、活动与参与能力评定、生存质量评定、平衡功能评定等西医康复评定方法开展相关疾病的功能评定。

②临床治疗：运用中医理论知识及中医药技术开展康复科常见疾病的基础治疗。

③康复治疗：三级医院康复科应主要开展中药、针法、灸法、推拿、罐疗、物理疗法、作业疗法、认知治疗、言语吞咽疗法等技术服务；二级医院康复科主要开展中药、针法、灸法、推拿、罐疗、物理疗法、作业疗法等技术服务；社区医院康复科主要开展针法、灸法、推拿、罐疗等技术服务。

④康复护理：开展基础护理、康复护理评估、康复护理治疗及中医康复特色护理等护理活动。其中中医特色护理技术主要包括耳穴压豆、中药熏洗、中药热熨、穴位按摩等技术。

3. 其他康复服务体系

（1）社区卫生服务中心（站）、有条件的乡镇卫生院和村卫生室开展基本医疗康复服务、残疾预防及相关健康教育，为残疾人提供签约服务。发挥社会服务组织、残疾人协会、残疾人亲友等作用，利用社区服务设施，就近就便为精神、智力、肢体等残疾人提供日间照料、生活自理能力训练等服务。广泛开展残疾儿童家长、残疾人及亲友培训、心理疏导，对家庭康复和残疾人互助康复给予支持。

（2）省（区、市）、市（地、州、盟）普遍建立残疾人康复中心、听力语言康复中心、残疾人辅助器具中心，完善服务功能。县（市、区）普遍建立残疾人康复服务中心，开展康复咨询、评估、转介、社区康复指导、辅助器具展示及适配等服务。支持有条件的县残疾人康复服务中心开展残疾儿童康复及成年残疾人日间照料、生活自理能力训练、职业康复等服务。

（二）康复医学科设置的基本原则

二级以上（含二级）综合医院主要以原卫生部于 1994 年发布的《医疗机构诊疗科目名录》和 2011 年发布的《综合医院康复医学科建设与管理指南》为基本原则，按照《综合医院康复医学科基本标准（试行）》独立设置科室，开展康复医疗服务，科室名称统一为康复医学科。鼓励有条件的综合医院开展心理康复咨询工作。康复医学科为一级诊疗科目，不设二级专业分科。

中医医院康复科主要以国家中医药管理局 2018 年发布的《中医医院康复科建设与管理指南（试行）》为基本原则，按照中国康复医学会制定并发布的《中医医院康复科建设标准（试行）》独立设置科室，开展康复医疗服务，科室名称统一为康复科。

（三）康复医学科的组成

《综合医院康复医学科基本标准（试行）》《中医医院康复科建设标准（试行）》对我国综合医院康复医学科、中医医院康复科的科室组成和病房床位设定提出了基本要求。

1. 三级综合医院康复医学科

（1）科室组成　独立设置门诊和病区。门诊包括普通医生门诊室、护士分诊台、康复功能评定室、物理治疗室、作业治疗室、言语治疗室、传统康复治疗室、康复工程室等；病房包括医生办公室、护士站、物理治疗室、作业治疗室、言语治疗室、传统康复治疗室等。有条件者可增设功能评定室、认知治疗室、心理治疗室、文体治疗室等，以便更好地为患者提供全面的康复治疗。

（2）病房床位设置　根据需求和当地康复医疗服务网络设定床位，应为医院总床位数的

2%～5%。每床使用面积不少于6m²，床间距不少于1.2m。以收治神经科、骨科疾病患者为主或向康复医院转型的三级综合医院，其康复医学科床位数不受上述规定限制。

（3）诊疗场地面积 要求根据原卫生部《综合医院康复医学科基本标准（试行）》，三级综合医院康复医学科门诊和治疗室总使用面积不少于1000m²。

2. 二级综合医院康复医学科

（1）科室组成 独立设置门诊和病房，至少设置具备临床康复评定功能的物理治疗室、作业治疗室、言语治疗室、传统康复治疗室、康复工程室等。

（2）病房床位设置 至少为医院总床位数的2.5%，但不得少于10张床。每床使用面积不少于6m²，床间距不少于1.2m。

（3）诊疗场地面积 要求二级综合医院康复医学科门诊和治疗室总使用面积不少于500m²。

3. 中医医院康复科

（1）科室组成 独立设置候诊区（室）、康复门诊、康复评定室、康复治疗区（室）及康复病房，具备为住院及门诊患者提供康复咨询、康复评定、康复治疗等服务能力。

1）候诊区：三级医院至少设置1个门诊候诊区（室），二级、社区医院在条件许可下应设置门诊候诊区（室）。

2）康复门诊：康复科应开展包含神经康复、肌骨康复、呼吸康复、心脏康复、老年康复、疼痛康复、烧伤康复、儿童康复、康复咨询等内容的门诊。三级医院应具备至少包含5个内容的康复门诊。二级医院应具备至少包含3个内容的康复门诊。社区医院应具备至少包含1个内容的康复门诊。

3）康复评定室：康复科应具备中医四诊检查室、中医体质辨识室、运动功能评定室、感觉功能评定室、言语吞咽功能评定室、认知功能评定室、手功能评定室、ADL评定室、心理评定室、神经电生理检查室、心肺功能检查室、职业能力评定室等。三级、二级医院及社区医院均应具备至少1间上述评定室。

4）康复治疗区（室）：康复科应具备针灸推拿区（室）、中药外治区（室）、中医运动疗法区（室）、中医情志疗法区（室）、物理治疗区（室）、作业治疗区（室）、言语吞咽治疗区（室）、认知治疗区（室）、文体治疗区（室）、康复工程区（室）、音乐治疗区（室）、水疗区（室）等。三级医院必须具备针灸推拿区（室）、中药外治区（室）、物理治疗区（室）、作业治疗区（室）、言语吞咽治疗区（室）、认知治疗区（室），具备的治疗区（室）的总数不少于7个。二级医院必须具备针灸推拿区（室）、中药外治区（室）、物理治疗区（室）、作业治疗区（室）、言语吞咽治疗区（室），具备的治疗区（室）的总数不少于5个。社区医院必须具备针灸推拿区（室），具备的治疗区（室）的总数不少于2个。

5）康复病房：康复科可设置神经康复专科、肌骨康复专科、呼吸康复专科、心脏康复专科、老年康复专科、疼痛康复专科、烧伤康复专科、听力视力康复专科、儿童康复专科、重症康复专科等。三级医院必须开设康复病房，至少包含3个专科内容，建议有条件者设置重症监护病房。二级医院必须设置康复病房，至少包含两个专科内容。社区医院可不设置康复病房。

（2）病房床位设置 三级医院康复科康复专业床位总数30张以上；二级医院康复科康复专业床位总数20张以上；开设康复病房的，病房每床净使用面积以8～10m²为宜，床间距大于1.2m。

（3）诊疗场地面积要求 ①康复门诊：诊室净使用面积应大于10m²。②康复评定室：净使用面积应大于15m²。③康复治疗区（室）：三级医院康复治疗区（室）总使用面积不少于1500m²，二级医院康复治疗区（室）总使用面积不少于1000m²，社区医院康复治疗区（室）总使用面积不少于300m²，单个治疗室净使用面积应大于15m²。

4.其他康复服务体系　社区卫生服务中心（站）、乡镇卫生院、村卫生室的康复科室和残疾人康复服务机构等康复服务体系可根据自身发展情况设置治疗室，有条件的可以设置多个不同的治疗室，条件有限的可一室多用。

（四）康复医学科的人员组成

1.人员构成

（1）国外康复医学科人员构成　康复医学是一门多学科和跨学科的专业，需要协同多种专业人员组成康复专业协作团队对患者进行康复诊疗服务。在欧美国家，康复专业协作团队覆盖更为规范，主要包括康复医师、康复护士、物理治疗师、作业治疗师、言语治疗师、心理治疗师、假肢及矫形器师、社会工作者、文娱治疗师、职业咨询师、特殊教育工作者等。但随着社会进步和康复医学的发展，其他专业人员如音乐治疗师、园艺治疗师、舞蹈治疗师、康复营养师、儿童生活指导专家等也参与到康复专业协作团队中，共同为患者提供最全面、最佳的康复诊疗服务。

（2）我国康复医学科人员构成　我国康复医学事业起步较晚，康复医学科人员的构成具有两个特点：一是康复治疗师一专多能，并未完全完成专业化细分；二是有中医师的参与，为患者提供具有中医特色的传统康复治疗，如中药、针灸、推拿等。因此，在我国大多数综合医院中，康复医学科的人员主要由康复医师、康复护士、康复治疗师、中医师、假肢及矫形器师组成。但根据我国《综合医院分级管理标准》，三级综合医院康复医学科应配备康复医师、康复护士、物理治疗师、言语治疗师、作业治疗师和中医师等，在规模较大的康复医学科或康复中心还可配备假肢及矫形器师、心理治疗师、文娱治疗师和社会工作者等。二级综合医院康复医学科应配备康复医师、中医师和康复治疗师（士）。中医康复医院康复科应配备中、西医类别执业医师，康复治疗师，康复护士；这些康复治疗师（士）一专多能，不仅做物理治疗，还能兼做一些作业治疗和简单的言语矫治的工作。有条件的社区卫生服务中心（站）、乡镇卫生院、村卫生室和残疾人专门康复服务机构等可配备康复医师或经过康复医学培训的全科医师、康复治疗师（士）、护士，对于条件有限的社区卫生服务中心（站）、乡镇卫生院、村卫生室可不配备固定的康复医师，但应配备经过培训的社区康复协调员和体疗理疗士或康复治疗士。

2.人员比例

（1）三级综合医院康复医学科　①每床至少配备0.25名医师，其中至少有2名具有副高以上专业技术职务任职资格的医师、1名具备中医类别执业资格的执业医师。②每床至少配备0.5名康复治疗师。③每个康复医学科病床至少配备0.3名护士。

（2）二级综合医院康复医学科　①每床至少配备0.25名医师，其中至少有1名具有副高以上专业技术职务任职资格的医师、1名具备中医类别执业资格的执业医师。②每床至少配备0.5名康复治疗师。③每床至少配备0.3名护士。对于规模较小而未设置病房的康复医学科至少应有1~2名康复医师和2~4名康复治疗师，才能更好地配合开展康复医学诊疗工作。

（3）中医医院康复科　三级医院康复科每床至少配备0.25名执业医师、0.5名康复治疗师、0.3名执业护士，其中中医类别执业医师占执业医师总数的70%以上，并根据需要配备其他类别的执业医师。二级医院康复科每床至少配备0.15名执业医师、0.3名康复治疗师、0.3名执业护士，其中中医类别执业医师占执业医师总数的60%以上，至少配备1名中医传统康复治疗人员（针灸或推拿）。社区医院康复科至少配备1名执业医师、2名康复治疗师、2名执业护士，至少配备1名中医传统康复治疗人员（针灸或推拿）。

（4）其他康复服务体系 社区卫生服务中心（站）、乡镇卫生院、村卫生室的康复科室和残疾人康复服务机构等康复服务体系可根据自身发展情况，配备不同比例的康复医师、康复治疗师（士）和护士，但对于条件有限的社区卫生服务中心（站）、乡镇卫生院、村卫生室至少应配备1名经过培训的社区康复协调员和1~2名体疗理疗士或康复治疗士。

3. 人员资质与职责

（1）康复医师

1）资质：取得《医师资格证书》后，经注册具有康复医学专业执业范围的《医师执业证书》。

2）职责：接诊患者，采集病历和体格检查，功能评定后列出患者存在的问题，制定进一步检查和康复治疗计划；对住院患者负责查房或会诊，及时开出临床康复医嘱；对门诊患者进行复诊及处理；高年资康复医师主持康复专业协作组，负责领导本专业的康复教研工作，并指导和协调各小组成员的康复治疗工作。

（2）康复治疗师（士）

1）资质：通过全国专业技术资格考试，取得康复治疗师（士）资格证，并注册。

2）职责：物理治疗师主要负责患者肢体运动功能训练，特别是对神经、肌肉、骨关节和心肺功能的训练，执行康复医师制定的相应体疗理疗计划；作业治疗师主要指导患者通过有目的的作业活动，恢复或改善生活自理、学习和职业工作能力，对于永久性残障患者，则教会其使用各种器具，或调整家居和工作环境的条件，以弥补功能的不足；言语治疗师主要是对有言语障碍的患者进行康复训练，改善其言语功能障碍。

（3）康复护士

1）资质：经执业注册取得《护士执业证书》，有条件的应该接受康复医学的专业培训或继续教育学习。

2）职责：负责康复病区住院患者的临床康复护理。

（4）中医医师或中医助理医师

1）资质：取得中医类《医师资格证书》后，经注册具有中医执业范围的《医师执业证书》或取得中医类《执业助理医师资格证书》。

2）职责：具有处方权的中医医师，可运用中医基础理论对患者辨证论治，制定相应的中医康复治疗方案，如方药、针灸、推拿等。中医助理医师须在中医医师的指导下对患者进行针灸、推拿等治疗。

（5）假肢及矫形器师

1）资质：经全国假肢制作师或者矫形器（辅助器具）制作师执业资格考试合格，并取得国务院人事部门和民政部门共同颁发的《假肢制作师执业资格证书》或者《矫形器制作师执业资格证书》。

2）职责：为患者制作合适的假肢或矫形器，并指导患者使用和保养；定期检查患者假肢或矫形器穿戴使用情况，根据检查结果进行修整。

（6）心理治疗师

1）资质：具有国家人力资源和社会保障部颁发的从业资格证书。

2）职责：为患者进行临床心理测试，提供心理咨询和心理治疗，帮助患者确定适当的治疗目标，以心理康复促进患者全面康复。

（7）其他治疗师　随着康复医学的飞速发展，越来越多的专业人员参与到康复治疗中，如舞蹈治疗师、康复营养师、音乐治疗师等，但这些人员在从事专业治疗活动时，也必须有相关专业的毕业证书和专业技术资格认证。

三、康复医学常用设备

康复设备是康复医学发展的重要组成部分，随着电子技术、计算机技术、图像分析技术等在医学领域的日益广泛应用，康复设备也从最初机械化、单一化逐渐转向自动化、数字化、微机化、智能化及多元化。三级综合医院中规模较大的康复医学科应按不同诊室功能配备康复设备。二级综合医院康复医学科及其他康复服务体系可根据当地的需求和自身条件有选择性和针对性地配备康复设备，其假肢、矫形器及其他辅助器具可由专门制作部门的工程技术人员上门定制与安装使用。

（一）设备分类

1. 功能评定设备　用于人体形态、神经系统反射、心肺功能、言语功能、感觉功能、肌张力、肌力、关节活动度、协调与平衡、步态分析、神经电生理等功能评定的设备。

2. 治疗与训练设备　用于运动治疗、物理因子治疗、作业治疗、传统康复治疗、言语训练、吞咽训练、认知训练、日常生活活动训练等设备。

3. 康复辅具　用于加强功能障碍患者减弱的功能或代偿其丧失功能的辅助器具。

（二）常用设备

1. 功能评定设备　康复功能评定是康复医学的基石，没有康复评定就无法制定康复治疗计划、评定康复治疗的效果。在临床康复中有许多用于评定功能障碍的设备，但不同设备评定的目的各有侧重。因此，详细了解每种评定设备的作用原理、适用范围、禁忌证及操作注意事项等是从事康复评定工作的前提。同时，明确掌握患者功能障碍的部位、性质、类型、程度，才能有针对性地选择康复评定设备，对患者进行科学评定，从而指导康复治疗。

（1）人体形态评定设备　用以了解人体生长发育异常及伤病所致的身体形态方面的变化，确定因形态变化导致的功能障碍性质及其程度。常用设备有体重秤、身高尺、普通软尺、钢卷尺、卡尺、生物电阻抗分析仪、三维光子扫描仪等。

（2）神经系统反射评定设备　反射是一切神经活动的基本形式，是随意运动的基础，反射评定设备可辅助康复医师判断评定对象中枢神经系统的发育状况和损害状况，为制定康复治疗方案提供依据。常用设备有叩诊锤、圆头针、棉签等。

（3）心肺功能评定设备　心肺功能是人体新陈代谢的基础，是维持人体生命不可缺少的重要功能，心肺功能评定设备对心血管疾病和呼吸系统疾病的诊断、了解心肺功能储备和适应能力、制定康复处方及判断预后具有重要意义。常用设备有多导联心电图仪、心电血压监测仪、肺功能测定仪、功率自行车、活动平板等。

（4）认知功能评定设备　大脑损伤后，尤其是右侧大脑半球的损伤，易导致患者认知功能障碍，认知功能评定设备能辅助评定患者对事物是否具有正确的理解、认识和反应。常用设备有计算机认知评估与训练系统、各类认知评定量表、图片、拼图等。

（5）言语和语言功能评定设备　能辅助康复医师和言语治疗师判断患者是否有言语障碍（筛选）及言语障碍的性质、程度和类型等问题，然后根据评定结果选用不同的言语或语言训练方法予以康复治疗。常用设备有计算机言语评估及康复系统、听力计、录音机、手电筒、秒表、鼻镜、图卡、压舌板等。

（6）感觉功能评定设备　感觉分为躯体感觉和内脏感觉两大类，躯体感觉功能评定设备是康复评定中最重要和最常用的设备。常用设备有大头钉、试管及试管架、棉花、软刷、感觉丧失测量器、不同质地的布等。

（7）肌张力评定设备　对物理治疗师和作业治疗师了解病变部位、制定治疗计划、选择治疗方法具有重要作用。常用设备有 Penny 和 Giles 便携式测力计、电位计、转速计、等速装置、表面肌电图等。

（8）肌力评定设备　肌肉功能检查和评价是康复医学中最基本、最重要的内容之一，肌力评定设备通过对肌肉功能的检查能有助于了解患者肌肉、神经的损害程度和范围，可作为康复治疗前的检查，以及评定康复治疗效果、评价康复治疗方案有效性和判断预后的辅助指标。常用设备有握力计、捏力器、背拉力计、四肢等长肌力测试台、等速肌力测试仪器等。

（9）关节活动度评定设备　包括各型量角器、带刻度的尺子、电子测角器等，除此之外，还可利用特定的仪器和设备来准确评价关节活动度的变化，但这类设备存在使用不方便、耗时及价格昂贵等缺点，在临床使用并不广泛。

（10）协调与平衡评定设备　能明确有无协调与平衡功能障碍，能评估肌肉或肌群共同完成一种作业或功能活动的能力，以及协调与平衡障碍的程度、类型和原因，能为康复计划的制定与实施提供依据。常用设备有平衡测试仪（计算机动态姿势图）等。

（11）步态分析评定设备　能对患有神经系统或骨骼肌肉系统疾病而可能影响行走能力的患者进行步态分析，以评定患者是否存在异常步态及异常步态的性质和程度，为分析异常步态的原因、矫正异常步态、康复治疗方案的制定提供依据，并能辅助评定步态矫治的效果。常用设备有步态分析仪、刻度尺、秒表、量角器、计步器等。

（12）神经电生理检查设备　神经电生理检查是神经系统检查的延伸，神经电生理检查设备能辅助诊断及评估神经和肌肉病变。常用设备有针电极肌电图仪、表面肌电图仪、诱发电位检查仪、强度 – 时间曲线测定仪、脑电图扫描仪等。

2. 运动疗法设备

（1）增加关节活动范围设备　正常各关节的屈伸和旋转均有一定的角度范围，当关节受到不同程度损伤后，关节活动度会发生改变，不同的治疗设备可辅助物理治疗师改善患者关节活动范围。常用设备有肩轮、肩梯、体操棒、火棒、肋木、各关节被动训练器、多功能牵引吊架、滑板、滑轮装置、肩关节旋转器、前臂旋转器、腕关节旋转器、腕关节屈伸活动器、髋关节旋转器、踝关节屈伸活动器、站立位踝关节矫正板等。

（2）肌力训练设备　肌力下降是临床常见症状之一，会引起人体各项日常活动障碍，而肌力训练设备能辅助增强患者肌力和肌肉耐力，为以后的平衡、协调、步态等功能训练做准备。常用设备有悬吊装置、墙壁拉力器、不同重量的沙袋及哑铃、各种弹力带与弹力绳、等速训练器、划船器、功率自行车、股四头肌训练仪、多功能肌力训练器、上下肢智能训练器、四肢联动全身功能训练器等。

（3）平衡、站立、移行训练设备　许多疾病会导致平衡、站立和移行功能障碍，以中枢系统疾病最为常见。平衡、站立、移行训练设备能最直接有效地进行平衡、站立、移行的功能训练。常用设备有姿势矫正镜、训练用扶梯、平行杆、平衡垫、平衡板、摇晃板、平衡训练球、电动起立床、PT床、多功能治疗床、下肢智能训练器、减重步行训练系统、智能机器人、各种拐杖、各种助行器与轮椅等。

（4）牵引设备　是利用作用力与反作用力的力学原理，使关节面发生一定的分离、关节周围软组织得到适当的牵伸。常用设备有颈椎牵引装置、腰椎牵引床等。

3. 物理因子疗法设备　是康复医学必不可少的治疗设备，广泛用于多种功能障碍性疾病的康复治疗。随着科技的发展，理疗设备不断更新换代，与运动疗法、作业疗法、中医传统疗法等联合运用，能提高患者的康复疗效。

（1）电疗设备　根据电流频率的不同，分为直流电疗设备、低频电疗设备（0～1kHz）、中频电疗设备（1～100kHz）、高频电疗设备（100～300kHz）等。常用设备：①直流电疗设备：如直流电疗机。②低频电疗设备：神经肌肉电刺激电疗仪、经皮神经电刺激治疗仪、低频脉冲电疗仪、经颅电刺激仪、肌电生物反馈治疗仪等。③中频电疗设备：音频电疗仪、电脑调制中频治疗仪、立体动态干扰电疗仪等。④高频电疗设备：短波治疗仪、超短波治疗仪、微波治疗仪、厘米波治疗仪、毫米波治疗仪等。

（2）光疗设备　光疗是应用人工光源或日光辐射治疗疾病，主要是利用光的温热效应和化学效应来促进功能的康复。根据波长，光波可分为红外线、可见光和紫外线三部分。常用光疗设备：①红外线设备：近红外线治疗仪（760nm～1.5μm）、远红外线治疗仪（1.5～1000μm）。②可见光设备：红-蓝光治疗仪、蓝-紫光治疗仪。③紫外线设备：长波紫外线治疗仪（UVA）、中波紫外线治疗仪（UVB）、短波紫外线治疗仪（UVC）。④激光治疗仪：氦氖激光治疗仪、半导体激光治疗仪、二氧化碳激光治疗仪、氩离子激光治疗仪等。

（3）超声波设备　人耳能听到的频率为16～20Hz的声波，频率高于20Hz的声波超过人耳的听阈，即为超声波，常用于物理治疗的超声波设备的频率为800～1000kHz。常用设备有超声波治疗仪、超声药物离子导入治疗仪等。

（4）磁疗设备　磁疗是利用磁场作用于人体穴位或患处，以达到治疗目的的设备。磁场最大的特性之一是吸引体内所有含铁体液，故磁疗设备对所有炎症、感染、溃疡及肠道、子宫等疾病的治疗非常有益。常用设备有经颅磁刺激治疗仪、旋磁治疗仪、电磁治疗仪、磁振热治疗仪等。

（5）传导热疗设备　传导热疗是以各种热源为介质，将热直接传导给机体，从而达到治疗疾病的目的。常用设备有蜡疗袋、各种传统与现代的蜡疗机、专用恒温水箱、中药熏蒸仪、电热按摩治疗机等。

（6）其他设备　临床还有许多其他物理因子设备，如生物反馈治疗仪、冲击波治疗仪、压力治疗仪、水疗设备、冷疗机、音乐电疗仪等。

4. 作业疗法设备　作业疗法针对的是日常生活作业功能，包括自我照顾、工作和休闲，故在对不同功能障碍患者选择作业疗法设备前，必须进行全面评定，并设定相应的预期目标。

（1）上肢及手作业设备　此类设备能辅助患者最大限度地恢复手的运动和感觉功能，特别是手的功能性应用能力。常用设备有SW单丝线、Purdue钉板、九孔插板、沙磨板、螺栓、变形球、弹力治疗带、分指板、弹力指套和手套、棉花、毛刷、上肢机器人、肌肉贴布，以及各类上肢矫形器等。

（2）工艺治疗用设备　此类设备能防止患者功能障碍或残疾的加重，提高患者生活质量。常用设备有陶艺制作用具、手工编织工艺用具、绘图用具、剪纸用具、书法用品用具等。

（3）职业技能训练用器材　此类器材的使用旨在使功能障碍者就业或再就业，促进其参与或重新参与社会。常用器材有电脑、打字机、缝纫机、锁边机、电子元件组装器材、制图用器材、木工器材、机械维修基本工具、纸盒加工器材等。

（4）日常生活活动训练器具　此类器具能协助功能障碍患者练习衣、食、住、行及个人卫生等基本动作和技巧。常用器具有衣裤袜、餐具、厨房用具、家用电器、梳洗用具、模拟厕所和浴室设备等。

（5）认知训练用具　此类用具能协助作业治疗师帮助患者减少或克服认知与知觉障碍，帮助其重获日常生活及工作所需的技巧及技能，提高生活质量，使患者重新融入社会。常用设备有不同大小形状的物体、各类照片、图画、卡片、标签、纸张、笔墨、地图、录音机、计算机辅助认知训练系统、智能虚拟现实训练仪等。

（6）辅助器具　作业治疗中辅助器具的使用是为患者的生活自理提供一个有效和重要的帮助，以减少患者对他人的依赖。常用器具有穿衣钩、穿袜器、魔术贴、万能袖套、腕支具、自动喂食器、轮椅式便池、洗澡椅、长柄刷、防滑垫、翻书器、敲键棒、沟通板、助听器、手杖、轮椅、环境控制系统等。

（7）文娱治疗用具　因极具趣味性而深受患者欢迎。常用用具有乒乓球、篮球、飞镖、琴、棋、书、画、牌、体感游戏机等。

5. 言语治疗和语言治疗设备　国外发达国家康复机构主要使用计算机及电子设备用于言语障碍和语言障碍的诊断和康复辅助治疗，这类设备的开发与应用能推进言语障碍和语言障碍的开放性远程医疗系统（包括远程诊断、专家会诊、信息服务、在线检查和远程学习等）的发展，能方便患者在家中进行康复训练，为医疗水平不发达地区提供医疗服务。常用设备有计算机、各类量表、听力计、录音机；评定的实物用具，如图片、纸、笔、矫形镜、交流画板等；吞咽评估与治疗设备，如吞咽肌肉电刺激仪、球囊扩张管等。

6. 假肢与矫形器　假肢用于弥补截肢患者的肢体残损，代偿其失去的肢体功能。常用假肢有部分手假肢、前臂假肢、肘离断假肢、上臂假肢、肩离断假肢、半足假肢、塞姆假肢、小腿假肢、膝关节离断假肢、大腿假肢和髋关节离断假肢等。矫形器是为了预防或矫正四肢、躯干的畸形或治疗骨关节及神经肌肉疾病并补偿其功能，分为上肢矫形器、下肢矫形器和脊柱矫形器3类。常见矫形器有肩肘腕手矫形器、肘腕手矫形器、腕手矫形器、手矫形器、髋膝踝足矫形器、膝矫形器、膝踝足矫形器、踝足矫形器、足矫形器、颈矫形器、颈胸矫形器、胸腰骶矫形器、腰骶矫形器等。

7. 传统康复设备　常用设备有毫针、电针治疗仪、针刀、艾条、艾绒、艾灸盒、三棱针、火罐、按摩床、中药粉碎机、脐贴、药浴设备等。

8. 康复机器人　随着科技的发展和人类对生活质量的不断追求，康复机器人已广泛应用到康复治疗、护理、辅助器具和家庭康复等方面。康复机器人可分为治疗型机器人和辅助型机器人，而治疗型机器人又分为上肢康复机器人和下肢康复机器人，辅助型机器人又分为操作辅助型机器人、移动辅助型机器人和认知辅助型机器人。常见的康复机器人有MIT-MANUS、步态康复训练机器人、智能轮椅、智能步行辅助机器人等。

第二节　康复医学工作方法

康复医学的服务对象是存在各种复杂问题的残疾人或伴有各种功能障碍的患者，这就要求康复医学提供全面的、综合性的康复服务。因此，康复医疗工作中需要多个学科、多个专业人员的共同参与，以康复治疗组（或协作组）的形式，通过学科内及学科间的团结协作，对患者进行康复诊断、康复功能评估、康复治疗及训练。下面分别介绍康复医学的工作方式、康复医学专业人员的职责及学科内和学科间的合作。

一、康复工作方式

康复医学跨专业、跨学科的特点决定了康复工作需要多学科、多专业人员共同参与并组成康复团队，以治疗组（team work）的形式开展。康复医师为小组负责人，成员包括物理治疗师（士）、作业治疗师（士）、言语治疗师（士）、心理治疗师、假肢及矫形器师、文体活动治疗师、康复护士和社会工作者等。近些年来，康复医学发展迅速，康复专业治疗组又出现了以下一些专业人员，包括音乐治疗师、舞蹈治疗师、园艺治疗师、儿童生活指导专家和康复营养师等。此外，参与康复治疗的除了康复专业人员及相关医护人员，还应包括患者本人及其家属，以便根据患者的需求更合理地制定康复目标及康复计划（图 5-1）。

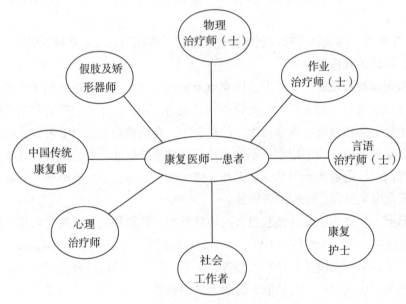

图 5-1　康复治疗组的组成

与国外康复专业人员构成相比较，我国医疗康复机构专业人员的结构组成有两个特点：一是配备有中国传统康复医疗的专业人员，即中医师、针灸师、推拿按摩师，统称为传统康复师，他们为患者提供具有中国特色的传统康复治疗；二是没有分科过细的治疗师（尤其是基层康复机构），提倡培训一专多能的康复治疗师。因此，康复治疗组的人员组成要结合我国实际情况，人数可适当精简，尽可能做到一专多能。康复治疗组基本上以"康复医师、物理治疗师、作业治疗师和康复护士"为主体，如有中枢神经系统疾病患者，再加入言语治疗师；如有骨科患者，再加入假肢及矫形器师；如有心理障碍者，则应加入心理治疗师；如缺乏作业治疗师，可由物理治疗师替代；社会工作者可由管理人员暂时负责等。如有特殊情况，可根据实际需要，再邀请康复医学科以外的相关专业人员参与。小组人员的组成是动态的，并非在康复治疗的进程中一成不变，应根据康复治疗各阶段患者的不同需求而适时调整。

二、康复医学专业人员职责

近年来，我国康复医学专业人才培养数量逐年递增，康复医疗队伍不断发展壮大，各类康复医疗人员的职责正逐步明确。现参考国内外一些发展成熟的康复中心（医院）及综合医院康复医学科建立的岗位责任制度，结合临床经验，综合介绍康复医疗人员的职责。其中部分类别的专业人员我国尚未设置，其职责内容来自国外资料。

（一）康复医师

康复医师（rehabilitation doctor，RD）担任治疗组组长的角色，负责患者的诊断、确定关键的功能障碍及制定康复目标和治疗计划。主要职责包括以下几方面。

1.接诊患者，采集病历及进行体格检查。经过功能评估后，列出患者存在的有待康复的问题，制定进一步检查、观察及康复治疗计划。

2.对住院患者负责查房或会诊，及时开出临床医嘱或做出康复处理。对门诊患者进行复诊及康复处理。

3.指导、监督、协调各部门的康复治疗工作。

4.主持开展病例讨论会及出院前的评定分析总结会（决定能不能出院及出院后的继续康复计划）。

5.资深康复医师主持康复治疗组，负责领导本专业领域的康复医疗、科研、教学工作。

（二）康复护士

康复护士（rehabilitation nurse，RN）在康复病区工作，负责住院患者的临床康复护理。主要职责包括以下方面。

1.执行基本护理任务。

2.执行康复护理任务，具体包括以下方面：①体位护理并协助患者做体位转移。②膀胱护理。③肠道护理（控制排便训练等）。④压疮护理。⑤康复心理护理。⑥配合康复治疗部门，在病区为患者进行床上或床边基本的物理治疗、作业治疗（尤其是日常生活活动能力训练），对有言语能力障碍者鼓励对话。⑦指导患者使用轮椅、假肢、矫形器及自助器具等。

3.对患者及其家属进行康复知识宣传教育。

4.从事医学社会工作者的工作，成为患者与家属之间、患者与工作单位之间、患者与社区之间的桥梁，向相关人员反映患者的思想情绪、困难和要求。

5.重视病房环境管理，保持病区整齐、清洁、安静，保证患者有良好的生理和心理康复环境。

（三）物理治疗师

物理治疗师（physical therapist，PT）主要负责躯体和肢体运动功能的评估和训练，特别是对神经、肌肉、骨关节和心肺功能的评估与训练。经评估后制定和执行体疗理疗计划。主要职责包括以下几方面。

1.进行运动功能评估，如对肌力、关节活动范围、平衡能力、体位转移能力、步行能力及步态的评估。

2.指导患者进行增强肌力、耐力的练习。

3.指导患者进行增加关节活动范围的训练。

4.指导患者进行平衡功能、转移及步行训练，提高步行能力，纠正异常步态。

5.指导患者进行各种矫正体操、医疗体操，提高神经、肌肉及骨关节等的运动功能，并调整内脏功能和精神心理状态。

6.为患者进行牵引治疗、手法治疗和推拿治疗。

7.指导患者进行健身跑、太极拳、八段锦、医疗气功等，以增强体质、调整内脏功能、促进康复。

8. 为患者进行电疗、水疗、光疗、超声波治疗、热疗、冷疗、磁疗等物理因子治疗及生物反馈治疗。

9. 对患者进行有关保持和发展运动功能的健康教育。

（四）作业治疗师

作业治疗师（occupational therapist，OT）主要指导患者通过进行有目的的作业活动，恢复或改善生活自理、学习和职业工作能力。对永久性残障患者，教会其使用各种辅助器具，或调整家居和工作环境，以弥补功能的不足。主要职责包括以下几方面。

1. 功能检查及评估：包括日常生活活动能力，感觉及知觉、认知能力，家务活动能力等。

2. 指导患者进行日常生活活动能力训练。

3. 指导患者进行感觉、知觉训练。

4. 指导患者进行家务活动能力训练，包括简化操作、减少体力消耗、避免劳累等。

5. 指导患者使用生活辅助器具、轮椅、假肢和各种支具。

6. 指导患者进行工艺品制作，如编织、泥塑、手工艺品制作等。

7. 指导患者在职业训练车间进行职业劳动训练（木工、纺织、机械等，也可由技工指导）。

8. 指导患者进行认知功能训练。

9. 单独或配合职业咨询师，对需改变职业工种的患者进行职业能力、兴趣的评估，并做职业前咨询指导。

10. 了解及评价患者家居房屋的建筑设施条件，如有对患者构成障碍及不便之处，提出装修改造的建议。

（五）言语治疗师

言语治疗师（speech therapist，ST）对有言语障碍的患者进行训练，以改善其言语沟通能力，主要职责包括以下几方面。

1. 对言语能力进行检查评估，如对构音能力、失语症、听力及吞咽功能等进行评定。

2. 对由神经系统病损、缺陷引起的言语交流障碍（如失语症、口吃等）进行言语训练。

3. 发音、构音训练。

4. 无喉语言训练（食管音、人工喉发音）。

5. 喉切除、舌切除手术前相关言语功能的咨询指导。

6. 对由口腔缺陷（舌切除后、腭切除后）引起的言语交流障碍进行训练，改善构音能力。

7. 指导患者使用非语音性言语沟通器具。

8. 对有吞咽功能障碍患者进行治疗和处理。

9. 对患者及其家人进行有关言语交流及吞咽问题的康复教育。

（六）假肢及矫形器师

假肢及矫形器师（prosthetist & orthotist，P&O）在假肢及矫形器科（室）专科门诊中工作，接受康复医师或矫形外科医师介绍来诊的患者。主要职责包括以下几方面。

1. 假肢/矫形器制作前，对患者进行肢体测量及功能检查，确定制作处方。

2. 根据制作处方制作假肢/矫形器。

3. 指导患者试穿做好的假肢/矫形器，并做检查，进一步修整，直至合适为止。

4.指导患者正确保养和使用假肢/矫形器。

5.根据穿戴使用复查结果，对不合适或破损的假肢/矫形器进行修整或修补。

（七）心理治疗师（临床心理工作者）

心理治疗师（psychologist）在康复治疗组内配合其他人员为患者进行必要的临床心理测验，提供心理咨询及必要的心理治疗，帮助治疗组和患者本人恰当地确定康复目标，以便以心理康复促进患者的全面康复。主要职责包括以下几方面。

1.进行临床心理测验和评定，如精神状态测定（焦虑症、抑郁症等）、人格测验、智力测验、职业适应性测验等。

2.根据心理测验结果，从心理学角度对患者总的功能评估及治疗计划提供诊断和治疗意见。

3.对患者进行心理咨询服务，特别是对如何对待残疾、处理婚恋家庭问题和职业问题等提供咨询。

4.对患者进行心理治疗。

（八）文体活动治疗师

文体活动治疗师（recreation therapist，RT）通过组织患者（特别是老人、儿童残疾者）参加适当的文体活动，促进身心康复并重返社会。主要职责包括以下几方面。

1.了解和评定患者的生活方式、业余爱好、兴趣、社交能力、情绪行为等特点。

2.根据诊断及上述评定，制定患者的文体活动治疗计划。

3.组织患者参加对身心功能有治疗意义的文体活动，如游戏、文艺表演、音乐欣赏、电影欣赏、室内球类活动（台球、保龄球等）。

4.组织患者参加治疗性体育运动和残疾人适应性体育运动，如乒乓球、轮椅篮球、游泳、羽毛球、划船等。

5.组织患者走向社会，到医院外参加有趣或有意义的社交活动，如到购物中心购物、进行参观，参加夏令营活动、社区俱乐部活动、节日庆祝活动，促进患者与社会的有机融合。

6.指导患者建立均衡、健康的生活方式，在如何利用业余、闲暇时间，如何养成健康的消遣习惯。

（九）音乐治疗师

音乐治疗师（music therapist）的职责包括以下几方面。

1.训练患者（尤其是有神经肌肉瘫痪的儿童或成人）通过弹奏适宜的乐器，或随着音乐节拍做体操，以改善和发展运动功能，尤其是改善运动的协调性。

2.指导患者通过听适宜的乐曲，达到松弛、镇静的效果，以控制情绪，减轻焦虑，缓解疼痛。

3.指导患者（有发音及言语障碍者）通过唱歌进行构音训练和曲调韵律治疗，以改善言语功能。

4.以音乐疗法作为社会康复和心理治疗手段，组织患者（尤其是智能低下或有精神情绪异常者）进行集体的音乐活动（唱歌、乐器弹奏表演等），以改善社交技能，提高自信心和自尊心。

5.在对晚期癌症或其他慢性病患者进行安抚性医护的工作中，以音乐疗法（唱歌、听曲）为手段，调剂患者的养病生活及改善情绪。

6.训练某些残疾人（如视力残疾者）学习音乐，帮助他们准备以音乐作为职业。

（十）舞蹈治疗师

舞蹈治疗师（dance therapist）指导和组织患者练习舞蹈，通过舞蹈活动改善身体和动作的协调性、灵活性，改善情绪及促进社会康复。

（十一）园艺治疗师

园艺治疗师（horticultural therapist）的职责包括以下几方面。

1. 指导和组织患者栽培花草、制作盆景及花园设计，以改善其身心功能。
2. 对某些残疾人进行园艺职业的训练，帮助他们准备以园艺为职业。
3. 应用琴、棋、书、画等技艺帮助患者获取一定的技能，并进行整体治疗。

（十二）医学社会工作者

医学社会工作者（social worker）负责与患者家属和社区联络，评定患者的家居、家庭收入情况、就业情况、生活方式，协调患者的治疗费用，为患者做出院安排，为患者家属排忧解难。主要职责包括以下几方面。

1. 了解患者的生活方式、家庭情况、经济情况及在社会中的处境，评估其在回归社会的过程中有待解决的问题。
2. 向患者征询意见，了解其愿望和要求，共同探讨在出院后准备如何适应家庭生活和回归社会。若有思想和态度障碍情况，须向患者家属做同样的征询意见和解释说服工作。
3. 帮助患者与其家庭、工作单位、街道（乡镇）政府福利部门和有关社会团体联系，争取得到支持以解决一些困难问题，为患者回归社会创造条件。

（十三）职业咨询师

职业咨询师（vocational counselor，VC）作为促进患者职业康复的工作人员，在康复中心（医院）的职责包括以下几方面。

1. 了解和评估患者的职业兴趣、基础和能力。
2. 对新就业和需改变职业的患者提供咨询。
3. 组织集体或个别的求职技能训练，如开设讲座、培训患者如何写求职信和参加求职面试。
4. 帮助患者与职业培训中心、民政福利与劳动人事部门等联系，提供就业信息。

（十四）中国传统康复师

中国传统康复师（traditional Chinese physician）为我国康复医疗机构特有的专业工作人员。传统康复师参与康复治疗组的工作能使康复医疗贯彻中西医结合的原则，更好地发挥中医学的优势。主要职责包括以下几方面。

1. 参加治疗组病例讨论（评价）会，从中医学角度对制定患者总体康复计划提出建议。
2. 负责院内和治疗组内的中医会诊，及时对需要使用中医学方法以促进康复的患者开出医嘱、处方。
3. 在治疗组中或根据医师转诊要求，经诊察后对患者采用相应的中医传统康复技术（针灸、推拿、导引等）进行治疗，促进患者身心康复。

三、学科内合作

与以疾病为中心的临床医学不同，康复医学以带有功能障碍的人为中心，其工作核心是功能和功能障碍，始终以提高病、伤、残者的功能水平为主线。在实际工作中，康复医学面对患者的功能障碍往往不是单一的，而是多种障碍同时存在，且相互影响，错综复杂。康复临床中较为常见的功能障碍包括运动障碍、感觉障碍、言语障碍、认知障碍及心理障碍等。为了提高患者的整体功能水平，往往需要多种康复专业人员通力合作，发挥各自的专业特长，使患者的功能水平得到最大程度的恢复，生活质量不断提高。例如，物理治疗师擅长运动功能的康复；作业治疗师擅长认知功能和个体生活能力的康复；言语治疗师擅长言语功能的康复；假肢及矫形器师擅长假肢、矫形器及自助具的设计、制作和装配，对患者缺失或减弱的功能进行补偿；康复护士除完成一般护理工作，可以在病区指导患者康复训练，对患者及其家属进行康复宣教。总之，为了促进患者的"全面康复"，各个相关康复专业人员，尤其是治疗师群体需围绕共同的康复目标，团结协作，充分发挥各自专业特长，全面评估患者的功能，制定综合的康复治疗计划并分头实施。

四、学科间合作

康复工作中的学科间合作主要包括两方面：一方面是康复医学作为独立的一个医学分支，与预防医学、保健医学和临床医学（或称为治疗医学）三大医学分支的合作。康复医学与预防医学、保健医学和临床医学既相互区别又紧密联系，相互渗透、相互补充，共同构成全面医学。康复医学与预防医学相结合形成康复预防；与保健医学相结合形成康复保健；与临床医学相结合形成临床康复学。其中尤以与临床医学的结合更为紧密，目前正在形成神经康复、骨骼肌肉康复、心肺康复、儿童康复和疼痛康复等临床康复亚专科。康复医学科患者的功能障碍主要是由临床相关专科伤病引起，故在诊断、评定和进行康复决策的过程中必须要有相关临床学科专业人员的参与。与康复医学结合较为紧密的临床学科包括神经内科、神经外科、骨科、心胸外科、呼吸科、心血管科、疼痛科、老年医学科、内分泌科和风湿科等。另一方面体现在与非医学学科间的合作，如心理学、工程学、教育学和社会学等。康复医学与这些学科相互联系、相互渗透、相互合作，形成了许多新学科。例如，康复医学与心理学结合形成康复心理学，与工程学结合形成康复工程学，与教育学结合形成特殊教育，与社会学结合形成社区康复学等。总之，为了实现整体康复和全面康复的最高目标，康复医学与诸多学科团结协作，努力提高病、伤、残者的独立生活能力，使病、伤、残者得以回归家庭，回归社会。

第三节　康复医学工作流程

一、康复评定

康复评定既是康复目标得以实现和康复治疗得以实施的前提条件，又是康复治疗结束（阶段性治疗或全程治疗）后判断康复效果的重要手段。由于康复医学的对象是各种功能障碍的患者，康复治疗的目的是最大限度地恢复、重建或代偿其功能，故评定的重点不是寻找疾病的病因和诊断，而是客观、准确地评定功能障碍的性质、部位、范围、严重程度、发展趋势、预后和转归，分析功能障碍所造成的后果对日常生活和社会活动的影响，进而为制定康复目标和治疗计划打下坚实的科学基础。康复评定至少应在治疗的前、中、后各进行 1 次，根据评定结果，制定或修改治疗计划，并对康复治疗效果和预后做出客观的评价。可以说，康复治疗始于评定，止于评定。

（一）评定的目的和意义

1. 掌握障碍情况　掌握患者功能障碍的具体情况，如功能障碍的性质、部位、严重程度、发展趋势及预后，并寻找引起功能障碍的器官组织缺陷，以及功能障碍对患者个人生活活动和社会生活的参与所造成的影响。

2. 制定康复治疗计划　通过对障碍情况的正确判断，有助于制定康复治疗的远期目标及近期目标。寻找及分析导致患者功能障碍的原因及活动、参与受限的具体因素后，可根据需要选择适宜的治疗措施和方法。如选择适当的训练方法促进功能恢复，考虑如何进行自身功能代偿，如何应用轮椅、支具或其他辅助器具等进行功能补偿或替代的方法等。

3. 评价治疗效果　康复治疗方案实施一定时间后，应及时评估治疗效果，判断治疗方法正确与否，根据结果决定下一阶段是维持前期治疗方案还是修订或重新制定康复治疗方案，反复评估，直至达到既定康复目标或治疗结束。此外，还可通过评定比较不同治疗方案的疗效，从而探索更有效的康复治疗方法。

4. 判断预后　由于患者功能障碍部位、范围、性质与程度存在差异，不同患者的康复进程和结局有所不同。通过评定，治疗师可以判断患者的预后，嘱患者及家属以恰当的预期和必要的心理准备，充分发挥患者的主观能动性，加强医患合作，提高康复疗效。如评定患者 Barthel 指数有助于判断患者的日常生活活动能力及康复结局。

5. 优化康复治疗方案　在最短的时间内，投入最低的成本获得最佳的疗效是患者和社会共同追求的目标，也是衡量医疗机构医疗质量和卫生资源使用效率的重要标准。通过评定比较不同治疗方案的疗效，不断探索更有效的康复治疗方法。

（二）评定人员

康复功能评定的实施可由康复专业人员独立完成或由康复治疗小组共同完成。参与评估的人员包括康复医师、物理治疗师、临床医师、作业治疗师、言语治疗师、心理治疗师、假肢及矫形器师、职业治疗师、文体治疗师、康复护师和社会工作者等。

（三）评定方法

康复评定的方法必须标准化、定量化，具有可重复性，只有这样才能保证每次康复评定的结果具有科学性、准确性、可靠性和可比性。常用的康复评定方法有观察法、问卷调查法、量表法及测量法。

1. 观察法　是观察者凭借感觉器官或其他辅助工具，对患者进行有目的、有计划的考察的一种方法，大致可分为内部观察和外部观察。内部观察一般包括心理、情绪、智力等方面。外部观察又可分为整体观察和局部观察，或静态观察和动态观察。例如，步态分析中，评定者通过在不同角度观察患者步行时的节律、稳定性、流畅性、对称性、重心偏移、手臂摆动、关节姿态及患者神态与表情等内容，分析判断步态异常的环节，属于整体观察和动态观察。观察法属于定性分析法，主要解决评定对象"有没有""是不是"的问题。它运用归纳与演绎、分析与综合、抽象与概括等方法对所收集到的资料进行思维加工，从不同的角度和层面分析事物，把握事物的本质特征。观察法具有一定的主观性，为了弥补肉眼观察之不足，可用摄像机将观察内容记录下来，以便反复观察和进行再次评定时的比较，如步态分析、平衡和协调能力的评定。

2. 问卷调查法 通过提问的方式收集患者相关信息，从而获得多方面评定资料的方法称调查法。调查法主要通过问卷形式（填表）进行，其优点是省时省力，不足之处是被调查者往往难以完全理解表中的项目，以及无法用文字全面表达观点而造成信息丢失。根据问题的答案是否预先设计，调查法分为结构性调查和非结构性调查。结构性调查采用封闭式问卷，即问题的答案以预先设计好的固定模式出现，如"是"与"否"，患者只需根据自身实际情况在提供的答案中选择，便于分析结果；非结构性调查采用开放式问卷，患者在没有选择范围限制的情况下自由回答，如患者自由回答"是什么""为什么""怎么样"之类的问题，此种方法有利于了解患者的真实情况，但结果分析难度较大。调查法在精神心理功能评定及社会功能评定中广泛应用。

3. 量表法 指通过运用标准化的量表对患者的功能进行评定的一种方法。量表法是康复评定中普遍应用的方法。

（1）**按照量表的编排方式分为等级量表法和总结量表法** 等级量表法是按一定的标准将功能情况排列成等级顺序，以字母或数字对功能情况进行定性分级，如徒手肌力检查 Lovett 分级法、痉挛评定中的改良 Ashworth 分级法，均属于等级量表法。等级量表法无法确切地将等级间隔进行合理的划分，结果较粗糙，但可以在一定程度上度量功能水平。总结量表法使用的量表由一系列相关的功能项目组成，根据被检查者的表现按一定的标准对每一个项目完成情况进行评分，各项得分相加得出总分，从而评定患者功能状况，如日常生活活动能力评定的 Barthel 指数法、FIM，均为总结量表法。总结量表法能以数字的方式反映患者总体功能水平，但不能揭示总分相同患者之间的潜在差异。

（2）**按照评定方式分为自评量表和他评量表** 被评定者自己对照量表项目及其评定标准选择符合自己情况的答案所采用的量表为自评量表，如 Zung 焦虑自评量表（SAS）、抑郁自评量表（SDS）、生活满意度指数（LSI）等。他评量表是评定者根据询问知情者或对患者进行观察与测量，获得相关结果进行量表填写的方法，如汉密顿抑郁量表（HAMD）、日常生活活动能力 Barthel 指数评定分级量表等。

4. 仪器测量法 是借助各种仪器设备对受试者的某一生物或功能性变量（如关节活动度、最大吸氧量等）进行实际、客观地直接测量而获得绝对的量化记录的方法。这种方法主要用于器官或系统损伤引起的功能障碍检查，如关节活动度评定、静态与动态平衡功能评定、步态分析、心肺运动负荷测验等。仪器测量法的优点在于能将某种功能状况精确量化，获得客观数据，缺点是某些仪器设备价格昂贵，基层医疗机构难以获得，普及率低。

（四）评定方法的质量要求

康复评定方法必须具有临床实用性和科学性。康复评定工具、量表或方法的优劣直接影响评定结果，临床选用过程中需要考虑评定方法的信度、效度、敏感度等因素。

1. 信度 又称可靠性，指测量工具或方法的稳定性、可重复性和精确性。高信度的测量方法体现在不同评定者测量结果、同一评定者多次测量结果的一致性上。它包括组内信度和组间信度。

（1）**组内信度** 指同一评定者不同时期反复测定的一致性，主要检验时间间隔对评定结果稳定性的影响。反复测量时，时间间隔要恰当，间隔时间通常为 1~2 周。被测者的特征随时间增加而迅速变化时，则应缩短间隔时间；被测者的特征随时间增加而相对稳定时，则可适当延长间隔时间。

（2）**组间信度** 指多个评定者对同一项目评定的一致性。不同评定者所得结果存在较大差异时，该测量方法的使用将受到限制。不同评定者均应完全独立地对被测者实施评估，但实际上往往难以实现，可由多个评定者在同一情景下分别评定被测者相应功能状况。

2. 效度　又称有效性，指评定的真实性和准确性，是评定方法对评定目的反映程度的体现。采用效度高的评定方法能显示出评定对象的真正特征，效度的高低影响评定结果的准确性与重要性。根据使用的独特目的，评定者应选择适当效度的评定工具及方法。如软尺可用于测量人体围度、长度等，但使用它测量体重显然是不可取的；当软尺长度缺失而无法从"0"刻线开始计算时，所得结果亦不能体现人体形态学的真实情况。临床上采用效标关联效度、内容效度和构想效度反映评定方法效度的不同方面。

（1）效标关联效度　指评分或测量结果与效标之间的接近程度。效标指确定某种评定方法有效性的参照标准，通常以一种公认的、可靠的、具有权威性的评定方法（即"金标准"）评估所得结果。效标关联效度是通过所选评定方法的测量结果与效标评定结果进行比较，分析两者之间的相关性，以相关系数来表示。如一种新的 ADL 评定方法可与 Barthel 指数进行比较以判断该方法的效度。

（2）内容效度　指所选评定项目能否反映评定的要素，即检查内容是否具有准确性、代表性和真实性的指标。康复评定要求通过评定相关项目达到评定目的，获得患者相应功能状况信息，如评定患者日常生活活动能力则应评定患者日常生活活动的各个方面。

（3）构想效度　指具体测量工具或测量方法评定结果与预期设想的一致性。构想效度反映一种评定方法依据理论的程度，即评定结果能够以某种理论框架予以解释的程度。构想效度分为会聚效度和区分效度。前者检验理论基础相同或相近的两种评定方法之间的相关程度，两者高度相关，用于评定缺乏"金标准"的内容；而后者用于检验没有理论联系的两种评定方法之间的相关程度，其相关性较低，以此验证所选用评定方法的干扰因素。

3. 敏感度　又称反应度，指被评定者随着内、外环境变化而变化时，评定结果对此变化做出反应的敏感程度。信度和效度反映的是在不变状况下评定方法的准确性和精确性，而敏感度反映的则是变化状态下评定方法的应变性。在康复实践中，当患者经过康复治疗而功能改善时，评定结果能够及时体现这一变化，说明该评定方法具有较高的应用价值。可通过对治疗前后的评定结果进行统计学分析，或采用治疗后与治疗前得分之差除以治疗前得分结果的标准差（即效应尺度，效应尺度越大，敏感度越好）来评价。

4. 灵敏度与特异性　应用一种方法评定有某种功能障碍的人群时，可能出现真阳性（有功能障碍且评定结果亦能显示）和假阴性（有功能障碍但评定结果未能体现）两种情况。灵敏度指在存在功能障碍或异常的人群中，真阳性者的数量占真阳性与假阴性之和的百分比，可用于评价一种评定方法针对某种功能障碍人群进行评定时的漏诊情况。特异性指无功能障碍或异常的人群中，真阴性者的数量占真阴性与假阳性之和的百分比，可用于评价一种评定方法针对不存在某种功能障碍的人群进行评定时的误诊情况。

康复评定方法除了对信度、效度、敏感度要求较高外，还应考虑统一性、简便性和可分析性等方面，以便于临床应用及推广。

（五）评定内容

康复的范畴涉及医疗、教育、职业、社会等诸多领域，因此，康复评定的内容十分广泛。在康复治疗过程中，常用的功能评定内容包括以下 4 类。

1. 躯体功能评定　包括人体形态评定、姿势与反射评定、发育评定、关节功能评定、肌力与肌张力评定、感觉与知觉评定、平衡与协调功能评定、步态分析、心肺功能评定、上肢与手功能评定、下肢功能评定、脊柱功能评定、日常生活活动能力和神经电生理评定等。

2. 言语－语言功能和吞咽功能评定　包括失语症评定、构音障碍评定、言语失用评定、语言发育迟缓评定、实际语言交流能力和吞咽功能评定等。

3. 心理和认知功能评定　包括智力评定、认知功能评定、情绪评定、残疾后心理评定和痴呆评定等。

4. 能力和社会性评定　包括生活质量评定、职业能力评定和环境评定等。

（六）评定过程

康复功能评定的过程可以分为 3 个阶段，即收集资料、分析研究、确立康复目标和制定康复计划。

1. 收集资料　目的是了解患者的病史、治疗经过和目前的功能状况，主要包含以下几个方面的内容。

（1）一般情况　主要包括姓名、性别、年龄、婚姻、职业、工作单位、病历号、入院日期、诊断及主管医师等。

（2）临床资料　本次发病情况、治疗经过、有无并发症、注意事项，以及患者的既往史、家族史、功能障碍的发生原因和变化过程等。

（3）器官和系统功能　包括肌肉力量的测定、关节活动度测量、感觉和反射功能的检查、平衡与协调功能的评定及心肺功能的测定等。

（4）日常生活活动能力　包括床上活动、体位转移、个人卫生、家务劳动等。

（5）精神状态　包括感知、认知、思维能力、情感、行为及意志力和判断力等。

（6）社会环境状况　包括个人的信仰、价值观、对疾病的态度，以及经济收入、物质条件、家庭关系、住房设施、交通状况和工作单位的情况，亲戚朋友是否给予支持和帮助等。

2. 分析研究　康复功能评定师将以上收集的资料进行综合整理，找出患者存在的主要问题及产生的原因，并逐项进行分析研究，提出改善其功能的可行性建议。

3. 确立康复目标和制定康复计划　通过对收集资料的全面分析，提出治疗后患者可能达到的康复目标，并围绕目标拟定切实可行的康复治疗方案。同时，根据患者病情的变化及不同的治疗阶段，不断地修改和调整康复计划，使治疗和训练能达到预期的康复效果。

康复目标包括近期目标和远期目标两种。近期目标通常指在短时间内能够解决的问题，根据患者情况而定，一般是在 1~3 周内可以达到的目标。近期目标是实现远期目标的基础，引领康复治疗不断接近并达到目标。同时，还要根据患者的病情变化和治疗阶段，不断调整目标。远期目标指康复治疗结束后患者所能达到的功能活动水平，或者是回归社会重新再就业所要达到的目标。

（七）评定的分期及流程

在临床康复工作中，常常需要进行多次康复评定，主要分为初期评定、中期评定和末期评定。

1. 初期评定　是康复治疗开始前的首次评定。初期评定的目的在于掌握功能障碍的情况，寻找存在的问题，判断康复潜力与预后，为制定康复目标与康复方案提供依据。

2. 中期评定　是在经过一段时间的康复治疗后对患者进行的评定。中期评定的目的在于通过比较阶段性康复治疗前后患者功能水平的变化，分析康复疗效，为修订原有康复方案或制定下一阶段康复目标与治疗计划提供依据。

3. 末期评定 是患者康复治疗结束时或出院前的评定。末期评定的目的在于为康复治疗提供最终的疗效评估，为进一步康复处理、回家后的锻炼或重返社会提供依据。随着社区康复、家庭远程监控康复的发展，越来越多的伤残患者可以在社区或家庭获得长期甚至是"终生"的康复服务与照料，对于这部分患者来说也就不存在绝对意义上的末期评定。

康复评定作为康复治疗工作的重要内容，贯穿于康复治疗的全过程，其流程见图5-2。

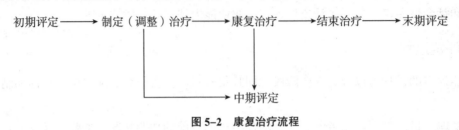

图5-2 康复治疗流程

（八）注意事项

为了保证康复功能评定的准确性、针对性、完整性，以及评定过程中的安全性，在康复功能评定过程中，应注意以下几点。

1. 康复功能评定前应向患者及家属说明评定的目的、要求和具体的方法，以取得患者和家属的积极配合。

2. 评定时应根据患者的具体情况选择正确的康复功能评定方法，既要全面又要有针对性，同时要注意保证患者评定时的安全。

3. 熟悉康复功能方法，评定的时间要适当，不要让患者有疲劳感。当患者感到疲劳和提出异议时，应休息后再进行，或择日再做评定。

4. 康复功能评定时，一定要将患者的患侧与健侧进行对比。

5. 康复治疗整个过程中应由同一人进行康复功能评定，以确保评定结果的可比性。

6. 手法相关的检查、测定一般需要做3次，完成后取平均值。

7. 康复功能评定过程中，如患者出现异常情况，应及时终止评定。

二、康复结局评定

（一）相关概念

1. 康复结局（rehabilitation outcome） 指康复医疗服务项目和干预手段给患者带来的结果。康复结局通常用于3个有重复但不完全相同的方面：①医疗结局，指疾病本身的结果。②生活结局，指功能恢复情况和生活质量。③与健康相关的生活质量结局，指在生活方面与躯体健康或已知的精神疾患有逻辑关系的经验或功能。

"康复结局"与所接受治疗具有因果关系。尽管康复治疗可以改善患者生活质量的某些方面，但这并不意味着医疗康复一定会对患者的生活产生巨大的、全面的改善或承担这方面的责任，尽管我们关心患者的整体生活质量，但医疗康复主要针对与健康相关的生活质量部分，因此，区分治疗结局和生活结局的概念是对康复结局达成共识的基础。康复结局是与康复治疗有关的生活或功能的一个方面，而不是自然恢复和适应的作用结局，这种作用在没有专业康复医疗的情况下也会出现，一般可通过康复评定的结果确定康复结局，不同的评定方法、评定者及评定角度会得出不同的结论，主要的评定指标要依据功能障碍恢复、生活自理及回归社会的情况。

2. 康复结局评定（rehabilitation outcome measure）　指对患者经过康复治疗后的功能、活动和社会参与能力的评定或预测。康复结局评定从20世纪80年代开始作为专业术语一直为康复领域文献所沿用，是残障者在某一康复阶段内计划或达到的功能或健康状态的改变，也指治疗方案的疗效评价，通过对康复效果和结局预测，选择具有最佳成本－效益的康复医疗，避免不必要的医疗投入。

康复治疗开展的时间越早、系统越规范、疗程越充足，以及患者/家属配合康复治疗的主动性、依从性越高，患者并发症和合并症预防和处理得越好，则康复结局越好。另外，疾病的种类，患者的年龄、经济状况及环境等因素也会影响康复结局。康复结局的评定决定着医师对康复结局预后的判断，是患者、患者家属和医师最关心的事情，医师可根据康复结局的评定结果结合病情制定治疗方案，家属和患者也会对其将来的病情如何做到心中有数。

（二）康复结局评定量表

康复结局评定要全面反映健康状况、生活质量、功能状况3个方面的情况，应根据患者的病情、功能障碍的程度和康复治疗的目标，选用适当的评定量表进行评定，表5-1分类举例的项目可供参考。

表5-1　康复治疗结局评估常用量表

健康状况	生活质量	功能状况
残疾影响量表（SIP）	生存质量评估	功能独立性评定（FIM）
简明调查表-36（MOS-SF36）	安康生活质量表（QWB）	Barthel指数（BI）
健康影响评估	生活满意度量表（SWLS）	改良Barthel指数（MBI）
		Fugl-Meyer量表
		ASIA评价表

（三）康复结局评定时间

为了使评定结果更精确，符合患者的实际情况，应在以下的时间进行评定。

1. 治疗的结果处于长时间不变的状态，可在这段时间内进行评测。

2. 在整个治疗结束后进行评测，并和治疗前评定结果对比，其结果能说明是由康复治疗得到的。

（四）康复结局评定目的和作用

1. 有助于制定临床决策。

2. 明确康复效果。

3. 评估康复方案的合理性。

4. 有利于相关部门和人员间的交流。

5. 总结经验教训，提高康复医疗质量。

6. 作为宣传介绍推广康复医疗服务之用。

7. 可作为进一步研究康复医疗成本－效益的参考。

8. 为改造环境提供依据。

9. 为残疾等级划分提供依据。

（五）影响结局评估的因素

1. 个体因素的影响 康复的对象是由疾病导致的功能障碍者，不同疾病的恢复具有各自的特点，相对而言，脑外伤患者预后较脑卒中患者为佳，脑出血患者通常较脑梗死患者结局要好。另外，患者的功能障碍可能是多方面的，包括身体、心理和社会生活等方面，因此，康复结局与个人状况如年龄、教育程度、心理状态、职业、经济状况、其他伴发疾病或基础疾病等有直接关系，状况不同，结局千差万别。

2. 康复目标的影响 康复目标与结局评估密切相关，各阶段的各种治疗结局评估的标准不一致，影响康复计划的实施，也导致康复过程中各种康复治疗手段混乱，评估标准常常采用残留功能的改善程度或残疾的恢复程度，而两者之间的康复措施是有区别的，因而两者的目标经常难以统一。

3. 评估工具的影响 评估结局的工具往往是各种评定量表，带有一定的主观性，不同评定者、不同的评定时间，评定结果会有一定差异，影响结局评估。

（六）康复疗效评定

康复医学的对象是日常生活活动能力或就业能力部分或完全丧失的患者，很难用临床治愈的标准来衡量，目前普遍应用的是功能独立性量表。

1. 疗效标准 根据治疗前、治疗后的功能独立状态变化情况决定。功能独立状态则根据日常生活活动能力评定中能够完全独立的项目占总项目的百分比来决定，评定的标准如下。

（1）完全恢复 治疗后的功能独立状态达到完全独立水平，日常生活活动能力达到完全独立水平。

（2）显著有效 治疗后的功能独立状态虽然达不到完全独立水平，但其级别较治疗前进步2级或2级以上，或者进步虽未达到2级，单项已达到FIM中的有条件的独立的水平。

（3）有效 治疗后的功能独立水平较治疗前仅进步1级，且达不到有条件的独立水平。

（4）稍好 治疗后日常生活活动能力评分虽有增加，但功能独立级别达不到晋级水平。

（5）无效 治疗后的功能独立水平较治疗前无变化。

（6）恶化 治疗后的功能独立水平较治疗前下降。

（7）死亡 治疗失败，患者死亡。

2. 疗效评定依据 根据患者独立的条件和需要帮助的程度进行划分。

（1）完全独立 所有活动均能规范、安全地在护理实践内完成，不需要他人帮助，也不需要辅助设备、药品或用品。

（2）有条件的独立 所有活动均能独立完成，但需要应用辅助设备或药物，或需要比正常长的时间完成活动，或有安全方面的顾虑。

（3）需要不接触身体的独立 患者基本上能独立完成互动，但出于安全考虑，需由一人给予监护、提示或指导，或需要有人帮助患者准备或传递必要的用品，但帮助者与患者没有身体接触。

（4）需要接触身体的辅助 患者所需要的帮助不多于轻触（身体接触），在完成活动中患者能付出3/4以上的努力。

（5）需要中度的辅助　患者所需的帮助超出轻触，在完成活动中患者自己付出 1/2～3/4 的努力。

（6）需要大量的辅助　通过康复训练，患者功能仍难达到独立，在所有活动中，患者自己付出的努力仅占 1/4～1/2。

（7）完全依赖　患者所有活动完全依赖他人，自己付出的努力不到 1/4。

三、康复流程

（一）康复病房工作流程

康复病房一般拥有人员分工较细、专业技术水平较高、康复诊疗实力较强的康复团队。患者入院后，应首先接受相关临床检查，再结合临床症状、体征及检查检验结果对患者进行初次功能评定，确定其主要的功能障碍、残存的功能障碍及康复潜力，拟定康复治疗计划和康复目标，预测康复结局，然后开始实施康复计划。治疗一段时间后进行中期评定，判断治疗效果，必要时调整治疗项目并继续治疗，中期评定可多次进行。患者达到预期目标后安排出院，患者病情如有变化可根据需要安排转科（图 5-3）

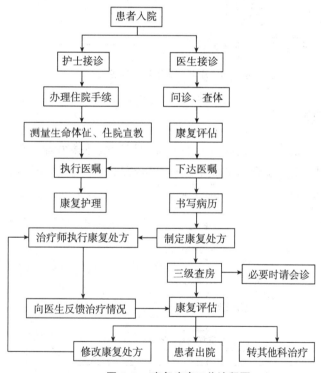

图 5-3　康复病房工作流程图

（二）康复门诊工作流程

康复门诊的对象可简单概括为两类：一类是病情相对较重或病情较为复杂的患者，不适合门诊治疗，可安排住院；另一类大多是功能障碍较轻或病情较为稳定的患者，不需要住院，或是经过住院治疗病情有所好转患者，拟继续康复治疗。门诊患者康复流程与住院患者基本相同（图 5-4）。

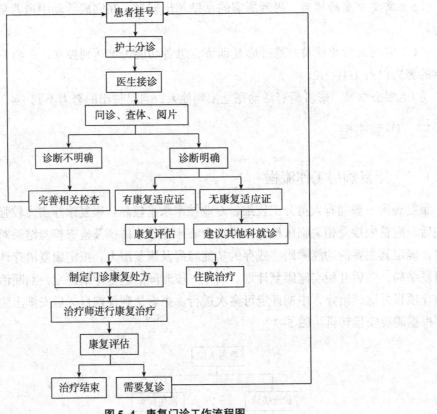

图 5-4　康复门诊工作流程图

（三）社区康复工作流程

　　社区康复的对象主要是残疾人、老年人、有功能障碍的慢性病患者、残疾儿童等。社区康复工作需要多部门各司其职、密切配合、共同推进。社区康复工作流程见图 5-5。

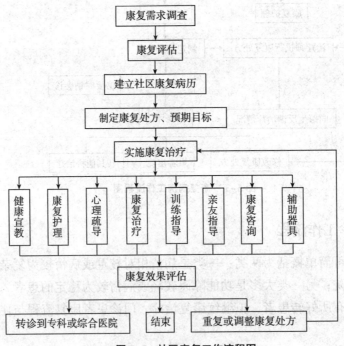

图 5-5　社区康复工作流程图

第四节　康复医学人才培养

一、国际康复教育体系的发展

（一）国际康复教育发展阶段

国际康复教育体系是一个相对独立的教育体系，其主要目标是培养专业的康复人才。在全球范围内，康复教育体系的发展可以分为 3 个阶段。

1. 初始阶段（20 世纪 50~70 年代）　在康复医学教育初始阶段，主要是在医学院校中开展医学教育和人才培养。该阶段康复专业的课程设置、教材和教学方法都较为单一。康复人才主要是由医学院校毕业生通过进修或工作经验逐渐积累相关的康复知识和技能。

2. 发展阶段（20 世纪 70~90 年代）　随着学科的发展，康复教育开始在专业的康复学校中进行的。该阶段康复教育的课程设置和教学方法得到了一定的改进，但仍然较为单一，缺乏整体性。康复人才的培养也逐渐从单一的技能培养转变为知识和技能的综合培养。

3. 完善阶段（21 世纪以来）　随着康复学科建设的不断完善，康复教育开始着重于人才的素质提升和知识结构的升级。康复教育体系逐渐从单一学科扩展到多学科交叉融合，注重人才的多元化培养，同时也注重学生的实践能力培养。

（二）国际康复人才教育体系

以美国康复医学教育体系为例。美国康复医学教育体系主要包括 3 个级别的学位：本科、硕士和博士学位。其中，本科学位主要培养技术人员和助理，硕士学位培养专业人员，博士学位培养高级专业人员和研究人员。此外，美国康复医学教育体系还提供各种继续教育和认证项目，以确保康复医学专业人员保持其职业水平和知识。在美国，想要成为康复医学专业人员需要具备相应的学历和资质。一般来说，申请本科康复医学专业需要有高中学历，并通过 SAT 或 ACT 考试。而申请硕士或博士康复医学专业则需要先获得本科学位，同时需要通过 GRE 考试。除此之外，许多康复医学专业还要求申请人参加一些实习和志愿服务工作，以便他们在现实环境中学习和实践。在美国，康复医学专业的培训机构主要包括大学和医学院。目前，美国有 200 多所大学和医学院开设康复医学专业。其中，约 70% 的学校提供本科学位，90% 的学校提供硕士学位，超过 30% 的学校提供博士学位。此外，还有许多私立机构和职业教育机构提供康复医学相关的课程和培训。在美国，康复医学专业人员的就业前景较为广泛。康复医学专业人员可以在许多不同的领域中工作，包括医院、康复中心、社区保健机构、学校和私人诊所等。此外，康复医学专业人员还可以从事研究工作，为该领域作出更多的贡献。根据美国劳工统计局的数据，康复医学专业的就业前景非常乐观，预计在未来几年内将增长 22% 以上，远高于其他职业的增长率。随着人口老龄化和慢性疾病的增加，康复医学专业的需求将会越来越高，康复医学专业的未来发展前景广阔。此外，随着新的康复技术和新的治疗方法的不断涌现，康复医学专业人员需要不断学习和更新自己的知识，以保持其职业竞争力。

（三）国际人才培养的现状

康复教育是培养康复人才的重要途径，通过康复教育培养出的康复人才是提高康复治疗水平和促进康复事业发展的重要力量。然而，目前在全球范围内，康复人才的供需矛盾依然存在，康复人才短缺的情况比较普遍。这主要表现在以下几个方面。

1. 康复人才数量不足　在许多国家和地区，康复人才的数量既存在绝对数量不足，也存在相对数量不足，造成无法满足康复服务需求的困境。这主要是由于康复教育的发展不够充分，康复专业的课程设置和教学方法还存在不足，导致康复人才的培养数量不足。此外，康复人才的培养周期较长，需要较长时间的学习和实践，也是导致康复人才数量不足的原因之一。

2. 康复人才分布不均　在一些国家和地区，康复人才的分布不均，主要是由于经济发展不平衡和医疗资源分配不合理所致。在发达国家，康复人才的数量和专业能力相对较强，但在一些发展中国家和地区，康复人才的数量和专业能力都存在较大差距。即使同一个国家内，也存在由于政治、经济和文化的差异而造成的人才分布不均的情况。

3. 康复人才的国际化水平有待提高　在全球化的今天，康复教育也需要不断提高国际化水平。目前，国际康复教育体系的交流与合作还存在一定的不足。特别是由于语言和文化造成的康复理念的差别，使得康复医学国际化教育存在很大的阻碍。康复教育应该更加注重国际化教育的发展，通过国际合作和交流，提高教师和学生的国际视野与语言能力，增强康复教育的国际竞争力。

4. 康复人才的培养应更加适应未来的需求　随着科技和医疗技术的不断发展，康复服务的需求也在不断变化。因此，康复人才的培养应该更加注重未来需求的适应能力。康复教育应该紧跟时代的步伐，适时地引入新技术和新理念，结合大数据科学、WEB3.0、元宇宙等信息手段，以及人机交互、机械外骨骼、神经康复工程等新的成果，为学生提供更加实用和创新的康复教育。

未来，国际康复人才培养应朝着跨学科合作、跨地区合作的方向发展，加强实践教学、新技术和新方法的学习和培训、终身学习、国际交流和合作，以适应康复治疗的不断变化和发展，提升康复治疗的质量和效果。康复教育需要不断适应时代的发展和需求，不断更新教育理念和教育方式，培养出更多的优秀康复专业人才，为全球康复治疗事业的发展作出贡献。

二、中国康复医学教育的发展

新中国成立以来，中国康复医学教育体系发生了巨大的变化，经历了从无到有，从在职人员的康复医学普及、康复治疗技术的技能培训到不同学历教育（中专生、专科生、本科生、研究生）的多层次发展。当前，我国康复医学教育已经度过了发展的初期探索阶段，进入到发展和成熟阶段，多元化康复医学教育体系正在形成，并正在融入国际康复医学发展的潮流中。

（一）中国康复教育成果和发展现状

随着国家对康复医学的重视和人民群众对健康的关注，中国康复医学教育已经取得了一定的成绩，为促进中国康复医学的发展作出了贡献。

1. 教育体系不断完善　中国康复医学教育体系已经逐步完善，形成了本科、硕士、博士等多层次的教育体系，并且在职业技能培训、继续教育等方面也有了较大的发展。据统计，目前全国有200余所高等院校开设了康复医学相关专业，各类培训机构数以万计，教育体系的完善为培养康复医学人才打下了坚实的基础。

2. 教学内容不断优化　随着康复医学研究领域的不断拓展，中国康复医学教学内容也在不断优化。除了基本的理论知识，还涉及康复技术的应用、临床实践技能、康复管理等多个方面。同时，中国康复医学教学内容也在逐步与国际接轨，使得中国的康复医学人才能够更好地适应全球化的发展趋势。

3. 师资队伍不断壮大 康复医学教师队伍的建设是教育发展的重要保障之一。中国康复医学教师队伍的建设也得到了很大的加强，教师队伍的规模不断扩大，而且教师队伍的学历结构、专业结构、职称结构不断优化。同时，各高校、教育培训机构还不断引进国内外顶尖的康复医学专家，进一步提高了师资队伍的素质。

4. 实践教学不断强化 实践教学是康复医学教育的重要组成部分，也是培养康复医学人才的关键环节。中国康复医学教育已经逐步强化实践教学，开设了许多实践性课程，如临床实习、康复训练、康复评估等。同时，还建立了康复医学实验室、康复技能中心等实践教学基地，为学生提供更为丰富的实践机会。当前，康复实践教学也在不断丰富，相关高校也陆续构建和应用康复医学虚拟仿真实验教学平台。

5. 人才培养成果显著 中国康复医学教育的成绩最终体现在人才培养上。目前，中国康复医学人才队伍规模不断扩大，康复医学相关专业本科毕业生每年都在逐渐增加。同时，中国康复医学专业的硕士和博士研究生也在逐渐增加。培养出来的康复医学人才在康复技术、临床实践、康复管理等方面的能力和水平都有了显著提高，为中国康复医学的发展奠定了坚实的基础。

6. 国际交流与合作不断扩大 中国康复医学教育已经逐步与国际接轨，并在国际交流与合作方面取得了一定的成果。中国康复医学教育机构与国际知名康复医学教育机构的交流与合作日益密切，如与美国、加拿大、英国、澳大利亚、日本、韩国等国家的康复医学教育机构建立了良好的合作关系。这种交流与合作，不仅为中国康复医学教育提供了更广阔的发展空间，也为中国康复医学人才的国际化发展提供了契机。

（二）中国康复医学教育层次

1. 本科及以下学历教育 目前，中国的康复医学本科生教育主要培养方向包括物理治疗、康复治疗、言语治疗、运动康复、职业康复等。在培养方案中，除了传授康复医学基础理论和临床实践技能外，还注重学生的实践能力和人文素养的培养。近年来，一些高校开始尝试开设"康复医学+"等跨学科专业，通过与其他学科的交叉融合，培养更具综合性和创新性的人才。目前，本科层次教育相关专业主要包括医学技术类（康复治疗学、康复物理治疗、康复作业治疗、听力与言语康复学）、生物医学工程类（康复工程）、教育学类（教育康复学）、体育学类（运动康复）及中医学类（中医康复学）等。黑龙江中医药大学于2017年成为首个也是当时唯一一所招收中医康复学本科专业学生的高等院校。中医康复学本科专业的开设弥补了我国本科阶段医师职业人才培养的缺口。专科层次主要包括公共服务类（社区康复）、中医药类（中医康复技术）、康复治疗类（康复治疗技术、康复辅助器具技术、言语听觉康复技术）、眼视光类（视觉训练与康复）、体育类（体育保健与康复）及康复工程技术等。

2. 研究生教育 中国的康复医学研究生教育主要分为硕士研究生和博士研究生两个层次。研究生教育注重培养学生的科研能力和创新能力，提高其独立思考和解决问题的能力。在课程设置上，除了传授康复医学的基础和前沿知识外，还注重培养学生的科研方法和实践技能。同时，研究生教育还注重学生的国际化视野和跨文化交流能力的培养，鼓励学生参与国际学术交流和合作项目。目前康复相关硕士、博士研究生教育有康复医学与理疗学、中医康复学及中西医结合康复学。随着医学技术一级学科的不断发展，医学技术（康复治疗学）相应硕士、博士授权点也相继开设。

3. 进修教育 指针对康复医学相关从业人员进行的继续教育和职业发展培训。这类培训通常是针对具有一定工作经验的康复医学从业人员，通过进修课程和实践培训，提高其专业水平和实践能力。目前，中国的康复医学进修教育主要由高校和医疗机构提供，内容包括各类专业课程、实践技能培训和职业素养提升等。

4. 在职培训　指康复医学相关从业人员在工作期间通过学习和实践提升自身专业素养和技能水平。这种培训形式具有灵活性和实用性，可以根据个人的实际情况和需求进行定制化培训。在职培训通常由企业或机构内部或外部培训机构提供，内容涵盖康复医学理论、实践技能和职业素养等。

（三）中国康复医学人才发展趋势

中国康复医学教育在改革发展中取得了一定的成绩，但有必要在以下几个方面加强建设，进一步提高中国康复医学人才培养的水平和质量。

1. 拓展人才培养层次　除了本科教育外，应加大研究生教育的力度，逐步形成本科、硕士、博士等多层次的康复医学人才培养体系。同时，应注重职业技能培训和在职人员的继续教育，提高康复医学人才的综合素质和实践能力。《中华人民共和国职业分类大典（2022年版）》将康复治疗师划归为医疗技术人员，属康复技师。

2. 优化人才培养结构　应根据康复医学人才市场的需求，注重不同层次、不同类型人才的培养，包括康复治疗师、康复技师、康复管理师等多种类型人才，形成多元化的康复医学人才培养结构。

3. 更新教学内容和教学方法　应结合国际康复医学领域的最新研究成果，更新教学内容，注重临床实践能力的培养，并探索多元化的教学方法，如案例教学、问题导向教学、模拟实践教学等，提高学生的实践能力和创新思维能力。

4. 加强师资队伍建设　应加强康复医学教师队伍的建设，提高其学术水平和实践能力，引入国内外优秀教师和专家进行交流和合作。同时，应提高康复医学教师的待遇和职业发展空间，吸引更多优秀人才从事康复医学教育和科研工作。

5. 加强教育与临床的紧密联系　应加强教育与临床的联系，建立教育与临床的良性互动机制，使教学内容和实践能力贴近临床需求，提高学生的实践能力和临床操作能力。

（四）信息技术对康复人才培养的积极作用

随着信息时代的到来，大数据科学、WEB3.0、虚拟现实及元宇宙等新的信息技术通过大数据技术、计算机科学、统计学等多种方法来分析和理解数据，并从中提取出有价值的信息。这在康复医学教育和康复人才培养领域逐渐得到广泛的关注和应用。

首先，信息技术能够提高康复医学教育的效果。康复医学教育需要学生具备丰富的临床经验和知识，但是这些知识和经验往往只能通过实践积累得到。然而，通过大数据技术，可以将康复医学实践过程中的大量数据进行收集、整理、分析，结合虚拟仿真设备使得学生可以在虚拟环境中进行实践，并从中获取经验和知识，从而提高康复医学教育的效果。

其次，大数据科学能够帮助培养康复医学人才。康复医学需要的人才不仅需要具备临床实践经验和知识，还需要具备较强的数据分析和解读能力。通过大数据科学的学习和实践，可以培养康复医学人才的数据分析和解读能力，使得他们能够更好地应对康复医学领域中的数据分析和解读问题。

再次，大数据科学能够提高康复医学的研究水平。康复医学需要不断进行科学研究，不断进行学科交叉和创新，以提高康复医学治疗效果和临床实践水平。而大数据科学可以帮助康复医学研究者从庞大的数据中发现规律和趋势，从而更好地进行科学研究，提高康复医学的研究水平，培养出更多更优秀的康复人才。

思考题

1. 三级综合医院康复医学科与三级中医医院康复科组成之间的区别有哪些？

2. 康复医院与康复医疗中心的区别有哪些？

3. 康复工作的方式有什么特点？

4. 如何认识康复治疗始于评定，止于评定？

5. 康复治疗前都需要做哪些康复评定？

扫一扫,查阅本章数字资源,含PPT、音视频、图片等

第一节　康复病历书写

康复病历是康复医师根据问诊、体格检查、康复功能评定、实验室和其他检查获得的资料经过归纳、分析和整理,按照规定的格式写成的;是关于患者的发病情况、病情发展变化、功能障碍、转归和康复治疗情况的系统记录。

一、康复病历的特点

康复医学是一门以解决各种功能障碍为主的综合性学科,所诊治的对象是各种原因导致的功能障碍患者和(或)慢性病、老年病患者,其中大多来自神经内、外科与骨科等临床科室,因此,病历的书写既要重点反映康复医学科功能性的特点,又要体现临床相关疾病的特点,符合规范化管理的要求。

(一)以功能障碍为中心

康复病历是以功能障碍为中心,其他临床专科病历以疾病为中心。康复病历在明确疾病的医学诊断后,更为重视的是疾病所引起的功能障碍,是对功能障碍和康复治疗过程的详细记录。在康复病历中应该反映出功能的水平及其变化,包括功能障碍的部位、性质、程度、诊治经过及治疗效果等。

(二)重视功能评定

一般临床病历重视对临床症状及病理体征的描述,而康复病历则需要对能够反映功能障碍的各个方面进行全面详细的评估,如运动、感觉、言语、心理、学习、生活、工作等方面,通过评估的结果分析患者残余功能及恢复潜能,并进一步制定功能康复计划,提出功能恢复目标。完整的康复病历应当包含三期评定的内容,即初期评定、中期评定和末期评定。三期康复评定的记录可较客观地反映患者的功能状况、治疗经过、康复目标和计划的完成情况、康复治疗效果、患者的去向等。

(三)注重综合评估

康复是让患者的功能综合协同地从医学、社会、教育、职业上得以恢复。因此,康复病历的内容应全面反映出患者的心理状态、生活方式、职业情况、社会生活等资料,并对此进行综合、

全面的评估，注意疾病或残疾对患者学习、生活、职业等的影响。同时，由于残疾者往往难于独立而需要依赖他人，因此，对其配偶及其他家人或相关支持者的情况也需要有较详细的记录。此外，部分残疾者在生活中需要借助轮椅、矫形器、假肢等辅助器具，对这些用品用具的使用情况也需加以记录。最后，对患者的生活环境、住宅类型、社区服务等相关情况也需加以记录，以利于后续康复目标的制定。

（四）强调各专业团队协作和跨学科模式

康复团队各成员通过分工协作，共同对患者肢体功能状况、心理状况、生活方式、职业能力、社会能力等方面进行全面、综合的评估，为患者重返社会做好各项准备。康复病历是跨学科性的病历，反映各方协同工作情况，需要记录康复医学各功能专科的评定和治疗情况、相关临床科室的诊疗情况、参与康复的患者家属及有关人员的相关情况等。

二、康复病历的分类

（一）根据病历性质分类

1. 综合康复病历　主要包括主诉、病史、体格检查、实验室检查、特殊检查、综合评估、诊断、治疗计划等内容，由康复科医师完成书写。

2. 专科康复病历　主要包括基本病情摘要、专科体查、专科功能评估、障碍诊断、康复目标、现存问题、治疗计划及治疗记录等内容，由各专科治疗师（作业治疗师、物理治疗师、言语治疗师等）完成书写。

（二）根据医疗部门分类

1. 门诊康复病历　主要由门诊康复医师来完成书写。

2. 住院康复病历　主要由住院部管床康复医师完成书写。

3. 社区康复病历　主要由社区康复医务人员完成书写。

三、康复病历的结构

康复病历的基本结构、内容和书写要求与一般病历并无本质上的区别，但康复病历强调从功能的角度出发，要求在一般病历的基础上突出功能障碍及相关情况。

（一）一般资料

一般资料包括姓名、性别、年龄、籍贯、民族、婚姻、职业、文化程度、住址、工作单位、电话、入院日期、记录日期、病史陈述者（如患者不能自述病史时，还要记录陈述者与患者的关系）、可靠性等。

（二）主诉

患者自述的主要症状、功能障碍及其出现时间，如"右侧肢体活动不利伴吞咽困难5天"。要求重点突出、高度概括、简明扼要，不能用诊断或实验室检查结果代替。通常要求用不超过20个字来描述。

（三）现病史（病残史）

现病史主要包括以下方面。

1. 时间：伤病及其所致功能障碍出现的时间、持续时间。

2. 病因和诱因：发病原因是先天、外伤、疾病，还是手术后遗因素等，发病有无诱因，需明确记录。

3. 部位和程度：伤病导致功能障碍的部位和程度，是单一障碍，还是复合障碍。

4. 诊治经过：伤病出现后的诊断治疗过程，有无进行过康复治疗。

5. 治疗转归情况：伤病及其所致的功能障碍于治疗后出现的情况，如固定不变、逐渐加重、时轻时重、好转、治愈等。

6. 目前状况：入院时的伤病、各种功能状况。

7. 障碍的影响：对日常生活、社会活动、上学、就业等方面的影响。

8. 辅助器具的使用情况：包括矫形器、自助具、轮椅等的使用情况。

9. 康复的适应情况：有无康复治疗的禁忌（如体内是否有金属植入物等）、康复治疗的反应等。

10. 相关的伴随疾病及问题。

（四）既往史

患者过去的健康状况及患过何种疾病，尤其注意神经系统、骨关节与肌肉系统、心血管系统、呼吸系统等。重点记录与现在疾病和康复相关的病史、治疗史，以及药物、食物和其他接触物过敏史。

（五）个人史

个人史主要包括以下方面。

1. 个人生活史 包括生活方式，如生活是否有规律、饮食习惯如何、有无烟酒嗜好、有无业余爱好；居住条件，如居住地区（市区、市郊、农村）、住房楼层、住房条件或居室布置等。

2. 职业史 了解患者文化程度及过往工作经历，为患者重返原工作或从事新工作的职业咨询和指导做好准备。

3. 心理史 包括抑郁、焦虑、自杀倾向等方面的情况。

4. 社会生活史 包括家庭生活情况（婚姻状况、配偶健康情况、夫妻关系、性生活、家庭或个人经济状况），社区情况（有无可提供帮助的邻居、是否经常与亲友来往、是否有社区康复、是否有无障碍设施环境改造）等。

5. 月经生育史 女性患者应详细询问并记录其月经史和生育史。

（六）家族史

家族中有无患遗传性或遗传倾向性疾病，家庭成员的健康情况和疾病情况等。

（七）体格检查

一般体检内容和方法同普通临床检查，康复专科体检有以下重点内容。

1. 体态、精神情绪、感觉器官情况 包括身体姿势有无异常（畸形）；神情有无紧张、焦虑、淡漠等；有无近视、远视、复视、视野缺损，患病后所佩戴的眼镜是否合适，以及听力情况。

2. 呼吸系统　有无胸廓畸形，呼吸运动及肺通气能力是否受限，注意咳嗽是否有力、咯痰是否顺利。

3. 心血管系统　按常规体检方法进行。心脏情况与运动锻炼耐受量有关，应检查心脏有无异常，是否存在直立性低血压；此外还要注意末梢循环情况，对穿戴假肢或矫形器者，注意肢体局部有无受压而影响血液循环，四肢末端皮温是否降低，有无动脉阻塞、静脉曲张等征象。

4. 腹部、泌尿生殖系统　按常规体检方法进行，但要注意在给痉挛性瘫痪患者做腹部检查时，宜先听诊，后触诊和叩诊，以免刺激肠蠕动；对脊髓损伤有留置导尿管患者，应注意尿道外口有无溃疡；要注意检查肛门括约肌张力。

5. 神经、骨关节、肌肉系统　要特别详细检查肌力、肌张力、感知觉功能、关节活动度、骨骼关节畸形、步态，以及有关言语、认知、吞咽功能等。

6. 专科检查　与此次伤病有关的专科检查情况。

（八）康复评定

康复评定是制定和实施康复计划，检验康复效果的重要依据，必须对患者接受的所有康复评定及相关情况进行详细、全面的记录。

（九）辅助检查记录

与本次住院伤病相关的影像学及其他辅助检查结果。

（十）诊断

康复医学的诊断包括临床诊断和功能评定两个部分，由康复医师在综合上述各项信息基础上分析做出。临床诊断以伤病的诊断原则为依据；功能评定一般包括残损、残疾和残障的性质、部位、原因、分类、程度等内容。

（十一）康复诊疗方案

列出现存的、包括医疗和康复在内的各项问题，根据这些问题确立短期和长期康复目标，并提出具体的诊疗计划。

（十二）医师签名及书写日期

按照门诊病历规范要求，门诊病历首页内容应当包括患者姓名、性别、出生日期、民族、婚姻状况、职业、工作单位、住址、药物过敏史等项目；住院病历书写内容应包括就诊时间、主诉、现病史、既往史、查体和专科情况（功能障碍的主要表现）、相关的辅助检查结果、诊断、处理方法（临床用药和康复处方）和医生签名、书写日期。

第二节　康复治疗处方与治疗记录

一、康复治疗处方

康复治疗处方是康复医师向康复治疗人员下达的康复治疗医嘱。治疗处方能为治疗和管理提供永久性记录，为以后的治疗和疗效评定提供参考依据。

（一）康复治疗处方的内容

康复治疗处方包括患者的一般情况、病史摘要、诊断、康复评定结果、治疗目的、项目种类、部位、方法、剂量、时间、频次、次数、疗程、注意事项、签名及日期等。

（二）康复治疗处方的种类

康复治疗处方根据康复治疗种类大致可分为运动治疗处方、物理因子治疗处方、作业治疗处方、言语治疗处方、心理治疗处方、传统康复治疗处方、轮椅处方，以及假肢、矫形器、支具处方等。

（三）康复治疗处方的书写

由于康复治疗的种类不同，治疗的目的和要求也不一样。因此，各种治疗处方的具体要求也不同。例如，物理因子治疗处方中的电、光、声、磁、蜡、水等治疗应注明电极大小、电流刺激强度、照射距离、声头位置、磁场强度、温度等。牵引治疗应写明牵引的角度、重量、时间等。运动治疗处方、作业治疗处方、言语治疗处方等也各自有不同的具体要求，介绍如下。

1. 运动治疗处方书写　运动处方由康复医师、物理治疗师、康复治疗师（士）及经过专业培训的体育教师、健身指导员等，根据个体的年龄、性别、健康状况、运动史、伤病的诊断、功能评定结果等，针对运动治疗的对象或健身活动参与者，以处方的形式制定的系统化、个性化的训练计划，包括运动种类、强度、时间、频率及注意事项等，称运动处方。

（1）运动处方的分类　按照不同的方法，运动处方有以下不同的分类。

1）根据对象分类：可以分为康复治疗性运动处方、预防性运动处方、健身性运动处方3类。

康复治疗性运动处方的对象是经过临床治疗达到基本痊愈、但遗留不同程度身体功能障碍的患者。其运动处方的目的是通过运动治疗帮助患者提高身体功能，恢复肢体功能，尽可能提高患者的生活自理能力和工作能力。

预防性运动处方的对象是身体基本健康或有某些慢性疾病的中老年人及长期从事脑力劳动、缺乏体育锻炼、处于亚健康状态的人群。其运动处方的主要作用是指导患者采取适当的体育活动，以预防某些疾病（如冠心病、高血压、肥胖症等），增强体质，防止过早衰老。

健身性运动处方适用于全民健身运动，指导所有健身运动参与者，使其更有效、更科学地提高健康水平，增强体质。

制定康复治疗性运动处方和预防性运动处方时，必须由临床医师、康复医师、物理治疗师、康复治疗师（士）等共同参与。制定健身性运动处方，可由经过培训的体育教师、健身指导员来完成。

2）根据作用分类：目前主要分为增强全身耐力（心肺功能）的运动处方、增强肌肉力量的运动处方、改善关节活动度的运动处方等。

增强全身耐力（心肺功能）的运动处方又称心脏康复运动处方，最初用于冠心病患者抢救成功后或心脏搭桥手术后，以提高患者的心肺功能为目标。经过系统训练，可以缩短患者的住院时间，更快地恢复工作能力。目前除用于冠心病患者的康复之外，还广泛用于心血管系统慢性疾病、呼吸系统疾病、代谢性疾病、长期卧床引起心肺功能下降等疾病的预防、治疗、康复及健身运动中。

增强肌肉力量的运动处方，主要是采用主动运动训练和抗阻练习，使失用性萎缩肌肉的力量和耐力得到提高，达到改善肢体运动功能的目的，适用于因伤病导致肢体长期制动、长期卧床等引起的失用性肌萎缩患者的康复、身体发育畸形的矫正，以及减缓老年人肌肉萎缩的速度、全民健身中的健美运动等。

导致肢体功能下降的另外一个主要原因为关节的活动范围受限。改善关节活动度（ROM）的运动处方的作用是通过运动治疗中各种主动、被动运动，使受累关节的 ROM 尽量保持、增加或恢复到正常范围；在预防随年龄增长而导致的 ROM 下降、提高身体的柔韧性等方面也起着重要的作用。

此外，步态训练、操纵轮椅训练、身体发育畸形的矫正体操等，也都应有相应的运动处方。

（2）运动处方的实施步骤 ①由临床医师诊断、治疗，确定是否为运动疗法的适应证，除去禁忌证后，推荐给康复科。②由康复医师、康复治疗师（士）对康复治疗对象进行功能评定。③根据功能评定结果综合评价制定运动处方。④指导康复对象依照运动处方进行训练。⑤随时监督康复训练情况，定期检查评定康复训练的效果，根据患者的具体情况及时修订运动处方。

（3）运动处方的内容 一个完整的运动处方，除简单记录临床诊断、功能评定结果、运动史，确定康复训练近期、远期目标外，还包括运动方式、强度、时间、频率、注意事项等内容。

1）运动方式的选择：取决于康复训练的预期目标，为达到预期效果需选择恰当的活动，为了提高全身耐力，多选择有氧训练；为增强肌肉力量，则主要采用各种功能练习，以阻力运动为主，辅以主动运动、主动辅助运动、传递冲动性练习等；为改善关节活动度，则采用被动运动、持续牵引、PNF 技术、水中运动等。

2）运动量取决于以下几个方面的因素

①运动强度：指有氧运动中走或跑的速度、力量训练中阻力负荷的大小等。运动强度是决定运动量大小的各种因素中最重要的一个因素。运动强度制定得是否恰当，关系到训练的效果及康复对象的安全性。一般采用最大心率的百分数、机体耗氧量、代谢当量和主观感觉等指标来确定其大小。

②持续时间：在达到预定的运动强度之后，至少要持续一定的训练时间，方可收效。例如，为提高心肺功能，达到预定强度后，至少要持续 20 分钟。在锻炼初期，持续时间应短，并间以休息，运动几周产生适应性反应后，运动时间再逐渐延长，可以减少心血管意外和运动损伤的发生率。

③运动频率（即每周或每日的训练次数）：取决于运动强度和每次运动持续时间，通常以周为单位。有氧运动和力量训练常采用的是隔日训练 1 次，或每周训练 3~4 次。改善关节活动度的训练则每天至少需要进行两次。

用上述各种因素确定运动量的大小以后，还应当按照康复对象的个人实际情况，规定如何循序渐进地达到规定的运动量，并逐步提高。

3）注意事项

①掌握好适应证：运动治疗的效果与适应证是否适当有关，对不同的疾病应选择不同的运动治疗方法。例如，心脏病和高血压的患者应以主动运动为主，可采取有氧训练、医疗体操等，避免静力性练习和憋气；肺部疾病（如慢性支气管炎、支气管哮喘、肺气肿）应以呼吸体操为主；肢体瘫痪性疾病，除了主动运动之外，大多需要给予"一对一"的治疗。

②保证运动安全：做好准备活动和整理活动，锻炼者注意监测疾病状态和身体反应，运动时发现不适，应停止运动，及时就医。

③循序渐进：在实施运动处方时，内容应由少到多，程度由易到难，运动量由小到大，使患者逐渐适应。

④持之以恒：与其他治疗方法（如手术、药物等）不同，大部分的运动治疗项目需要坚持一定时间后才能显示出疗效。因此，在确定了运动治疗方案后，要持之以恒，达到治疗效果，切忌操之过急或中途停止。

⑤因人而异：根据不同的病种、不同的对象，如年龄、性别、文化水平、生活习惯等，制定具体的治疗方案。

⑥及时：运动处方实施后，还要根据患者的具体实施情况定时评定，根据评定的结果，及时调整治疗方案（如内容、持续时间、难易程度等），然后再实施、再评定、再调整，如此循环，直至治疗方案结束。一个良好的治疗方案应将评定贯穿于治疗方案之中，即以评定开始，又以评定结束。

2. 作业治疗处方书写 作业治疗处方是作业治疗师根据患者功能障碍评定的结果，以处方的形式制定的作业训练计划。根据患者的性别、年龄、职业、诊断、身心功能评定结果、专长、个人爱好及生活环境，明确作业治疗的目标，选择作业训练的项目和重点，如改善手的精细功能、增强上肢肌力、床与轮椅间转移的训练、职业技能训练等。

（1）治疗剂量 各种作业的强度不同，而作业强度与作业训练时体力劳动和脑力劳动的强度、体位和姿势、作业的材料与用具、技巧、是否加用辅具等多种因素相关。制定处方时必须详细具体规定，并在疗程中根据患者的适应性与治疗反应予以调整。强度的安排与调整必须遵照循序渐进的原则。

（2）治疗时间与频度 治疗时间与频度应根据患者的具体情况和循序渐进的原则进行安排，一般每次20~40分钟，每日1次。出现疲劳等不良反应时应缩短时间，减少频度。

（3）注意事项 作业治疗的进行必须使患者主动参与。若患者主动性不强，应及时找出原因，并随时调整治疗处方。作业治疗内容的选择以患者为中心，因人施治。作业治疗的方式应根据医院、社区、环境、家庭的条件，因地制宜。定期评定患者功能恢复情况，根据病情的变化及时调整治疗处方。患者进行作业治疗时必须有医务人员或家人监护和指导，以保证安全。作业治疗需与物理治疗、心理治疗、言语治疗、康复工程、药物治疗、中医传统治疗等密切结合，以提高疗效。

3. 言语治疗处方书写 言语治疗处方是言语治疗师根据患者言语功能障碍评定的结果，以处方的形式制定的言语功能训练计划。其目的是通过言语训练改善患者的言语功能，提高沟通交流能力。

（1）治疗次数和时间 每日训练的次数和时间应根据患者的具体情况而定。最初的训练时间应限制在30分钟以内，每日1次。超过30分钟可以安排每日2次。如果患者出现疲劳、烦躁等不良反应时应缩短时间，减少频度，无不良反应时可适当延长。

（2）注意事项 言语训练应遵循循序渐进的原则，由简单到复杂。治疗内容和时间的安排要适当，避免患者疲劳和出现更多的错误。言语治疗的过程是一种沟通交流的过程，强调患者的主动参与。治疗师和患者之间、患者与家属之间的双向交流是治疗的重要内容。言语治疗前应进行全面的言语功能评定，了解言语功能障碍的类型及其程度，制定相应的治疗方案。治疗过程中要定期评定，了解治疗效果，及时调整治疗方案。

二、康复治疗记录

康复治疗记录是治疗师执行康复医师处方医嘱、实施康复治疗情况的记录。通过康复治疗记录能够客观了解患者接受康复治疗的情况、治疗后的反应、功能恢复的情况及康复进展，同时对科研资料及数据收集有非常重要的作用，并能准确反映治疗师的工作量。康复治疗记录主要包括6大类内容：①和患者健康状况相关的主观资料和客观资料。②患者需要接受康复治疗的问题。③治疗计划。④治疗目标。⑤治疗计划的实施记录。⑥治疗计划的效果和结果。

目前最常用的康复治疗记录整理和书写格式为 SOAP 格式：S（subjective）为主观资料记录区；O（objective）为客观资料记录区；A（assessment）为评估记录区，记录治疗师对主观及客观资料所做的解释、临床判断及设定功能性治疗结果及目标；P（plan）为计划记录区，陈述对患者的治疗计划或在下次治疗时会做些什么。治疗记录可附于康复治疗处方的后面或与处方相连，为了便于执行与观察，也可单独一页（参见附录一、附录二）。

第三节　康复医学科工作常规

为了规范综合医院康复医学科管理，加强门诊、病房、治疗室工作程序和内容，需制定康复医学科门诊、病房、治疗室的工作规范。

一、门诊接诊工作常规

（一）一般接诊流程

1.康复医学科门诊医师接待门诊或转诊的患者，应认真询问一般资料、病史，进行相应的体格检查、必要的实验室检查和影像学检查，经过分析做出明确诊断后，提出康复治疗方案，并在门诊病历上书写和记录，包括处置方法和本科室治疗项目，然后填写治疗单，请患者缴费后到相应治疗室进行治疗。需要住院的患者予以办理相关手续收入病房，对不适宜进行本科室治疗的患者应及时转至其他相关科室。

2.康复医学科门诊也接受临床各科医师确诊后需要进行康复治疗的患者，一般由该科医师在门诊病历上写明诊断和转诊意见，嘱患者挂号后到康复医学科就诊，经康复医学科医师检查认可后，确定康复治疗方案，然后到相应治疗室治疗。

3.门诊患者若中途停止治疗1周以上，须经本科室医师复查，确定是否按原方案或重新制定治疗方案后方能继续进行治疗。

4.治疗师接到治疗单后做相应的记录，合理安排具体的治疗时间，为患者进行治疗。

5.疗程完成后，治疗师应对治疗效果和病情变化进行初步评估，并请患者到本科室门诊医师处复查，以决定是否继续进行治疗。

6.本科室医师应对接受治疗的患者定期复查，了解治疗效果及病情变化，修改治疗方案，记录复查情况。

（二）常见疾病的接诊

不同类型的疾病由于功能障碍的性质不同，在诊疗思路上，尤其是康复评定上有明显的差异。下面以最常见的神经科和骨科疾病为例，就有关问题做简要介绍。

1. 神经科康复常见疾病 如脑卒中、颅脑损伤、脑性瘫痪、脊髓损伤、周围神经病损等。

（1）脑卒中 康复门诊接诊的主要是早期病情相对稳定和恢复期的脑卒中患者，其主要功能障碍是偏瘫、失语、感知觉障碍、意识障碍等。早期、积极、正确的康复治疗将使绝大多数患者的功能明显改善。脑卒中的康复评定主要包括昏迷和脑损伤严重程度的评定、运动功能评定、日常生活活动能力评定（ADL 评定）、生存质量评定等。昏迷和脑损伤严重程度的评定主要采用格拉斯哥昏迷量表（GCS）和脑卒中患者临床神经功能缺损程度评分标准（MESSS）。运动功能评定主要采取 Brunnstrom 偏瘫功能评定法、Bobath 法、上田敏法、Fugl-Meyer 法、运动评估量表（MAS）等。ADL 评定常用功能独立性评定量表和 Barthel 指数分级量表。生存质量评定常用 SF-36、WHO-QOL100、生活满意度量表（SWLS）等。此外，根据实际情况，脑卒中患者还可能需要感觉功能评定、认知功能评定、言语功能评定等。

（2）颅脑损伤 是一种常见的创伤，包括脑震荡、脑挫伤与脑撕裂伤、颅内血肿。单纯脑震荡没有永久性的脑损害，不遗留神经功能障碍。脑挫伤虽有脑损害，但脑组织的连续性并未遭到破坏，其神经功能障碍发生率和死亡率比脑震荡高。脑撕裂伤有明显的神经结构损伤，其死亡率可高达 50%，存活患者多留有神经功能障碍。颅内血肿是颅脑损伤常见的致命性、继发性损伤，症状和体征在伤后一段时间内逐渐出现，呈进行性发展。患者的死亡率较高，常遗留较重后遗症。康复门诊主要针对颅脑损伤的后遗症进行处理。颅脑损伤的康复评定主要有脑损伤严重程度评定、认知功能障碍评定、行为障碍评定、言语障碍评定、运动障碍评定、ADL 评定、预后评定、颅脑损伤结局评定等。脑损伤严重程度需在综合 GCS、CT 检查、年龄、损伤后健忘症持续时间等各方面情况的基础上进行判断。由于患者多伴有认知功能障碍，ADL 宜采用功能独立性评定。颅脑损伤结局采用格拉斯哥结局量表。其他评定和脑卒中类似。

（3）脑性瘫痪 是自受孕开始至婴儿期非进行性脑损伤和发育缺陷所导致的综合征，主要表现为运动障碍及姿势异常，常伴有智力、言语、视听觉等多种障碍。脑性瘫痪的康复评定主要有身体发育情况评定、身体功能评定（肌力、肌张力、关节活动度、原始反射或姿势性反射、平衡反应、协调能力、站立和步态）、智力评定、言语功能评定、感知觉功能评定、ADL 评定、心理及行为评定等。

（4）脊髓损伤 是由各种原因引起的脊髓结构和功能的损害，其主要表现是损伤水平以下运动、感觉、自主神经功能障碍。脊髓损伤的康复评定包括损伤评定、运动功能评定、感觉功能评定、ADL 评定等。损伤评定有损伤水平评定、损伤程度评定、脊髓休克评定。运动功能评定采用运动评分法（MS），还可采用改良 Ashworth 痉挛评定量表了解痉挛程度。感觉功能评定采用感觉指数评分（SIS）。ADL 评定常用改良 Barthel 指数，四肢瘫患者用四肢功能指数（QIF）。其他的评定还有神经源性膀胱评定、性功能障碍评定、心肺功能评定、心理障碍评定、功能恢复预测等。

（5）周围神经病损 一般可分为周围神经损伤和周围神经病两大类，其临床表现主要有运动障碍、感觉障碍、反射障碍、自主神经功能障碍等。周围神经病损的康复评定主要包括运动功能评定、感觉功能评定、反射检查、自主神经功能检查、ADL 评定、神经电生理检查等。运动功能评定以肌力评定、关节活动度评定、患肢周径测定、运动功能恢复等级评定（将神经损伤后的运动功能恢复情况分为 6 级）等为重点。感觉功能评定包括浅感觉检查、深感觉检查、复合感觉检查，还可以做 VonFrey 单丝压觉试验。反射检查要注意双侧对比，常观察肱二头肌反射、肱三头肌反射、桡骨骨膜反射、膝反射、踝反射等。自主神经功能检查常用发汗试验。ADL 评定常用 Barthel 指数分级量表。神经电生理检查有直流感应电测定、强度－时间曲线测定、肌电图检查、神经传导速度测定等。

2. 骨科康复常见疾病　如骨折、骨性关节炎、人工关节置换术后、颈椎病、肩周炎、腰椎间盘突出症等。

（1）骨折　骨或骨小梁的完整性和连续性发生断离，称骨折。骨折愈合的过程就是"瘀去、新生、骨合"的过程。一般将骨折愈合分为 3 个阶段，即血肿机化期、原始骨痂形成期和骨痂改造塑形期；也有根据骨折愈合过程的组织学和生理学特征分为撞击期、诱导期、炎症期、软骨痂期、硬骨痂期、重建期 6 个不同的阶段。骨折的康复评定包括骨折一般情况评定和功能评定两个方面。一般情况评定包括骨折对位对线情况、骨痂形成情况、愈合情况（延迟愈合、未愈合、畸形愈合）、有无并发症（如感染、血管神经损伤、骨化性肌炎）等。功能评定主要有 ROM 评定、肌力评定、肢体长度及周径测定、感觉功能评定、ADL 评定等。

（2）骨性关节炎　是一种以滑膜关节伴有关节周围骨质增生为特点的软骨丧失所致的疾病。非对称性、非炎症性、无全身性征象的疾病，也称退行性关节病、骨性关节病或增生性关节炎。骨性关节炎的康复评定主要有严重程度评定、ROM 评定、肌力评定、疼痛评定、步行能力评定、握力测定、畸形分析、ADL 评定等。

（3）人工关节置换术后　是用人工关节替代和置换病伤关节的一种治疗技术。关节置换术后常伴有疼痛及运动功能障碍。人工关节置换术后需要就 ROM、疼痛、肌力、活动及转移能力、关节稳定性等有关情况进行评定。需要指出的是，术前即需对上述情况进行了解，以便确定合理的康复目标。

（4）颈椎病　是由颈椎间盘退行性变及其继发性椎间关节退变所致颈部肌肉、血管、神经、脊髓受累引起的一系列症状及体征，分为颈型、神经根型、脊髓型、椎动脉型、交感神经型和混合型。颈椎病的康复评定包括一般情况评定和专项评定。前者主要是颈椎活动度评定、肌力评定、感觉和反射评定、疼痛与压痛点评定、神经电生理检查、影像学检查、ADL 评定等。专项评定主要有颈椎稳定性评定、颈椎间盘突出功能损伤评定、脊髓型颈椎病功能评定等。

（5）肩周炎　是肩关节周围肌肉、肌腱、滑囊和关节囊等软组织的慢性无菌性炎症。炎症导致关节内外粘连，从而影响肩关节的活动，病变特点以疼痛广泛、功能受限、压痛广泛为主。肩周炎康复评定常用的是肩关节功能评分（constant-murley 法）。

（6）腰椎间盘突出症　是因腰椎间盘髓核突出、压迫和刺激相邻神经根所引起的一系列症状与体征，其主要功能障碍是疼痛、感觉障碍、运动功能障碍。腰椎间盘突出症的康复评定主要围绕症状、体征等展开，常需进行影像学检查。

二、病房管理工作常规

1. 病房医师接待患者范围　康复门诊医师收入院患者、临床各科医师确诊需要进行康复治疗的患者和急诊医师收入院患者。

2. 康复医学科出入院流程　各医院康复医学科可根据科室的具体情况拟定方便、适用的出入院服务流程，并告知患者及家属，以方便患者就医。一般流程如下。

入院流程：由医生开具入院证→持入院证到住院处缴费办理入院手续→将入院手续交回病区护士站→护士进行生命体征检查，交代住院须知，安排床位→主管医生（或值班医生）问诊、查体、开医嘱、书写入院病历。

出院流程：由主管医生通知出院并交代相关注意事项→医生开具出院证明及相关手续→通知病区护士完成出院相关事项→到住院处结算住院费用→回病房清点物品，出示发票后离开。

3. 患者入院接待工作

（1）病房工作人员接到住院处电话有住院患者时，由病区护士安排床位，并通知主管护士准备床单和患者所需物品。

（2）新患者入院后，由主管护士安排患者到床位休息，尽快通知值班医生进行问诊、查体并开医嘱，完善各项检查，完成住院病历。护士评估患者并给予相应护理措施，做好记录。护士执行医嘱并按分级护理制度及时对患者进行护理。如遇抢救患者，护士应沉着冷静地与医生密切配合，操作轻稳准确。如患者的皮肤脏污，应及时清洁并让患者换上服装。冬季注意保暖，防止受凉。重症患者应留陪护1人，以便询问病史并及时与家属沟通。患者的贵重物品交给家属保管。

（3）主管护士观察患者的病情和一般情况，如患者的生命体征稳定，可详细介绍病区环境、有关规章制度，如查房制度、探视和陪护制度、住院须知等；主管医生和护士自我介绍，使患者尽快熟悉环境。填写住院病历及各种卡片，做好入院登记，认真详细地填写各种护理文件。完成患者的护理评估，监测体温、脉搏、呼吸、血压、体重，了解患者病史、健康状况、药物过敏史等，制定护理计划。

4. 患者诊疗工作　在治疗前，通过问诊、查体和初期评定，掌握患者各种功能障碍程度、致残原因和残存功能，以此为依据，预测康复愈后，拟订患者康复的短期、长期目标，制定行之有效的康复治疗计划和方案，进行全面康复治疗。康复治疗到一定阶段后（一般为1个月），进行中期评定，判定治疗效果，调整短期目标及治疗计划，制定新的治疗方案或继续原康复治疗方案，通过反复再评定，确认患者恢复已达最佳状态。治疗结束后，对患者进行末期评定，决定患者今后的去向，为患者出院后的康复治疗提供指导性意见，帮助患者尽早回归家庭和社会。

三、治疗室工作常规

（一）治疗室一般工作常规

1. 治疗师应提前做好开诊前准备工作，如备好评定或治疗用的仪器设备、电极、衬垫/用具与材料，打开设备的预热开关等。

2. 治疗前应仔细核对患者姓名、治疗种类、方法、部位、剂量，按照医嘱及治疗要求进行治疗，向患者交代治疗中应有的感觉反应及注意事项，治疗过程中注意观察患者反应，经常巡视，了解情况，发现问题及时处理。

3. 严格执行各种治疗操作常规，防止医疗事故发生。

4. 患者治疗结束后，做好各种记录。

5. 所有患者治疗结束后，应关好仪器设备，切断电源，并注意关好门窗、水电等设施，做好治疗室定期消杀工作。

6. 对各种仪器与设备、用品、药品应分工负责管理，定期检查、领取、更换、维修与保养、报废等。

（二）各专业治疗室工作常规

1. 物理治疗室工作常规

（1）严格执行查对制度和技术操作规程。治疗前须向患者仔细交代注意事项；治疗中密切观察患者情况，发现异常及时处理；治疗后认真记录。

（2）物理治疗师在每天工作开始前，应做好治疗的准备工作，备好仪器及材料。在使用设备前，须对仪器设备进行仔细检查，如有问题一律不得使用；每天工作结束时，要确保所有设备已被切断电源。

（3）进行高频治疗时，应去除患者身上一切金属物，避免治疗者、患者和治疗仪在治疗时与砖墙、水管或潮湿的地面接触。大型超短波禁用单极法。治疗过程中患者不得随意触摸机器。

（4）爱护仪器设备，轻拿轻放，使用后擦拭，定期检查维修。同一台仪器在两次使用之间应间隔数分钟。

2. 作业治疗室工作常规

（1）严格执行查对制度和技术操作规程。治疗前须向患者仔细交代注意事项；治疗中密切观察患者情况，发现异常及时处理；治疗后认真记录。

（2）作业治疗师在每天工作开始前，应做好治疗的准备工作，备好仪器及材料。

（3）治疗中要针对患者的具体情况确定作业项目，力争取得躯体、心理、社会各方面的综合效果。可结合患者兴趣安排作业项目，但不能迁就，必须以实现康复目标为基本准则。

（4）要注意循序渐进，合理安排时间、强度、次数等，避免意外发生。

（5）每天工作结束时，要关闭仪器设备，将患者使用过的器械按规定整理还原。

3. 言语治疗室工作常规

（1）严格执行查对制度和技术操作规程。治疗前须向患者仔细交代注意事项；治疗中密切观察患者情况，发现异常及时处理；治疗后认真记录。

（2）言语治疗师在每天工作开始前，应做好治疗的准备工作，备好仪器及材料。

（3）在治疗前要充分了解患者言语功能的现状，以确定训练项目。要注意与患者建立良好的信任，促进患者积极参与治疗。要注意发挥家属的作用。

（4）每天工作结束时，要关闭仪器设备，将患者使用过的器械按规定整理还原。

4. 传统康复治疗室工作常规

（1）严格执行查对制度和技术操作规程。治疗前须向患者仔细交代注意事项；治疗中密切观察患者情况，发现异常及时处理；治疗后认真记录。

（2）严格无菌操作，防止交叉感染。

（3）治疗前要检查器具是否完好，如有锐利、弯曲、倒钩、破损等应及时修理或更换；要采取必要措施，防止针灸治疗时出现滞针和断针，如有发生，应迅速处理。

（4）要注意施术部位的解剖特点，杜绝意外发生。

（5）凡需进行留针、留罐治疗的，医师不得离开岗位，须密切观察患者情况，发现异常及时处理。

（6）使用电针时，应首先检查仪器是否完好，输出是否正常，并根据病情选择适当强度。治疗结束后要关闭仪器，并将输出归至零位。

（7）每天工作结束时，应整理仪器设备和治疗器具，做好消毒工作。

第四节 分层分级管理及转诊

一、分层分级管理

（一）分层管理

一般分为三层管理，即综合医院的康复医学科管理、康复中心管理、社区康复管理。

1. 康复医学科管理 康复医学科为综合医院或专科医院的一个独立的临床科室，设置中应有康复病房、康复治疗室和康复门诊，任务是接收转诊患者，如来自临床各科室和社区的患者，康复门诊也随访康复病房出院患者。

综合医院中的康复医学科主要治疗对象是急性伤病后住院期间的患者。当急性伤病或术后患者的生命体征平稳时，应及时开展早期康复，故康复医学科的主要工作是开展急性伤病的早期康复。康复医学科一方面将符合指征的患者收入康复医学科病房，另一方面与其他临床各科合作，派出康复医学治疗组到其他科病房开展早期康复治疗。

康复医学科开展评定与治疗，应具有较完善的功能评定设备和功能训练设施。康复医学科与康复医疗中心、社区卫生服务中心建立康复医学网络，及时把完成早期康复的患者转送出去，使患者能继续得到康复服务。

康复医学科既要承担教学、科研的各项任务，还要负责指导和培训康复医疗中心和社区卫生服务中心的康复医学工作人员。

2. 康复中心管理 康复中心为独立的康复治疗机构，设有康复病床，附属有康复医学门诊部。康复中心一般建于自然条件较好的地方，有较完善的康复设施，包括系统的功能测试设备和各种康复治疗科室。由康复医师、有关学科的临床医师、物理治疗、作业治疗、心理治疗、言语治疗、康复工程等专业技术人员组成康复治疗组，为患者进行临床诊断、功能评定、康复计划的制定、综合的康复治疗。部分康复医疗中心也承担康复医学的教学和科研任务。

康复中心可以是综合性的，兼收各科康复患者；也可以是专科性的，如脑瘫康复中心、骨科康复中心、心血管康复中心、脊髓损伤康复中心、盆底产后康复中心、精神病康复中心等。

康复医疗中心常与一些急症医院和社区内的卫生服务中心保持联系。多数住院康复患者来自这些急症医院，部分患者来自社区卫生服务中心。经康复医疗中心康复的患者有些可以回归家庭，有些则需转诊社区卫生服务中心，继续进行康复治疗。

3. 社区康复管理 社区指患者居住地区，如农村的乡镇、村二级地区，城市中的街道、居委会。社区康复指在社区层面上采取的康复措施，这些措施是利用和依靠社区的人力资源而实施的，包括依靠有病损、弱能、残障的人员本身，以及他们所在的家庭和社区。无论是急诊医院或是康复医疗中心出院的大部分患者，还是社区内需要康复的对象，都需要社区层次的继续康复治疗的指导。

（二）分级康复

1. 一级康复（疾病的早期康复） 指患者早期在医院急诊室或相关科室的常规治疗及早期康复治疗。例如，脑卒中发病后急性期治疗按照治疗指南进行。在急性期预防脑卒中再发和并发症是最重要的，鼓励患者建立信心，重新开始自理活动。初期评定侧重病情严重程度的评价、并发症的评价和预防、功能残疾的评价等，详见图 6-1（以脑卒中为例）。

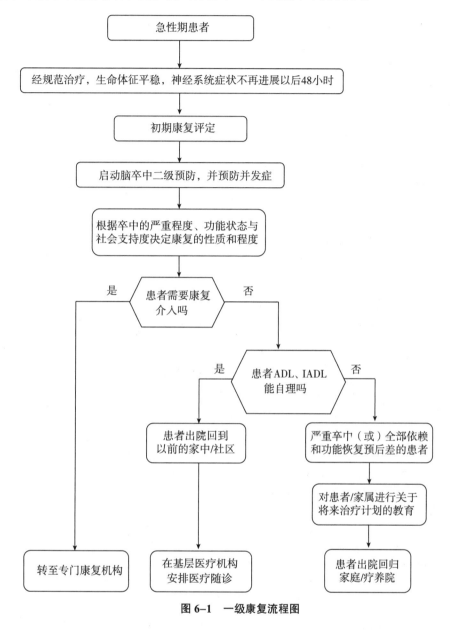

图 6-1　一级康复流程图

[资料来源：《中国脑卒中康复治疗指南（2011 完全版）》（由张通执笔，发表于《中国康复理论与实践》，2012 年 4 期）]

2. 二级康复（恢复期的康复）　指患者在综合医院的康复医学科或康复中心进行的康复治疗。患者转入综合医院的康复医学科和康复中心后，最初由康复医生采集病史，对患者进行全身检查和功能评价，对运动、感觉、交流、认知、ADL 等进行筛查。依据筛查结果，决定康复小组成员。康复小组成员各行其责对患者进行检查，然后召开康复小组评定会，根据患者的整体情况，制定康复计划并实施治疗，详见图 6-2（以脑卒中为例）。

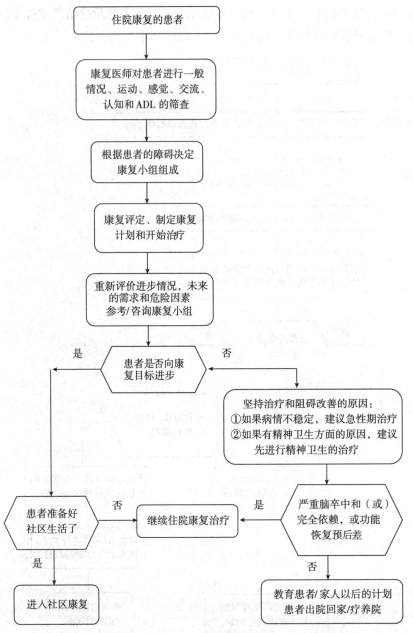

图 6-2　二级康复流程图

[资料来源：《中国脑卒中康复治疗指南（2011 完全版）》（由张通执笔，发表于《中国康复理论与实践》，2012 年 4 期）]

3. 三级康复（社区康复）　　指在社区或家庭中的继续康复治疗。患者经过一段时间专业康复后，如果可以进行社区生活，就可以考虑让患者出院。在条件允许情况下，社区康复医生亲自参加专业康复后的末期评价，康复医生应对患者诊治经过有一个总结和评价，明确出院后的康复治疗计划。社区康复医生在二级康复的基础上，根据患者居住环境条件制定康复计划并负责实施治疗。如果患者功能恢复到平台期，可以对患者及其家属进行康复宣教，保证患者在家中进行常规的锻炼以维持功能。如果患者功能仍有改善的空间，建议再次评价患者的功能，制定新的康复计划并继续康复治疗，详见图 6-3（以脑卒中为例）。

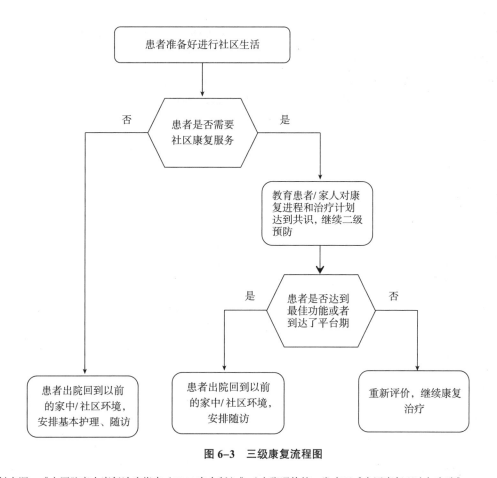

图 6-3　三级康复流程图

[资料来源：《中国脑卒中康复治疗指南（2011 完全版）》（由张通执笔，发表于《中国康复理论与实践》，2012 年 4 期）]

二、转诊

（一）转诊基本流程

1. 上转流程　社区卫生服务机构责任医师接诊符合双向转诊指征的患者，并开具双向转诊单→患者持双向转诊单到指定定点支援医院就诊→定点支援医院双向转诊专职部门安排相关医师接诊→根据接诊情况分别按门诊、住院对症处置。

2. 下转流程　定点支援医院按门诊、住院对症处置后填写双向转诊下转单，并提出治疗意见与建议→支援医院双向转诊专职部门进行安排→社区卫生服务机构安排责任医师负责接诊。

（二）转诊过程中的主要问题

1. 社区康复服务知晓率低　社区居民康复知识匮乏，对于社区康复医疗服务认知程度低，故各社区和社区卫生服务站要利用自身优势，加强宣传，并充分利用宣传日聘请有关康复专家在辖区内开展相关康复知识讲座及健康教育，以扩大影响，提高社区居民知晓率。

2. 康复网络信息共享平台及健康咨询平台缺乏　各社区应充分利用网络信息化进程，积极构建康复网络信息共享平台及健康咨询平台。康复网络信息共享平台既有助于各社区卫生服务中心和社区卫生服务站对辖区内的患者进行疾病分类管理、流行病学调查、健康宣教等，也有助于进行各康复医疗机构之间的实时信息交流、远程会诊、疑难病例讨论等，为快速进行疾病诊断及制定合理的治疗方案，提高专业人员的知识水平及双向转诊创造了便利条件。健康咨询平台的建立，将有助于相关专业康复人员与患者进行互动交流，可以有效简化患者的就诊程序，减少患者转移至大医院的交通成本，提高便利性，减低医疗费用，特别是对于生活在农村地区的有康复需求人群尤为重要，百姓可以获得有用的健康相关知识，加强自我管理。

思考题

1. 什么是康复病历？
2. 康复病历的特点有哪些？
3. 康复病历可分为哪几类？
4. 康复治疗处方包括了哪些内容？
5. 康复治疗记录的书写有什么意义？
6. 康复治疗记录包括了哪些内容？
7. 试述康复医学科门诊一般接诊流程。
8. 简述康复医学科治疗室一般工作常规。
9. 试论述三级康复的过程。

扫一扫，查阅本章数字资源，含PPT、音视频、图片等

第一节　康复医学发展历程

一、萌芽期

公元前，人们已经认识到利用温泉、日光、磁石等自然因子可以治疗风湿、慢性疼痛、劳损等疾患。公元前129～公元前200年，古希腊医生利用磁石治疗腹泻。公元1798年，英国医生帕金斯创造了金属牵引器，通电后可以解除疼痛，是世界上最早的磁疗器具。我国古籍亦有记载，春秋时期著名医家扁鹊用磁石做枕，为秦穆公治疗偏头痛。同样，古希腊时期就有关于运动治病的记载。公元2世纪后，Caelus Aureelianus首次提出了对偏瘫患者使用滑轮悬挂肢体、采用步行训练及在温泉中运动等方式进行治疗。我国第一部医学著作《黄帝内经》详细记载了导引、按跷、吐纳、冥想等运动方法，主张动以养形，静以养神，动静结合才能"形与神俱，而尽终其天年"，运动养生思想及方法已具雏形。16世纪西方文艺复兴时期有人提出：运动可以单纯为运动，也可以作为工作。作为人类文明的起源地，古代埃及人和希腊人开始将消遣娱乐作为解决痛苦的方法，这是关于作业疗法的早期记载。公元前484年就有关于假肢文献的记载，中世纪则出现了金属假肢和矫形器。以上记载，奠定了现代康复医学的基础。19世纪末，物理学突飞猛进地发展，促使电、光、磁等物理因子在西方工业国家医学界开始应用。

初期的运动疗法、作业疗法、电疗法和光疗法在此阶段已有萌芽，残疾者的职业培训、聋人和盲人的特殊教育、精神障碍患者的心理疗法、患者的社会服务等工作也得以开展，但由于历史条件的限制，萌芽期的这些康复疗法主要作为临床治疗学的一部分，主要服务对象为风湿性疾病患者、轻型外伤后遗症患者、聋人与盲人等人群。

二、形成期

1910年，康复（rehabilitation）一词首次正式应用于残疾者身上。第一次世界大战期间，伤残致使当时的医务工作者不断寻求促使肢体功能恢复的方法。英国著名骨科专家Robert Jones开设了康复车间，首先开展了对伤员进行职业训练，以便他们在战后能重返工作岗位。对伤兵的治疗促进了现代康复医学的萌芽起步。1917年，美国陆军成立身体功能重建部和康复部，是最早的康复机构。1942年，在美国纽约召开的全美康复会上诞生了第一个著名的康复定义："康复就是使残疾者最大限度地恢复其身体的、精神的、社会的、职业的和经济的能力。"在此时期，因第一次和第二次世界大战造成大量骨折、截肢、脊髓和周围神经损伤，再加上20世纪20～30年代脊髓灰质炎的流行，致使较多残疾人遗留肢体残疾，各种功能障碍的问题越来越受到医学界

的重视，现代康复医学应运而生，康复评定方面出现了徒手肌力检查等方法，而在康复治疗方面出现了增强肌力的运动疗法和起代偿和矫正肢体功能的假肢及矫形器等，同时职业康复受到重视。随着物理疗法和作业疗法的形成，电诊断、言语障碍的评定与治疗、文娱疗法等手段也逐渐增加到康复治疗中来。这一时期，康复学科及康复医疗机构逐步建立。1920 年，McMillan 开设了物理治疗课程，成为美国最早的物理治疗师；1938 年，美国物理治疗医师协会成立，美国 Bellevue 医院成立了第一个物理医学与康复科；1943 年，英国物理医学会成立。

三、确立期

1946 年，被誉为美国康复之父的 Howard A.Rusk 博士将第二次世界大战时积累的康复治疗经验运用到和平时期，开始在综合医院设立康复医学科，推行康复治疗。此时的康复治疗已初步贯彻全面康复的原则，即重视身体上和心理上的康复，采取手术后或伤病恢复期早期活动的功能训练。1947 年，Howard A.Rusk 博士在美国纽约创建康复医学研究所，之后发展成为面向全球康复医师的培训基地。1948 年，WHO 在其章程中明确提出健康的新概念，即"健康是指身体上、心理上和社会生活上处于完全良好的状态，而不仅仅是没有疾病或是衰弱"。这一概念强调全面健康的理念，是康复医学理论基础的一个重要组成部分。此后康复医学观念和原则逐步为医学界所认识。自 1949 年起，美国住院医师的专科培训增加了康复医学这一学科。同一年，美国物理医学会被更名为美国物理医学与康复学会。1950 年，国际物理医学与康复学会成立。自此之后，康复医学作为一门新兴学科迅速发展，拥有系统的理论和特有技术的康复医学已成为一个独立的学科。1952 年，世界康复基金会成立（主席为 Howard A.Rusk 博士），宗旨为推动康复医学学科人才培养。1953 年，英国出版第一本《物理医学与康复》专著。1954～1956 年，由于急性脊髓灰质炎的流行造成大量患者出现神经肌肉功能障碍，急需积极的、新型的康复手段处理，因而促进了康复医学的发展。特别是肌力评估、肌肉再训练、作业治疗、矫形器的使用等康复诊疗手段的应用，不仅收到了良好的效果，还引起了医学界的重视和兴趣。20 世纪 40～60 年代，冠心病的康复治疗成为康复医学的一大进步，包括减少卧床、有限制的定量运动、疾病预防、职业康复等。1958 年，Howard A.Rusk 博士主编的重要教科书《康复医学》（第一版）正式面世，是康复医学科第一本权威性的经典著作。其内容包括康复医学的基本理论、各种常见损伤和疾病的康复评定与康复治疗方法，是一本系统的、完整的教材。该书多次出版，受到全球康复医学界的推崇，在康复医学人才的培养、学科知识的普及和临床康复治疗的指导方面发挥了重要的作用。1969 年，国际伤残者协会（1922 年建立）更名为康复国际（Rehabilitation International，RI）。同年，美国物理医学专家 Sidney Licht 倡议成立了国际康复医学会（International Rehabilitation Medicine Association，IRMA）。1970 年，第一届学术会议在伦敦召开，此后，IRMA 每隔 4 年召开 1 次学术交流大会，对促进学科的发展起到很大的推动作用。至此，康复医学已臻成熟，并得到医学界的认可。

四、发展期

1970 年以后，世界各国的医疗都得到了较快的发展。一些先进国家康复病床的数量及从事康复治疗的专业人员已具有一定规模，如比利时在 1964 年的康复医疗机构仅有 16 所，而到 1980 年时，这类康复医疗机构（含康复门诊）增至 256 所。与此同时，康复医疗人员的数目也大量增加，以加拿大为例，康复医师人数在 1980 年比在 1962 年时增加近 2 倍。许多康复中心和康复科室因成绩显著而闻名于世，如由 Howard A.Rusk 博士建立的美国纽约大学康复医学研究所

（Institute of Rehabilitation Medicine，IRM）成为世界著名的康复医学中心和培养康复专业人才的基地。1976 年，WHO 专家委员会认为现代的医学应该用以残疾为取向的医学来补充以疾病为取向的医学，又指出，医学不单要解决急性疾病、伤残者的救治问题，而且要重视慢性病、残疾者的功能恢复及回归社会的问题，而康复医学正担负着这一任务。1980 年，WHO 制定了《国际损伤、残疾、残障分类》（International Classification Impairment，Disabilities，Handicaps，ICIDH）。这一残疾分类标准及其理论框架充实了康复医学的理论基础，强化了"全面康复"的理论依据。但随着康复医学事业的发展和国际范围内对残疾人事物认识的不断深入及残疾人活动领域的不断扩大，ICIDH 在应用多年之后暴露出很多问题，迫切需要根据形势发展的变化，做出相应的调整。在此背景下，WHO 从 1993 年起开始对其进行修订，经过多轮修订后于 2001 年 5 月 22 日，第54 届世界卫生大会正式签署并定名为《国际功能、残疾和健康分类》（International Classification of Functioning，Disability and Health，ICF）。它从生物、心理和社会角度为认识残损所造成的影响提供了一种理论模式，不仅可以用于评定临床、卫生服务、社会系统和个人的生活方式，还可以对有关残疾性的信息及社会对残疾性的反应做出更好的说明，从而为残疾人士提供更多的平等的社会参与机会，最大限度地使残疾人重返社会。该理论模式的建立极大地促进了康复医学事业的发展。

当今时代，随着科学技术的飞速发展，康复医学的新技术、新方法和新器械不断涌现。在实践应用中，一些新的康复医学学术观点也应运而生，并且康复医学的服务体系也日趋完善。大多数康复医疗机构不仅拥有一定的工作空间，而且拥有适度数量的符合现代医学模式的各种治疗设备。康复医疗也作为平台学科介入各个有需要的患者治疗中，与骨科、神经内科、神经外科、呼吸内科、心血管内科、肿瘤科、重症医学科等学科进行早期协作、深入协作。康复治疗的方法也日益全面和丰富，通过物理疗法、作业疗法、言语疗法、心理治疗、康复护理、文体疗法、康复工程等手段对患者的功能障碍进行综合干预。临床康复方式也更加强调多专业合作，由具有特殊康复技能的人员共同组建成康复治疗组，以团队形式为患者提供康复预防、评定、治疗、健康教育等服务，以达到使服务对象功能提高、融入社会、最大限度地提高生活质量的目的。

我国虽然在物理疗法应用方面有着悠久的历史，但现代康复医学引入我国是在 20 世纪 80 年代初。

1982 年，我国开始启动建设康复医学学科，原卫生部指定鞍山汤岗子、北京小汤山、广东从化三个疗养院试办康复医学中心，同年河北省人民医院建立康复医学科，被认为是康复医学机构建立的开始。同年 5 月，Howard A.Rusk 博士率领"世界康复基金会代表团"访问中国并讲学，介绍了康复医学的基本理论和方法，由此促进了康复医学在中国的发展。改革开放后我国第一批出国研修康复医学的访问学者也陆续回国，开展学科建设工作。1982 年 6 月，中山医学院成立我国第一个康复医学研究室，开始康复医学的教学和科研工作，举办进修班，为全国各地培养康复医学人才。原卫生部于 1983 年 4 月批准成立了我国第一个康复医学专业学术团体——中国康复医学研究会，1986 年改名为"中国康复医学会"。1984 年，我国出现了康复医学机构建设和发展的第一次高潮，南京、安徽、上海等地的医学院校附属医院先后建立康复医学科，北京中日友好医院康复部建成开放。1988 年由中国残疾人福利基金会筹建而成的中国康复研究中心是现代康复医学在我国起步和形成体系的重要标志之一。

1984 年 12 月，中国康复医学研究会举办了中国首届康复医学学术讨论会，同时组织翻译出版了我国第一部康复医学专著——Howard A.Rusk 博士著名的教科书《康复医学》。1986 年中国残疾人联合会成立了"中国残疾人康复协会"，1988 年民政部成立了"全国民政系统康复医学研究会"，大量康复相关协会的相继成立也推动了康复医学的快速发展。我国政府于 20 世纪 80 年代末相继制定了一系列立法和规章制度，其中最为重要的文件有 1989 年 12 月由卫生部发布的《综合医院分级管理标准》，1990 年 12 月通过的《中华人民共和国残疾人保障法》、1997 年 7 月由卫生部、民政部和中国残疾人联合会联合发布的《康复医学事业"八五"规划要点》，以及后续出台的《关于进一步加强残疾人康复工作的意见》《"十二五"时期康复医疗工作指导意见》《关于将部分医疗康复项目纳入基本医疗保障范围的通知》《关于新增部分医疗康复项目纳入基本医疗保障支付范围的通知》《残疾人康复服务"十三五"实施方案》等。一系列的政策、法规使我国康复医学的发展有了法律基础、可遵循的原则和具体指导，从而极大地促进了我国现代康复医学事业的发展。

第二节　康复医学前沿进展

一、康复医学新进展

康复医学诞生后的几十年间，其理论和技术蓬勃发展，日新月异。同时，康复医学在发展过程中，善于将最新的科技成果应用于自身发展的各个领域，尽一切可能改善患者的功能障碍，为提高患者的生活质量作出了巨大贡献。近年来，科技进展在康复医学领域的应用突出表现在再生医学、康复机器人和 3D 打印技术等方面。

（一）再生医学

再生医学（regenerative medicine）的概念有广义和狭义之分。广义的再生医学指体内组织再生的理论、技术和方法，是一门研究如何促进创伤导致组织器官缺损的生理性修复，以及如何进行组织器官再生与功能重建的学科。通过研究机体的正常组织特征与功能、创伤修复与再生机制及干细胞分化机理，寻找有效的生物治疗方法，促进机体自我修复与再生，或构建新的组织与器官，以维持、修复、再生或改善损伤组织和器官的功能。狭义的再生医学指应用临床医学、生命科学、材料科学、计算机科学和工程学等学科的原理和方法，研究和开发用于替代、修复、重建或再生人体各种组织器官的理论和技术的新型学科和前沿交叉领域。

再生医学的诞生标志着医学将步入重建、再生、制造、替代组织器官的新时代，也为人类面临的大多数医学难题带来新的希望，如心血管疾病、自身免疫性疾病、糖尿病、恶性肿瘤、阿尔兹海默病、帕金森病、先天性遗传缺陷等疾病和各种组织器官损伤的治疗。再生医学的内涵已不断扩大，包括组织工程、细胞和细胞因子治疗、基因治疗和微生态治疗等。国际再生医学基金会已明确把组织工程确定为再生医学的分支学科。随着组织工程概念的不断扩展，凡是能引导组织再生的各种方法和技术均被列入组织工程范畴，因此在一般情况下，组织工程和再生医学并无严格区分。

目前，再生医学领域正在探索的三大策略：通过移植细胞悬浮体或聚合体来替代受损组织；实验室生产的能够替代天然组织的生物化人工组织或器官的植入；通过药物手段，对损伤组织部分进行再生诱导。但截至目前，尚无任何一种策略取得完全令人满意的结果。

世界上第一位提出"组织工程学"术语的是美籍华裔科学家冯元桢教授。组织工程学的基本原理是从机体获取少量活组织的功能细胞，与可降解或吸收的三维支架材料按一定比例混合，植入人体的病损部位，最后形成所需要的组织或器官，以达到创伤修复和功能重建的目的。组织工程的科学意义不仅在于提出了一种新的治疗手段，更主要的是提出了复制组织、器官的新理念，使再生医学面临重大机遇与挑战。

一般情况下，组织工程学和再生医学没有严格区分。目前学术界普遍认为，凡是能引导组织再生的各种方法和技术均被列入组织工程范畴，如干细胞、细胞因子和基因治疗。从外科学的发展历程来看，先后经历了 3 个"R"阶段，即"切除、诊疗和替代"，组织工程学的出现，意味着外科学已经进入"再生医学"的新阶段，即第四个"R"阶段，"再生医学"将突破"拆东墙补西墙"理论和方法的束缚。据研究，目前机体损伤和疾病康复过程中受损组织和器官的修复与重建，仍然是生物学和临床医学面临的重大难题。借助于现代科学技术的发展，使受损的组织器官获得完全再生，或在体外复制出所需要的组织或器官进行替代性治疗，已经成为生物学、基础医学和临床医学关注的焦点。

全世界每年约有上千万人遭受各种形式的创伤，有数百万人因在疾病康复过程中重要器官发生纤维化而导致功能丧失，有数十万人迫切希望进行各种器官移植。但令人遗憾的是，一方面，目前的组织器官修复无论是体表还是内脏，仍然停留在瘢痕愈合的解剖修复层面上，离人们所希望的"再生出一个完整的受损器官"相距甚远；另一方面，器官移植作为一种替代治疗方法尽管有其巨大的治疗作用，但它仍然是一种"拆东墙补西墙"的有损伤和有代价的治疗方法，而且由于受到伦理及机体免疫排斥等方面的限制，很难满足临床救治的需要。

自 20 世纪 90 年代以来，随着细胞生物学、分子生物学、免疫学及遗传学等基础学科的迅猛发展，以及干细胞和组织工程技术在现代医学基础和临床中的应用，使得现代再生医学在血液病、肌萎缩、脑萎缩等神经性疾病的治疗方面显示出良好的发展前景。目前，再生医学的重要性已经引起我国相关决策部门和科技人员的高度重视。在北京举行的第 264 次香山科学会议上，我国主要组织工程、干细胞研究中心的学术带头人，以及涉及临床、生物学、生物医学工程和社会科学伦理学领域的 41 位科学家，以"再生医学"为主题专门讨论了我国再生医学研究的重点、发展方向、需要解决的重大学科问题及需要达到的主要目标等议题。

我国组织工程学自学科建立以来，发展速度较快，现已在实验动物身上成功构建出多种再生组织，有些（如软骨、人工皮肤）已作为产品上市，预计不久将有更多的组织工程产品问世。但是，构建不同的具有正常生理功能的器官，特别是重要的生命器官，难度却非常大。所谓"生物科学人体时代"的到来，仍面临着很多未知而巨大的挑战。

（二）康复机器人

康复机器人是一种通过编程，能自动完成一定操作或移动作业的机械装置。康复机器人作为医疗机器人的一个重要分支，它的研究贯穿了康复医学、生物力学、机械学、机械力学、电子学、材料学、计算机科学及机器人学等诸多领域，已经成为国际机器人领域的一个研究热点。目前，康复机器人已经广泛应用于临床康复护理、假肢和康复治疗等方面，不仅促进了康复医学的发展，也带动了相关领域的新技术和新理论的产生。

20 世纪 80 年代是康复机器人研究的起步阶段，1990 年以前全球的 56 个康复机器人分布在世界 5 个工业区内。1990 年以后康复机器人的研究进入全面发展时期。目前，康复机器人的研究主要集中在康复机械手、医院机器人系统、智能轮椅、假肢和康复治疗机器人等几个方面。

英国 Mike Topping 公司研制的 Handy1 机器人，是一种具有一定代表性的康复机器人系统。许多国家都曾大量使用这种机器人进行康复治疗。目前，最新的 Handy1 机器人能完成 3 种功能，由 3 种可以拆卸的滑动托盘来分别实现。它们分别是吃饭 / 喝水托盘，洗脸 / 刮脸 / 刷牙托盘及化妆托盘，可以根据用户的不同需求组装或拆卸。由于不同的用户要求不同，还可能增加或者摒弃某种托盘，以适应其身体残疾的情况，因而灵活地生产更多种类可更换的托盘是很重要的。但另一方面，部件越多，其复杂性越强，因此，研发人员为这种机器人研制了一种新颖的输入／输出板，可以插入以 PC104 技术为基础的新型控制器，以便日后不断升级改进。该控制器具有语音识别、语音合成、传感器输入、手柄控制及步进电机输入等功能。可更换的组件式托盘装在 Handy1 的滑车上，通过一个 16 脚的插座，从内部连接到机器人的底座中。目前该系统可以识别 15 种不同的托盘，通过机器人关节中电位计的反馈，启动后可以自动进行识别。它还装有简单的查错程序。Handy1 具有通话能力，可以在操作过程中为护理人员及用户提供有用的信息。信息可以是简单的操作指令或有益的提示，并可用任何一种欧洲语言讲出来。这种装置使 Handy1 的性能大幅提高，更加方便残疾客户使用，且有助于突破语言的障碍。Handy1 的简单性、多功能性为所有残疾人群体及护理人员提供了很大的帮助。该系统为有特殊需求的用户提供了较大的自主性，助其更好地融入"正常"环境中。

美国麻省理工学院为脑卒中患者康复研制的机器人 MITMANUS，可在两个自由度上实现患者肩肘和手的水平及垂直平面运动。如果患者手臂不能主动运动，机器人臂可以进行助力带动患者手臂运动，从而恢复脑卒中患者瘫痪的肩部和肘部运动功能。

瑞士 Hocoma AG 公司生产基于神经可塑性原理研发的 Lokomat 全自动机器人步态训练与评定系统，主要由步态矫正器、先进的体重支持系统和跑台组成。患者被置于系统中，计算机控制的马达精确地控制跑台的速度，使之与步态一致。Lokomat 精确的体重支持系统将生理步态训练最佳化。动态的低惯性悬吊系统可以精确地减轻患者体重，并使患者在最佳感觉刺激下迈出比较符合生理特点的步伐。该系统对于改善神经系统疾病患者的步行功能具有明确的作用。目前为止，全世界已经有数百台 Lokomat 系统安装并投入使用。

轮椅是下肢残疾及失去行走能力的老年人的主要交通工具，智能轮椅的使用为特殊人群带来了极大的便利。Madarasz 等研发的半自动导航轮椅，具有在办公室环境下运行的能力，可以减轻残疾人的工作负担。意大利 TGRSRL 公司生产的一种智能轮椅 Explorer，是轮椅与小车结构的结合，不仅可在平地运行，还可以上下楼梯。美国宾夕法尼亚大学（University of Pennsylvania）的 Wellman 等设计的智能轮椅也体现了未来发展方向，这款轮椅除可移动车辆结构外，还包含两个具备手臂功能的机械手。

（三）3D 打印技术

3D 打印，即快速成型技术的一种，是以数字模型文件为基础，运用粉末状金属或塑料等可黏合材料，通过逐层打印的方式来构造物体的技术。3D 打印技术出现在 20 世纪 90 年代中期，是一种利用光固化和纸层叠等技术的最新快速成型装置。它与普通打印工作原理基本相同，打印机内装有液体或粉末等"打印材料"，与电脑连接后，通过电脑控制把"打印材料"一层层叠加起来，最终把计算机上的蓝图变成实物，这种打印技术即称 3D 立体打印。

2014 年 8 月，北京大学研究团队成功为一名 12 岁男孩植入了 3D 打印脊椎，为全球首例。该病例中，治疗团队运用先进的 3D 打印技术打印植入物，新型的植入物可以与现有骨骼更好地结合起来，且不需要太多额外固定，同时还能缩短患者的康复时间。此外，研究人员还在其上设置了微孔洞，能帮助骨骼在合金间生长。植入进去的 3D 打印脊椎将与原脊柱牢固地生长在一起，意味着植入的椎体未来不会发生松动的情况。日本筑波大学和大日本印刷公司组成的科研团队于 2015 年 7 月 8 日宣布，已研发出应用 3D 打印机打印肝脏立体模型的方法。这种模型是根据 CT

等医疗检查获得患者相关数据，并用 3D 打印机制成。模型表面轮廓呈现肝脏整体形状，内部结构一目了然，可清晰显现其内部的血管和肿瘤。据称，该方法如果投入应用，可以为每位肝脏病患者制作模型，有助于术前制定手术方案，并便于医生更方便地向患者说明治疗方法。

3D 打印技术的诞生与发展，为康复工程的发展提供了良好的条件，使曾经的很多梦想成为可能，并最终成为现实。

二、基于《国际功能、残疾和健康分类》的康复评定、治疗框架

《国际功能、残疾和健康分类》（ICF）从疾病、失能及其他健康状况的维度为人体结构与功能、活动能力、参与能力影响等方面构建理论框架和分类体系；以功能障碍为原点，兼顾了生物、心理、社会、环境等因素，对加强康复医学学科建设和完善康复服务，提升生活质量具有积极的意义，更加符合现代康复医学改善和恢复功能的核心目标。

（一）残损、活动受限和参与限制

ICF 将人类功能分为 3 个层次：身体或身体部分、整体人及在社会环境中的整体人。残疾也因此包括一个及以上层次的功能失调：残损、活动受限和参与限制。ICF 分类体系认为，人类个体在特定领域的功能状况是健康状况（疾病、失调和损伤）与背景因素间交互作用和复杂联系的结果（见图 7-1）。干预一个方面可能导致一个或多个方面的改变。这种交互作用是独特的，不是一一对应的关系，不能简单地从一种损伤或多种损伤去推测能力受限或活动表现的局限。同时它也是双向的，残疾的存在可能改变健康状况本身。

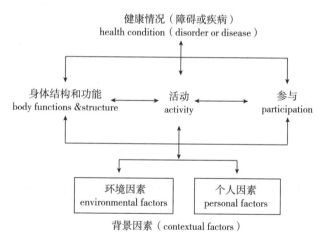

图 7-1　ICF 各成分之间的关系

1. 残损　又称损害、损伤，指身体结构或生理功能丧失或异常。残损不是疾病，而是疾病的后果，如失去某个肢体或脏器后丧失了生活的信心。在 ICF 中，身体功能和身体结构是两个不同但又平行的部分，它们各自的特征不能相互取代。一般来讲，任何组织、器官和系统在受到伤害时，常常发生反应，从而引起人体的生理功能、心理功能和身体结构的异常甚至丧失，表现为残损或病损。在临床上常可出现各种表现，如肌力下降、发音或言语功能障碍、关节活动受限、尿失禁、疼痛、认知障碍等。需要注意的是，这种功能指人体的部分功能，而非整个人体功能。

残损或病损水平常见的功能障碍包括以下方面：①各种先天或外伤因素所导致的视觉、听觉、感觉功能异常与疼痛。②失语症患者可出现各种发声和语言功能障碍。③高血压、慢性阻塞性肺疾病患者出现的心肺功能障碍。④消化系统炎症、糖尿病患者可出现消化、代谢和内分泌系统功

能障碍。⑤尺、桡神经损伤及四肢骨折、手指截指等会导致局部运动功能丧失或障碍。⑥严重颅脑损伤、脊髓损伤患者可出现尿潴留、尿失禁、便秘与大便失禁等二便功能障碍。⑦儿童脑瘫、脑血管意外患者可出现认知障碍、肌张力障碍、粗大运动模式、不自主运动等。⑧各种原因所致脑损伤在临床上可出现各种精神和心理障碍等。

按照 ICF 的分类，结构与功能是分离的，将身体结构与功能缺损分开处理，以反映身体所有缺损状态。残损可以是暂时的或永久的，也可以是进行性的，可持续也可间断出现。

2. 活动受限　指个体在进行活动时可能遇到的困难，是个体整体水平的功能障碍，如活动幅度减少、速度减慢或完成质量降低等。活动受限根据在完成活动时的质和量，或对没有达到健康情况者期望的程度，可以有从轻微到严重偏差的变化范围。活动是人的一项高级功能，包括学习和应用知识的能力、完成一般任务和要求的能力、交流的能力、个体的活动能力、生活自理能力等方面。各种原因所致的脑卒中、脑外伤、老年性痴呆等高级中枢神经系统的损害均可出现上述各种表现的活动受限。在 ICF 中用活动受限来取代残疾的概念，对残疾患者重新认识自己的状态有积极意义。活动受限常常建立在残损的基础上，但不是所有残损都会导致活动受限。

3. 参与限制　指个体投入到生活情境中可能经历到的问题，主要是由于残损、活动受限等原因导致个体对生活情景的投入困难或受限而产生的社会功能障碍，包括人际关系和人际交往的参与限制。是否出现参与限制，要通过比较个体的参与和在相同文化或社会中无残疾个体所期望的参与来决定。活动与参与的区别在于，活动指可由单独的个人执行之工作或任务；参与指存在有两人以上的生活情境之参与。因此，活动受限的影响因素在于个体水平，而参与限制的影响因素在于环境和社会水平，但有时个体水平因素也可导致参与限制。在 ICF 中，用参与限制取代残障的概念，在社会层面上回归了人的一种本性，是巨大的进步。

4. 背景因素　指代表个体生活和生存的全部背景，包括环境因素和个人因素两个方面。这些因素对具有健康问题的个体和与健康有关的状况可能会产生影响。其中环境因素指与人们日常生活和居住相关之自然、社会和生活的环境，包括某些产品、工具和辅助技术，其他人的支持和帮助，社会、经济和政策的支持力度、社会文化等。有障碍或缺乏有利因素的环境将限制个体的活动表现；有促进作用的环境则可以提高其活动表现。个人因素包括性别、种族、年龄、健康情况、生活方式、习惯、教养、应对方式、社会背景、教育、职业、过去和现在的经验、总的行为方式、个体的心理优势和其他特征等。

综上所述，残损主要表现在组织、器官层面的缺损或异常，活动受限表现在个体层面的限制，参与限制则表现在环境和社会层面的限制；从临床上来讲，参与限制可以是外界或环境因素的限制因素，也可以是个人因素限制该人的社会活动功能。

（二）康复评定

从本质上看，ICF 为"类目清单"而不是评定量表，因此，ICF 在临床评估患者健康状况之前，需要对 ICF 每个类目的评估方式、评定标准、评估内容、功能程度等多个方面进行诠释和量化。目前普遍认为，参考应用 ICF 作为结局研究的架构，首先需要使其具体化或开发出 ICF 类目的操作性条目、施测标准以方便使用，为临床使用提供类目清单"如何操作"的路径。根据 ICF 研究中心提出的建议，目前主要可通过以下两种方法解决：①在 ICF 规则的指导下，建立关于已有的健康状况测量方法（如 Barthel 指数分级量表）与 ICF 之间的联系，设计出 ICF 类目的操作性条目及施测标准。②在 ICF 规则的指导下，建立已有技术、临床测量方法及干预措施与 ICF 之间的联系，以建立综合的 ICF 类目评价标准。

对于功能状况的结局评价，需要对 ICF 类目进行量化，解决 ICF 类目"如何定量"的问题。目前，ICF 研究中心提出了 3 种方式对 ICF 类目进行定量：①用 ICF 限定值的 0~4 作为等级分类。②根据 ICF 规则，将已有的临床常用的测量工具与 ICF 类目相连接，然后将已有的测量工具中分值转化为 ICF 限定值等级分类。例如，根据 ICF 联系规则，疼痛视觉模拟量表（visual analog scale，VAS）可与 ICF 类目"b280 痛觉"相关联，再根据 ICF 限定值各级别百分比对照表，将 VAS 量表 100mm 的标尺换算成 ICF 限定值，则 0~4mm 为限定值 0，5~24mm 为限定值 1，25~49mm 为限定值 2，50~95mm 为限定值 3，96~100mm 为限定值 4。③应用数字评价量表（numerical rating scale，NRS）进行评估。NRS 是由从 0 到 10 共 11 个数字组成，0 至 10 这 11 个数字描述严重程度，数字越大越严重。2014 年，WHO 在苏州召开 ISPRM-DC 会议，由 CRAM 及 ICF 研究中心组织的专家共识会议上提议使用这种量化方式。NRS 的使用在后期 ICF 通用组合的大样本研究中得到支持。

（三）治疗框架

ICF 在康复领域中的应用体现在以下几个方面。

1. ICF 作为临床评定工具或报告工具。国际标准化的理论体系和分类编码是 ICF 的特点和优势，临床上可以将其作为评定工具使用。由于 ICF 各类组合（包括通用组合、康复组合、针对某一种疾病的核心分类组合等）仅为类目清单，因此，作为评定工具仍需要开发各类组合量表的操作性条目池。

2. ICF 的类目是其在功能评估中的主要价值体现。ICF 报告中每一个类目的性能评价，与经典测验理论中的信度、效度评价相比较，目前普遍认为项目反应理论中的 Rasch 分析是更合适的检验方法。依据 Rasch 模型，个体在评估工具的某个项目上的表现与个体的能力和项目的难度相关，与年龄、性别等其他因素无相关。类目与 Rasch 模型拟合，说明容易的项目比难的项目更有可能被受试者通过，能力强的人比能力弱的人更容易通过。

3. 在应用 ICF 评定的基础上，结合患者功能障碍分析明确干预目标。实际使用中一般通过 3 个步骤来确定：①确定对周期目标起到积极或消极影响的所有方面或 ICF 类目。②从上述类目中选择可调整的 ICF 类目。③将实际中可能影响周期目标的类目作为相关的干预目标。临床使用中，一般采用之前选定的工具对干预目标实现程度进行评价，全面了解康复干预的疗效、存在的问题及今后需要改进的内容。对于已结束康复周期且疗效较好的患者，可拟定后续的随访计划。

三、康复医学的科学研究

康复医学的科学研究指以康复医学问题为研究对象的医学科学研究，包括康复医学基础研究和康复医学临床研究。它是通过一系列有针对性的实验或临床观察、总结和分析，揭示康复治疗作用机制、临床常见疾病及其各类并发症的发生、发展规律和预后等相关因素，了解各种康复诊疗措施的效果，以提高疾病的康复诊疗水平，改善患者各项功能障碍。

（一）康复医学科学研究的任务

1. 阐释生命的本质　医学科学是以对生命本质的认识为基础发展而来的。中医学是从朴素的辨证思维角度来认识生命的本质，现代医学则是在解剖学、生理病理学基础上开展对人体生命本质的研究和认识。两者的理论基础和研究方法不同，是对人体生命本质和规律不同角度的阐释，都应该引起重视。

　　康复医学的科学研究即是在这样的背景下，以现代医学理论或中医学辨证思维为理论基础，采用各自适宜的研究方法，探讨康复的理论基础、治疗方法及其作用机制规律。

　　2. 揭示疾病康复治疗的影响因素和治疗规律　康复医学的任务就是消除患者疾病过程中存在的功能障碍，使患者能更好地适应生活，适应社会。同时，康复的很多理论和方法还可以指导亚健康、健康人群恢复和保持健康状态。

　　WHO 于 1948 年提出："健康不仅仅是没有疾病和痛苦，而且包括躯体、心理和社会各方面处于完好状态。"为了促进健康，就要研究影响人体生理心理健康状态及影响社会适应能力的各种因素，包括自然环境、社会环境等，如脑卒中后肢体偏瘫心理障碍的康复影响因素、骨折术后关节功能康复的影响因素等，均是临床康复的方法研究。随着疾病谱的变化，心脏功能康复、肺功能康复、女性全生命周期的康复等将逐渐成为研究的方向和热点。

　　3. 探索疾病康复和健康促进技术　进行康复医学科学研究，可以不断提高并改进疾病的防治和康复的促进技术。

　　（1）诊断技术的研究　康复医学对疾病的诊断，除了应用中医学的诊断方法之外，还大量应用现代医学的诊断手段，以便于对疾病进行全面认识，制定相应的康复治疗措施。其中，最具有康复医学特色的是康复评估技术。通过康复评估，可以对患者各方面的功能障碍进行全面的认识，指导临床康复制定更加符合患者个体化康复的治疗方案。这是康复医学特有的诊断方法和手段，也是患者疗效评价的重要方法和手段。在康复评估方面不断进行研究和改进，将进一步推动康复医学诊断技术的精细化和规范化，有利于更好地评价康复医学的治疗效果，对康复医学发展意义深远。

　　（2）康复治疗技术的研究　现代科技的快速发展，为康复医学的发展带来了前所未有的契机。再生医学、康复机器人、3D 打印技术、基因治疗技术等，将逐步应用到康复医学领域，为康复医学的发展注入新的活力，大大提高康复医学的治疗效果，尽可能减轻或消除患者的功能障碍，为提高患者的生活和社会适应能力作出新的贡献。

　　（3）预防保健措施和健康促进技术研究　康复医学的理论与方法，在预防保健和健康促进方面也在发挥着重要作用。例如，针对脊柱核心肌群的训练，可以更好地保护脊柱的平衡，不仅运用于脊柱相关疾病的治疗，还有利于预防颈、腰椎等脊柱相关疾病，对目前由于工作方式改变带来的脊柱相关疾病的增多，建立了新的预防和健康促进范例。

（二）康复医学科学研究的意义

　　1. 康复医学科学研究是康复技术创新的源泉　科学研究总是起源于问题的，康复医学科学研究也是在基于康复医学应用中的实际问题，以及在思考解决问题的过程中迸发出的灵感。随着康复医学科学研究的开展，康复医学应用中遇到的问题逐步解决，将会诞生越来越多新的技术和方法，成为康复医学技术创新的源泉。当然，能提出问题需要科学素养，能设计出解决问题的科研方案需要科研能力。作为医学工作者，要在工作开始的初期，就逐步培养自己的科研思维和科研能力，以适应科研工作的需要。

　　2. 康复医学科学研究可产生巨大的社会效益和经济效益　康复医学科学研究针对的主要是康复医学应用中遇到的难题，对这些难题进行科研攻关所产生的科研成果，包括理论、技术和方法，都可以迅速应用于临床，对推进康复医学发展，提高临床康复的效果有很大的促进作用。康复适应病症的功能障碍得到解决，将产生巨大的社会效益和经济效益。

（三）康复医学科学研究的方法和基本内容

1. 康复医学科学研究的方法　康复医学科学研究的方法主要有调查研究和实验研究。

（1）调查研究　多为现场考察，指采用访谈或问卷形式收集一个大样本人群对某问题的观点、态度、感受等，进而加以分析得出规律性的信息。

（2）实验研究　指为了检验某种科学理论或假设而进行特定的操作或从事某种活动，其研究方式是将一组随机抽取的实验对象随机分配到两种或多种处理组，观察比较不同处理因素的效应。

调查研究与实验研究的根本区别在于是否有人为干预，实验研究有干预，而调查研究无干预，故调查研究又称观察性研究。

2. 康复医学科学研究的基本内容　可参见加拿大学者 Mc.Master 提出的基本医学科学研究内容，包括科研设计、科学测量和科学评价。

（1）科研设计　是开展科学研究的前提，包括选题、试验对象选择、标准基线确定、分组方法、干预因素的确定、随访观察、表格和数据分析方法的选定、质量控制等。研究设计的科学、合理，可以保证对科学研究问题的解决，以及该研究评测方法的信度、效度。目前，康复医学科学研究中较常用的有动物实验、特殊病例报告、临床病例分析、横向调查、纵向研究、病例对照研究、群组研究、临床随机对照试验和序贯试验等。康复医学研究设计大致需经历以下 4 个相互关联的环节。

1）确定科研选题及研究目的：科学的确定科研选题通常是在之前的理论学习、文献阅读和临床实践中萌发的，选题通常需要进行预实验以确定自己的研究思路是否正确可行、是否具有创新意义。选题应该具体、明确，且具有可操作性。

2）建立科学假说：假说是对所研究问题预先做出的假设和解释，即在已有的知识和事实基础上提出的、并经推理具有一定科学性的预期结果。假说以科学知识作为理论依据，可验证，但同时又带有一定的推测性。因此，需要通过科学研究进行验证。科学假说是研究者树立的研究目标，需依此进一步制定研究方案与具体实施办法。

3）确定科学研究方法和方案：根据研究目的和实验假说设计研究方案，制定研究方法。这部分内容是科学研究设计中最具体、最细致的工作，是能否有效验证假说的关键环节。制定研究方案时要考虑到受试者选取的随机性、试验方法选取的合理性、技术指标的有效性、操作方式的可行性，同时还要考虑到后期数据处理的可操作性。在康复医学科学研究中，为保障研究结果的可信度，在伦理学允许的范围内尽可能采取盲法、随机对照研究，以增加研究结果的客观可信度。研究方案越细致，实施研究的进展就会越顺利，研究结果的可信度也会越高。

4）数据收集、整理与分析：能否对数据进行正确地处理和分析，直接关系到科学研究结果是否真实、可信，关系到对研究假说做出肯定或否定的结论。在临床康复科学研究中，不同变量或资料应选用相应的统计检验方法，原则是根据研究目的、资料类型和数据分布、设计方案、样本含量大小等选择统计检验方法。

为保证科学研究的信度和效度，以上环节均应在严格的质量控制中实施，即采取各种有效措施控制研究过程中各种误差和偏倚，以真实反映所研究因素的作用。误差泛指实际测量到的数值与真实数值之差。误差包括随机误差和非随机误差两类。随机误差是一类不恒定的、随机变化的误差，如随机抽样误差，是难以避免的，但可以应用医学统计学的方法进行分析和推断。非随机误差则是研究者因操作失误而造成的过失误差和系统误差，是可以通过认真细致和掌握规律而避免的。偏倚则是实验中由于某些非实验因素的干扰所形成的系统误差的一种，可使研究因素作用的真实性发生歪曲。误差和偏倚可以通过筛选受试者、设置对照组、随机实验分组、操作方法的标准化、操作人员技术控制、设备校正、数据校验等措施尽可能地降低或减小，以确保研究结果的信度和效度。

（2）科学测量　在临床康复科学研究中，测量既包括可客观明确计数计量的指标，如身高、体重、体脂、心率、血压、肺活量、肝功、肾功、血脂、血糖等，也包括各种难以精确计量的指标，如各种症状、各种功能活动状态等，这类资料在康复医学实践中尤为多见，且对准确评估康复对象非常重要。为使不同研究者对同一症状或功能活动状态的描述具有可比性，目前通常采用的方法是将这些指标分等级或计分来进行测量。划分等级和计分，均为评估法中的半定量法，其基本要求是定义每一等级或每一分值的量和临床意义，然后在较大样本的研究基础（即常模）上，确定总体分级或计分的可靠性、有效性和可操作性，并依此总结出标准化分级或分级量表，供临床应用，如痉挛分级量表、Brunnstrom 偏瘫功能评价量表和功能独立性评定量表等。相对于能够精确测量的指标而言，这些指标也被称为模糊指标。在康复医学科学研究中通常是将精确指标与模糊指标相结合测定，这样才能更真实地反映临床实际，并有针对性地解决临床问题。

坚持真实性和可重复性是进行测量时最重要的原则。只有这样，才能为康复医学科学研究提供最可靠的数据，并通过对各种试验数据的整理、分析，得出研究结果，并将研究结果归纳、总结，形成科研结论，证实或否定研究假设。

（3）科学评价　评价就是用公正的态度和科学的手段评估某科学研究的设计、测量及结论是否具有可信性、有效性，并对其应用前景和成本－效益情况进行分析。科学评价会对整个研究方案及其结果给出肯定或否定结论，为确定科研成果是否具有理论和实践价值提供依据，是临床医学科研工作中不可缺少的重要环节。在康复医学科学研究中，评价内容主要包括康复医学科学研究的准确性、敏感性、可信性和科学性，并整体评估该科研结果的理论和实践意义。

思考题

1. 简述康复医学发展的历程。
2. 简述康复评定、康复治疗在形成期的发展。
3. 近年来的科技进展在康复医学领域的应用突出表现在哪几个方面？
4. 康复医学科学研究的主要任务是什么？
5. 康复医学科学研究中探索疾病康复和健康促进技术主要包括哪几个方面？
6. 康复医学科学研究的意义是什么？
7. 简述康复医学科学研究的方法和基本内容。

附录一　物理治疗记录

姓名：王某　　　　　性别：男　　　　年龄：　岁　　　门诊号：
发病时间：　年　月　日　联系电话：
临床诊断：右侧股骨粗隆滑液囊炎。

S

1. 主诉：右髋疼痛 7/10，外展无力，不能独立行走及上下楼梯。

2. 病史：患者表示两周前没有明显的原因右髋开始疼痛，否认有运动损伤史，临床诊断为股骨粗隆滑液囊炎。

3. 居家情况：与妻子及女儿同住。家住 2 楼，无电梯。

4. 生活方式：患者是某银行大堂经理，平常驾车上班。

5. 患者目标：患者希望在 4 周内，可以由单位停车场走到工作地点，在家可独立上下两层楼梯。

O

1. MMT：右髋外展肌 3/5，其余正常。

2. ROM：右髋各方向主被动关节活动度均正常。

3. BBS：35/56 分。

4. 功能活动：患者可独立完成各种转移，借助辅助器具可以独立行走。

A

1. 物理治疗诊断：患者右髋外展肌无力及不适造成负重行走及上下楼梯的能力受到限制。

2. 长期目标：8 周内，可以由单位停车场走到工作地点；不使用扶手上下两层楼梯。

3. 短期目标：①在 3 周内，能够走两条街的距离且只有轻微的影响，同时，疼痛评估为 3/10；能使用扶手爬一层楼梯且疼痛评估为 3/10。②在 4 周内，右髋外展肌的肌力增加至 5/5。

P

1. 在右股骨粗隆滑液囊施以超声波治疗，1MHz/0.7w/cm^2/5min/CW/ 低温，以增加循环、降低发炎反应及不适。

2. 右髋外展训练，使用 SET，加强右髋外展肌肌力至 5/5。

3. 居家计划，包括渐进性的负重行走及上下楼梯活动，在不加重滑液囊炎的情况下，增加对活动的忍受度。前 2 周给予超声波及运动达 3 次 / 周，接着 2 周为 2 次 / 周，同时强调主动执行，观察居家计划及何时终止超声波治疗。患者在 1 个月后和医师有约诊。康复潜力良好。

物理治疗师：

记录时间：　年　月　日

附录二　作业治疗记录

一般情况

姓　　名：李某	病 历 号：略
病　　区：略	床　　号：略
性　　别：女	联系电话：略
年　　龄：略	家庭住址：　市　　区　　街道　　号
婚　　姻：已婚	发病时间：　年　月　日
职　　业：略	文化程度：略
临床诊断：脑梗死恢复期（左侧偏瘫认知障碍）	

目前临床情况

1. 主诉　家人代诉，患者左侧身体乏力 20 余天。

2. 现病史　左侧肢体无力 20 余天，生活完全依赖，一直未接受过康复治疗。

3. 既往史　冠心病房颤病史，发病前生活完全自理。

4. 生活方式　退休工人，小学文化程度，爱好跳舞。

5. 居家情况　已婚，与子女同住，有电梯、坐便器、淋浴。

6. 治疗目标　生活完全自理。

康复评定

1. 上肢功能评估

（1）Brunnstrom 评估：上肢Ⅱ期；腕手Ⅰ期。

（2）Fugl–Mayer 上肢功能评估：上肢 5/36 分；腕手 4/30 分。

（3）左肩关节半脱位 1 横指。

2. 日常生活能力评估（ADL）　采用改良 Barthel 指数评分：30/100。其中大小便控制各 10 分，修饰 2 分，进食 8 分，余 0 分。

3. 认知功能评估

（1）简易精神状态量表（MMSE）：28/30 分。

（2）行为学忽略测试（BIT）：59/146 分。

主要康复问题

1. 左侧上肢无力。

2. 感知觉障碍：左侧忽略。

3. 日常生活明显依赖。

4. 左肩关节半脱位。

康复目标

1. 长期目标　1 个月内患者坐位下日常生活自理。

2. 短期目标 1 周内，患者能独立进食；2 周内，患者在无靠背椅子能完成穿脱开襟上衣。

康复治疗

1. 坐位平衡训练：双手 Boath 握手，平推板，20 个 / 组，3 组 / 天，5 天 / 周。

2. ADL 训练：进食、穿衣指导与训练，15 分钟 / 次，5 次 / 周。

3. 左侧忽略训练：删除训练，视觉扫描训练，20 分钟 / 次，5 次 / 周。

4. 患者与家属宣教。

作业治疗师：

记录时间：

附录三　常用医学术语汉英对照

A

| 《阿拉木图宣言》 | declaration of alma-ata |
| 艾森克人格测试问卷 | EPQ |

B

Bayley 婴儿发育量表	BSID
背景因素	contextual factors
被动关节活动度	passive range of motion，PROM
步态	gait
步态分析	gait analysis
标记测验	token test

C

残疾	disability
残损	impairment
残障	handicap
参与	participation
参与限制	participation restrictions
残疾人残疾分类和分级	GB/T 26341–2010
残疾人权利国际公约	Convention of the Rights of Persons with Disabilities
残疾人国际	Disabled People's International
长波紫外线治疗仪	UVA
粗大运动功能评定量表	GMFM–88
传统康复师	traditional Chinese physician

D

| 丹佛发育筛查法 | Denver developmental screening test，DDST |

国际医学科学组织理事会   CIOMS
构音障碍   dysarthria
功能活动问卷   the functional activities questionnaire，FAQ
功能评估调查表   functional assessment inventory，FAI

H

环境因素   environment factor
活动   activity
活动受限   activity limitations
汉语标准失语症检查   china rehabilitation research center aphasia examination，CRRCAE
汉语失语成套测验   aphasia battery of chinese，ABC
H.R 神经心理学成套测验   Halstead–Reitan neuropsychological battery，HRB

J

疾病   disease
脊髓损伤   spinal cord injury，SCI
肌力   muscle strength
肌张力   muscle tone
肌紧张   muscle tonus
机构康复   institution–based rehabilitation，IBR
基本临床医学科学研究内容   DME
假肢及矫形器师   prosthetist&orthotist，P&O
腱反射   tendon reflex
家庭康复   home–based rehabilitation，HBR
简易精神状态检查量表   MMSE
肩关节功能评分   constant–murley
健康状况调查问卷   SF–36
教育康复   educational rehabilitation
结果   result
结论   conclusion
颈神经   cervical nerve
精神节间反射   intersegmental reflex

K

康复   rehabilitation
康复医学   rehabilitation medicine
康复医学研究所   Institute of Rehabilitation Medicine，IRM
康复医师   rehabilitation doctor，RD
康复国际   Rehabilitation International，RI

康复治疗	rehabilitation treatment，rehabilitation care
康复心理学	rehabilitation psychology
康复结局	rehabilitation outcome
康复结局评定	rehabilitation outcome measure
康复护士	rehabilitation nurse，RN
康复护理	rehabilitation nursing
康复工程	rehabilitation engineering
口吃	stutter
快速残疾评定量表	rapid disability rating scale，RDRS

L

联合国教科文组织	UNESCO
洛文斯顿作业疗法用认知成套测验	Loewenstein occupational therapy cognitive assessment，LOTCA

M

美国国立卫生研究院卒中量表	NIHSS
美国脊柱损伤协会	American Spinal Injury Association，ASIA
美国物理治疗专业执照委员会	American Board of Physical Therapy Specialties，ABPTS
明尼苏达多相人格调查表	MMPI
目的	objective

N

脑卒中	stroke
脑卒中专门化生活质量量表	SS-QOL

O

欧洲卒中量表	ESS

P

平均听力损失	average hearing loss
Peabody 运动发育量表	PDMS
平衡	balance

Q

器质性构音障碍	organic anarthria
潜伏通路启用	unmasking
牵张反射	stretch reflex
屈肌反射	flexor reflex

R

人体发育学	developmental science
人类功能	human functioning
日常生活活动能力	activities of daily living，ADL

S

三级预防	tertiary prevention
上肢技能测试量表	QUEST
社会康复	social rehabilitation
社区康复	community-based rehabilitation，CBR
社区康复指南	CBR Guidelines 2010
身体或身体部分	body or body part
身体功能	body function
身体结构	body structure
神经营养因子	neurotrophic factors，NTFs
神经康复学	neurological rehabilitation
生活质量	quality of life，QOL
生活满意度量表	SWLS
世界卫生组织	World Health Organization，WHO
失语	aphasia
适应行为	adaptive behavior，AB
世界残疾人协会	World Institute on Disability，WID
世界物理治疗师联盟	WCPT
世界作业治疗联盟	WFOT
适应期	adaptation
树突	dendrite
四肢功能指数	QIF
损害、活动受限和参与限制	impairments，activity limitations and participation restrictions
Standford-Binet 智能量表	BSIS
社会功能缺陷筛选量表	social disability screening schedule，SDSS

T

听力障碍	dysaudia
听力障碍所致的言语障碍	speech disorder cause by dysuria
皮博迪图片词汇测试	PPVT
脱抑制	disinhibition
徒手肌力测试	manual muscle test，MMT

W

物理疗法	physiotherapy，physical therapy，PT
物理治疗师	physical therapist，PT
物理治疗硕士	Master of Physical Therapy，MPT
物理治疗科研硕士	Master of Science in Physical Therapy，MSPT
物理治疗博士学位	Doctor of Physical Therapy，DPT
舞蹈治疗师	dance therapist
尾神经	coccygeal nerve
文体治疗	recreational therapy，RT
文体活动治疗师	recreation therapist，RT
Wechsler 儿童智能量表修订版	WISC-R
Wechsler 学前及初小儿童智能量表	WPPSI

X

心理评定	psychological assessment
心理学	psychology
心理治疗	psychological therapy
心理治疗师	psychologist
胸神经	thoracic nerves
协调	coordination
西方失语成套测验	the western aphasia battery，WAB

Y

言语	speech
语言	language
语言发育迟缓检查法	sign-significance
言语疗法	speech therapy，ST
言语治疗师	speech therapist，ST
言语表达能力	speech expression ability
腰神经	lumbar nerve
一级预防	primary prevention
医学模式	medical model
医学康复	medicine rehabilitation
医学心理学	medical psychology
医学社会工作者	social worker
医学索引	Index Medicus
抑郁期	depressive reaction
音乐治疗师	music therapist
永久性残疾	permanent disability

语音清晰度	phonetic intelligibility
园艺治疗师	horticultural therapist
运动性构音障碍	dysarthria
运动单位	motor unit
运动评分法	MS
运动评估量表	MAS

Z

主动关节活动度	active range of motion，AROM
再生医学	regenerative medicine
暂时性残疾	temporary disability
震惊期	shock
整体人	whole person
治疗组	team work
职业咨询师	vocational counselor，VC
职业康复	vocational rehabilitation
智商	intelligence quotient，IQ
中国生物医学文献数据库	CBM
中国知网数据库	CNKI
中国传统康复治疗	traditional Chinese medicine
中枢神经系统	CNS
中波紫外线治疗仪	UVB
中国残疾人联合会	China Disabled Persons' Federation，CDPF
中国残疾人体育协会	National Paralympic Committee of China，NPCC
轴突	axon
锥体系统	pyramidal system
最佳矫正视力	best corrected visual acuity，BCVA
作业疗法	occupational therapy，OT
作业治疗师	occupational therapist，OT

主要参考书目

1. 陈立典 . 康复医学概论 [M]. 2 版 . 北京：人民卫生出版社，2020.

2. 运动解剖学编写组 . 运动解剖学 [M]. 北京：北京体育大学出版社，2013.

3. 钱竞光，宋雅伟 . 运动康复生物力学 [M]. 2 版，北京：人民体育出版社，2015.

4. 王宁华 . 康复医学概论 [M]. 2 版，北京：人民卫生出版社，2013.

5. 李建军，桑德春 . 康复医学导论 [M]. 2 版，北京：华夏出版社，2012.

6. 李静 . 康复心理学 [M]. 2 版，北京：人民卫生出版社，2013.

7. 吴弦光 . 康复医学导论 [M]. 北京：华夏出版社，2003.

8. 王俊华 . 康复医学概论 [M]. 北京：人民卫生出版社，2010.

9. 戴红 . 康复医学 [M]. 北京：北京大学医学出版社，2004.

10. 唐强，张安仁 . 临床康复学 [M]. 北京：人民卫生出版社，2012.

11. 付克礼 . 社区康复学 [M]. 2 版 . 北京：华夏出版社，2013.

12. 王刚 . 社区康复学 [M]. 北京：人民卫生出版社，2013.

13. 张忠元 . 医学伦理学 [M]. 北京：人民卫生出版社，2012.

14. 张树峰，曲巍 . 医学伦理学 [M]. 北京：人民军医出版社，2013.

15. 孙福川，王明旭 . 医学伦理学 [M]. 4 版 . 北京：人民卫生出版社，2013.

16. 苏秀兰 . 医学科研方法 [M]. 北京：人民卫生出版社，2013.

17. 刘明，陈峰 . 医学科研方法学 [M]. 2 版 . 北京：人民卫生出版社，2014.

18. 王玉龙 . 康复功能评定学 [M]. 3 版 . 北京：人民卫生出版社，2018.

19. 黄晓琳，燕铁斌 . 康复医学 [M]. 6 版 . 北京：人民卫生出版社，2018.

20. 严兴科 . 康复医学导论 [M]. 北京：中国中医药出版社，2017.

21. 恽晓平 . 康复疗法评定学 [M]. 2 版 . 北京：华夏出版社，2014.

22. 运动康复技术编写组 . 运动康复技术 [M]. 北京：北京体育大学出版社，2016.

23. 王瑞辉，冯晓东 . 中医康复学 [M]. 北京：中国中医药出版社，2017.

24. 陈卓铭 . 语言治疗学 [M]. 3 版 . 北京：人民卫生出版社，2018.

25. 刘夕东 . 康复工程学 [M]. 2 版 . 北京：人民卫生出版社，2018.

26. 唐强 . 临床康复学 [M]. 北京：中国中医药出版社，2017.

教材目录

注：凡标☆号者为"核心示范教材"。

（一）中医学类专业

序号	书　名	主　编		主编所在单位	
1	中国医学史	郭宏伟	徐江雁	黑龙江中医药大学	河南中医药大学
2	医古文	王育林	李亚军	北京中医药大学	陕西中医药大学
3	大学语文	黄作阵		北京中医药大学	
4	中医基础理论☆	郑洪新	杨　柱	辽宁中医药大学	贵州中医药大学
5	中医诊断学☆	李灿东	方朝义	福建中医药大学	河北中医药大学
6	中药学☆	钟赣生	杨柏灿	北京中医药大学	上海中医药大学
7	方剂学☆	李　冀	左铮云	黑龙江中医药大学	江西中医药大学
8	内经选读☆	翟双庆	黎敬波	北京中医药大学	广州中医药大学
9	伤寒论选读☆	王庆国	周春祥	北京中医药大学	南京中医药大学
10	金匮要略☆	范永升	姜德友	浙江中医药大学	黑龙江中医药大学
11	温病学☆	谷晓红	马　健	北京中医药大学	南京中医药大学
12	中医内科学☆	吴勉华	石　岩	南京中医药大学	辽宁中医药大学
13	中医外科学☆	陈红风		上海中医药大学	
14	中医妇科学☆	冯晓玲	张婷婷	黑龙江中医药大学	上海中医药大学
15	中医儿科学☆	赵　霞	李新民	南京中医药大学	天津中医药大学
16	中医骨伤科学☆	黄桂成	王拥军	南京中医药大学	上海中医药大学
17	中医眼科学	彭清华		湖南中医药大学	
18	中医耳鼻咽喉科学	刘　蓬		广州中医药大学	
19	中医急诊学☆	刘清泉	方邦江	首都医科大学	上海中医药大学
20	中医各家学说☆	尚　力	戴　铭	上海中医药大学	广西中医药大学
21	针灸学☆	梁繁荣	王　华	成都中医药大学	湖北中医药大学
22	推拿学☆	房　敏	王金贵	上海中医药大学	天津中医药大学
23	中医养生学	马烈光	章德林	成都中医药大学	江西中医药大学
24	中医药膳学	谢梦洲	朱天民	湖南中医药大学	成都中医药大学
25	中医食疗学	施洪飞	方　泓	南京中医药大学	上海中医药大学
26	中医气功学	章文春	魏玉龙	江西中医药大学	北京中医药大学
27	细胞生物学	赵宗江	高碧珍	北京中医药大学	福建中医药大学

序号	书 名	主 编		主编所在单位	
28	人体解剖学	邵水金		上海中医药大学	
29	组织学与胚胎学	周忠光	汪 涛	黑龙江中医药大学	天津中医药大学
30	生物化学	唐炳华		北京中医药大学	
31	生理学	赵铁建	朱大诚	广西中医药大学	江西中医药大学
32	病理学	刘春英	高维娟	辽宁中医药大学	河北中医药大学
33	免疫学基础与病原生物学	袁嘉丽	刘永琦	云南中医药大学	甘肃中医药大学
34	预防医学	史周华		山东中医药大学	
35	药理学	张硕峰	方晓艳	北京中医药大学	河南中医药大学
36	诊断学	詹华奎		成都中医药大学	
37	医学影像学	侯 键	许茂盛	成都中医药大学	浙江中医药大学
38	内科学	潘 涛	戴爱国	南京中医药大学	湖南中医药大学
39	外科学	谢建兴		广州中医药大学	
40	中西医文献检索	林丹红	孙 玲	福建中医药大学	湖北中医药大学
41	中医疫病学	张伯礼	吕文亮	天津中医药大学	湖北中医药大学
42	中医文化学	张其成	臧守虎	北京中医药大学	山东中医药大学
43	中医文献学	陈仁寿	宋咏梅	南京中医药大学	山东中医药大学
44	医学伦理学	崔瑞兰	赵 丽	山东中医药大学	北京中医药大学
45	医学生物学	詹秀琴	许 勇	南京中医药大学	成都中医药大学
46	中医全科医学概论	郭 栋	严小军	山东中医药大学	江西中医药大学
47	卫生统计学	魏高文	徐 刚	湖南中医药大学	江西中医药大学
48	中医老年病学	王 飞	张学智	成都中医药大学	北京大学医学部
49	医学遗传学	赵丕文	卫爱武	北京中医药大学	河南中医药大学
50	针刀医学	郭长青		北京中医药大学	
51	腧穴解剖学	邵水金		上海中医药大学	
52	神经解剖学	孙红梅	申国明	北京中医药大学	安徽中医药大学
53	医学免疫学	高永翔	刘永琦	成都中医药大学	甘肃中医药大学
54	神经定位诊断学	王东岩		黑龙江中医药大学	
55	中医运气学	苏 颖		长春中医药大学	
56	实验动物学	苗明三	王春田	河南中医药大学	辽宁中医药大学
57	中医医案学	姜德友	方祝元	黑龙江中医药大学	南京中医药大学
58	分子生物学	唐炳华	郑晓珂	北京中医药大学	河南中医药大学

（二）针灸推拿学专业

序号	书 名	主 编		主编所在单位	
59	局部解剖学	姜国华	李义凯	黑龙江中医药大学	南方医科大学
60	经络腧穴学☆	沈雪勇	刘存志	上海中医药大学	北京中医药大学
61	刺法灸法学☆	王富春	岳增辉	长春中医药大学	湖南中医药大学
62	针灸治疗学☆	高树中	冀来喜	山东中医药大学	山西中医药大学
63	各家针灸学说	高希言	王 威	河南中医药大学	辽宁中医药大学
64	针灸医籍选读	常小荣	张建斌	湖南中医药大学	南京中医药大学
65	实验针灸学	郭 义		天津中医药大学	

序号	书 名	主 编		主编所在单位	
66	推拿手法学☆	周运峰		河南中医药大学	
67	推拿功法学☆	吕立江		浙江中医药大学	
68	推拿治疗学☆	井夫杰	杨永刚	山东中医药大学	长春中医药大学
69	小儿推拿学	刘明军	邰先桃	长春中医药大学	云南中医药大学

（三）中西医临床医学专业

序号	书 名	主 编		主编所在单位	
70	中外医学史	王振国	徐建云	山东中医药大学	南京中医药大学
71	中西医结合内科学	陈志强	杨文明	河北中医药大学	安徽中医药大学
72	中西医结合外科学	何清湖		湖南中医药大学	
73	中西医结合妇产科学	杜惠兰		河北中医药大学	
74	中西医结合儿科学	王雪峰	郑 健	辽宁中医药大学	福建中医药大学
75	中西医结合骨伤科学	詹红生	刘 军	上海中医药大学	广州中医药大学
76	中西医结合眼科学	段俊国	毕宏生	成都中医药大学	山东中医药大学
77	中西医结合耳鼻咽喉科学	张勤修	陈文勇	成都中医药大学	广州中医药大学
78	中西医结合口腔科学	谭 劲		湖南中医药大学	
79	中药学	周祯祥	吴庆光	湖北中医药大学	广州中医药大学
80	中医基础理论	战丽彬	章文春	辽宁中医药大学	江西中医药大学
81	针灸推拿学	梁繁荣	刘明军	成都中医药大学	长春中医药大学
82	方剂学	李 冀	季旭明	黑龙江中医药大学	浙江中医药大学
83	医学心理学	李光英	张 斌	长春中医药大学	湖南中医药大学
84	中西医结合皮肤性病学	李 斌	陈达灿	上海中医药大学	广州中医药大学
85	诊断学	詹华奎	刘 潜	成都中医药大学	江西中医药大学
86	系统解剖学	武煜明	李新华	云南中医药大学	湖南中医药大学
87	生物化学	施 红	贾连群	福建中医药大学	辽宁中医药大学
88	中西医结合急救医学	方邦江	刘清泉	上海中医药大学	首都医科大学
89	中西医结合肛肠病学	何永恒		湖南中医药大学	
90	生理学	朱大诚	徐 颖	江西中医药大学	上海中医药大学
91	病理学	刘春英	姜希娟	辽宁中医药大学	天津中医药大学
92	中西医结合肿瘤学	程海波	贾立群	南京中医药大学	北京中医药大学
93	中西医结合传染病学	李素云	孙克伟	河南中医药大学	湖南中医药大学

（四）中药学类专业

序号	书 名	主 编		主编所在单位	
94	中医学基础	陈 晶	程海波	黑龙江中医药大学	南京中医药大学
95	高等数学	李秀昌	邵建华	长春中医药大学	上海中医药大学
96	中医药统计学	何 雁		江西中医药大学	
97	物理学	章新友	侯俊玲	江西中医药大学	北京中医药大学
98	无机化学	杨怀霞	吴培云	河南中医药大学	安徽中医药大学
99	有机化学	林 辉		广州中医药大学	
100	分析化学（上）（化学分析）	张 凌		江西中医药大学	

序号	书 名	主 编		主编所在单位	
101	分析化学（下）（仪器分析）	王淑美		广东药科大学	
102	物理化学	刘 雄	王颖莉	甘肃中医药大学	山西中医药大学
103	临床中药学☆	周祯祥	唐德才	湖北中医药大学	南京中医药大学
104	方剂学	贾 波	许二平	成都中医药大学	河南中医药大学
105	中药药剂学☆	杨 明		江西中医药大学	
106	中药鉴定学☆	康廷国	闫永红	辽宁中医药大学	北京中医药大学
107	中药药理学☆	彭 成		成都中医药大学	
108	中药拉丁语	李 峰	马 琳	山东中医药大学	天津中医药大学
109	药用植物学☆	刘春生	谷 巍	北京中医药大学	南京中医药大学
110	中药炮制学☆	钟凌云		江西中医药大学	
111	中药分析学☆	梁生旺	张 彤	广东药科大学	上海中医药大学
112	中药化学☆	匡海学	冯卫生	黑龙江中医药大学	河南中医药大学
113	中药制药工程原理与设备	周长征		山东中医药大学	
114	药事管理学☆	刘红宁		江西中医药大学	
115	本草典籍选读	彭代银	陈仁寿	安徽中医药大学	南京中医药大学
116	中药制药分离工程	朱卫丰		江西中医药大学	
117	中药制药设备与车间设计	李 正		天津中医药大学	
118	药用植物栽培学	张永清		山东中医药大学	
119	中药资源学	马云桐		成都中医药大学	
120	中药产品与开发	孟宪生		辽宁中医药大学	
121	中药加工与炮制学	王秋红		广东药科大学	
122	人体形态学	武煜明	游言文	云南中医药大学	河南中医药大学
123	生理学基础	于远望		陕西中医药大学	
124	病理学基础	王 谦		北京中医药大学	
125	解剖生理学	李新华	于远望	湖南中医药大学	陕西中医药大学
126	微生物学与免疫学	袁嘉丽	刘永琦	云南中医药大学	甘肃中医药大学
127	线性代数	李秀昌		长春中医药大学	
128	中药新药研发学	张永萍	王利胜	贵州中医药大学	广州中医药大学
129	中药安全与合理应用导论	张 冰		北京中医药大学	
130	中药商品学	闫永红	蒋桂华	北京中医药大学	成都中医药大学

（五）药学类专业

序号	书 名	主 编		主编所在单位	
131	药用高分子材料学	刘 文		贵州医科大学	
132	中成药学	张金莲	陈 军	江西中医药大学	南京中医药大学
133	制药工艺学	王 沛	赵 鹏	长春中医药大学	陕西中医药大学
134	生物药剂学与药物动力学	龚慕辛	贺福元	首都医科大学	湖南中医药大学
135	生药学	王喜军	陈随清	黑龙江中医药大学	河南中医药大学
136	药学文献检索	章新友	黄必胜	江西中医药大学	湖北中医药大学
137	天然药物化学	邱 峰	廖尚高	天津中医药大学	贵州医科大学
138	药物合成反应	李念光	方 方	南京中医药大学	安徽中医药大学

序号	书　名	主编		主编所在单位	
139	分子生药学	刘春生	袁　媛	北京中医药大学	中国中医科学院
140	药用辅料学	王世宇	关志宇	成都中医药大学	江西中医药大学
141	物理药剂学	吴　清		北京中医药大学	
142	药剂学	李范珠	冯年平	浙江中医药大学	上海中医药大学
143	药物分析	俞　捷	姚卫峰	云南中医药大学	南京中医药大学

（六）护理学专业

序号	书　名	主　编		主编所在单位	
144	中医护理学基础	徐桂华	胡　慧	南京中医药大学	湖北中医药大学
145	护理学导论	穆　欣	马小琴	黑龙江中医药大学	浙江中医药大学
146	护理学基础	杨巧菊		河南中医药大学	
147	护理专业英语	刘红霞	刘　娅	北京中医药大学	湖北中医药大学
148	护理美学	余雨枫		成都中医药大学	
149	健康评估	阚丽君	张玉芳	黑龙江中医药大学	山东中医药大学
150	护理心理学	郝玉芳		北京中医药大学	
151	护理伦理学	崔瑞兰		山东中医药大学	
152	内科护理学	陈　燕	孙志岭	湖南中医药大学	南京中医药大学
153	外科护理学	陆静波	蔡恩丽	上海中医药大学	云南中医药大学
154	妇产科护理学	冯　进	王丽芹	湖南中医药大学	黑龙江中医药大学
155	儿科护理学	肖洪玲	陈偶英	安徽中医药大学	湖南中医药大学
156	五官科护理学	喻京生		湖南中医药大学	
157	老年护理学	王　燕	高　静	天津中医药大学	成都中医药大学
158	急救护理学	吕　静	卢根娣	长春中医药大学	上海中医药大学
159	康复护理学	陈锦秀	汤继芹	福建中医药大学	山东中医药大学
160	社区护理学	沈翠珍	王诗源	浙江中医药大学	山东中医药大学
161	中医临床护理学	裘秀月	刘建军	浙江中医药大学	江西中医药大学
162	护理管理学	全小明	柏亚妹	广州中医药大学	南京中医药大学
163	医学营养学	聂　宏	李艳玲	黑龙江中医药大学	天津中医药大学
164	安宁疗护	邸淑珍	陆静波	河北中医药大学	上海中医药大学
165	护理健康教育	王　芳		成都中医药大学	
166	护理教育学	聂　宏	杨巧菊	黑龙江中医药大学	河南中医药大学

（七）公共课

序号	书　名	主　编		主编所在单位	
167	中医学概论	储全根	胡志希	安徽中医药大学	湖南中医药大学
168	传统体育	吴志坤	邵玉萍	上海中医药大学	湖北中医药大学
169	科研思路与方法	刘　涛	商洪才	南京中医药大学	北京中医药大学
170	大学生职业发展规划	石作荣	李　玮	山东中医药大学	北京中医药大学
171	大学计算机基础教程	叶　青		江西中医药大学	
172	大学生就业指导	曹世奎	张光霁	长春中医药大学	浙江中医药大学

序号	书 名	主 编	主编所在单位	
173	医患沟通技能	王自润 殷 越	大同大学	黑龙江中医药大学
174	基础医学概论	刘黎青 朱大诚	山东中医药大学	江西中医药大学
175	国学经典导读	胡 真 王明强	湖北中医药大学	南京中医药大学
176	临床医学概论	潘 涛 付 滨	南京中医药大学	天津中医药大学
177	Visual Basic 程序设计教程	闫朝升 曹 慧	黑龙江中医药大学	山东中医药大学
178	SPSS 统计分析教程	刘仁权	北京中医药大学	
179	医学图形图像处理	章新友 孟昭鹏	江西中医药大学	天津中医药大学
180	医药数据库系统原理与应用	杜建强 胡孔法	江西中医药大学	南京中医药大学
181	医药数据管理与可视化分析	马星光	北京中医药大学	
182	中医药统计学与软件应用	史周华 何 雁	山东中医药大学	江西中医药大学

（八）中医骨伤科学专业

序号	书 名	主 编	主编所在单位	
183	中医骨伤科学基础	李 楠 李 刚	福建中医药大学	山东中医药大学
184	骨伤解剖学	侯德才 姜国华	辽宁中医药大学	黑龙江中医药大学
185	骨伤影像学	栾金红 郭会利	黑龙江中医药大学	河南中医药大学洛阳平乐正骨学院
186	中医正骨学	冷向阳 马 勇	长春中医药大学	南京中医药大学
187	中医筋伤学	周红海 于 栋	广西中医药大学	北京中医药大学
188	中医骨病学	徐展望 郑福增	山东中医药大学	河南中医药大学
189	创伤急救学	毕荣修 李无阴	山东中医药大学	河南中医药大学洛阳平乐正骨学院
190	骨伤手术学	童培建 曾意荣	浙江中医药大学	广州中医药大学

（九）中医养生学专业

序号	书 名	主 编	主编所在单位	
191	中医养生文献学	蒋力生 王 平	江西中医药大学	湖北中医药大学
192	中医治未病学概论	陈涤平	南京中医药大学	
193	中医饮食养生学	方 泓	上海中医药大学	
194	中医养生方法技术学	顾一煌 王金贵	南京中医药大学	天津中医药大学
195	中医养生学导论	马烈光 樊 旭	成都中医药大学	辽宁中医药大学
196	中医运动养生学	章文春 邬建卫	江西中医药大学	成都中医药大学

（十）管理学类专业

序号	书 名	主 编	主编所在单位	
197	卫生法学	田 侃 冯秀云	南京中医药大学	山东中医药大学
198	社会医学	王素珍 杨 义	江西中医药大学	成都中医药大学
199	管理学基础	徐爱军	南京中医药大学	
200	卫生经济学	陈永成 欧阳静	江西中医药大学	陕西中医药大学
201	医院管理学	王志伟 翟理祥	北京中医药大学	广东药科大学
202	医药人力资源管理	曹世奎	长春中医药大学	
203	公共关系学	关晓光	黑龙江中医药大学	

序号	书 名	主编		主编所在单位	
204	卫生管理学	乔学斌	王长青	南京中医药大学	南京医科大学
205	管理心理学	刘鲁蓉	曾 智	成都中医药大学	南京中医药大学
206	医药商品学	徐 晶		辽宁中医药大学	

（十一）康复医学类专业

序号	书 名	主 编		主编所在单位	
207	中医康复学	王瑞辉	冯晓东	陕西中医药大学	河南中医药大学
208	康复评定学	张 泓	陶 静	湖南中医药大学	福建中医药大学
209	临床康复学	朱路文	公维军	黑龙江中医药大学	首都医科大学
210	康复医学导论	唐 强	严兴科	黑龙江中医药大学	甘肃中医药大学
211	言语治疗学	汤继芹		山东中医药大学	
212	康复医学	张 宏	苏友新	上海中医药大学	福建中医药大学
213	运动医学	潘华山	王 艳	广东潮州卫生健康职业学院	黑龙江中医药大学
214	作业治疗学	胡 军	艾 坤	上海中医药大学	湖南中医药大学
215	物理治疗学	金荣疆	王 磊	成都中医药大学	南京中医药大学